Muscle Vocabulary

肉單

어원으로 배우는 해부학 영어단어집

[근육편]

군자출판사

육단(肉單)

어원으로 배우는 해부학 영어단어집

첫째판 1쇄 인쇄 | 2009년 11월 2일
첫째판 1쇄 발행 | 2009년 11월 5일

지 은 이　原島 広至, 河合 良訓
옮 긴 이　조완제
발 행 인　장주연
표지디자인　이지선
발 행 처　군자출판사
등　　록　제 4-139호(1991. 6. 24)

본　　사　(110-717) 서울특별시 종로구 인의동 112-1 동원회관 BD 3층
Tel. (02) 762-9194/5　Fax. (02) 764-0209
대구지점　Tel. (053) 428-2748　Fax. (053) 428-2749
광주지점　Tel. (062) 228-0252　Fax. (062) 228-0251
부산지점　Tel. (051) 893-8989　Fax. (051) 893-8986

ISBN 978-89-6278-194-6

정가 18,000원

감수의 글

건강을 지키고 생명을 구하는 분야를 전공하는 사람들이 필수적으로 공부하는 학과목 중 대표적인 것은 바로 해부학이다. 다양한 분야에서 서로 다른 관점으로 해부학을 공부하지만 우리 몸의 각 부분을 가리키는 용어는 - 물론 영어 용어를 한글로 해석하는 과정에서 한자를 사용할 것이지 아니면 순 한글을 사용할 것인지에 따라 약간의 차이는 생기겠지만 - 서로 동일합니다. 약 8,000개나 되는 맨눈해부학(육안해부학)에 사용되는 용어를 모두 암기하여 해부학을 공부하는데 사용하지는 않지만 용어를 공부할 때 좀 더 쉽게 용어를 이해하거나 암기할 수 있는 방법이 없을까 고민한 적이 많았습니다.
그러다 군자출판사에서 "어원으로 배우는 해부학 영어단어집" 시리즈를 감수해 달라는 의뢰가 있었고, 그 시기에는 새로운 직장에 적응하느라 몹시 힘든 시기이고 다른 분이 애써 번역하신 것에 대해 감수한다는 것이 시기상조인 것 같아 나중에 마음의 여유가 생기면 하겠다고 완곡히 거절했었습니다. 이번 여름방학에 '근육'편을 번역한 원고를 받아 생전 처음으로 감수를 하였습니다.

근육은 근육의 위치, 힘살의 방향, 근육의 작용, 근육이 생긴 모양, 근육의 부착점 및 갈래 등에 의해 이름이 정해집니다. 그래서 뼈대의 이름을 어떻게 부르냐에 따라서 근육의 이름도 영향을 받을 수 있습니다. 뼈대를 한자 용어로 부르면 근육의 이름도 한자 용어를 사용해야 합니다. 그런데 2005년 해부학회에서 다섯째판 해부학 용어를 개정하면서 한자가 포함된 용어를 한글로 바꾸었습니다. 그 용어집에 정해진 대로 대부분의 근육 이름을 수정하려고 노력하였고, 혼동을 줄이기 위해 옛 용어(한자 용어)를 변기하였습니다. 그 과정에서 이미 발행된 "어원으로 배우는 해부학 영어단어집" 시리즈의 1권인 '골단'에서 사용한 용어를 사용한 곳도 있습니다. 예를 들어 다섯째판 해부학 용어에서 'femur'를 '넙다리뼈'라고 하였으나 '골단'에서는 '대퇴골'이라고 하여 근육편에서 'thigh'의 이름을 정할 때 '대퇴부'라는 용어를 사용하였습니다.

이번 근육편을 통해서 해부학을 공부하는 모든 사람들이 어원을 조금이나마 이해하면서 공부하고 암기할 수 있었으면 좋겠다는 생각을 해 봅니다. 그러면서 여러 해 동안 해부학을 공부했지만 "어원으로 배우는 해부학 영어단어집" 시리즈들을 읽어 보면서 어원을 알게 되어 생각 없이 암기했던 용어들이 보다 새롭게 다가와 기억할 수 있어서 무척 좋았습니다. 잠자던 저의 호기심을 깨워주신 옮긴이 조완제 선생님의 노고에 깊은 감사의 인사를 드리고 싶습니다. 또한 좋은 책을 발굴한 군자출판사 관계자 여러분께도 감사의 인사를 드립니다.

2009년 9월
순천향대학 해부학교실
교수 박대균

역자 서문

일본의 해부학 관련 출판계에 새로운 실험정신을 선 보인 '골단'에 이어 근육을 다룬 '육단' 번역서를 한국어로 선보인다.

'육단'은 전작과 마찬가지로 해부학 용어의 어원 설명이 주된 부분을 차지하고 있다. 본서에서 사용된 해부학 용어는 한자어가 중심이 된 옛 용어(해부학용어집 2판)와 고유어 중심의 새 용어(해부학용어집 5판)를 병용하였다. 대한해부학회가 중심이 되어 진행하는 용어의 제정 작업은 일본식 한자어를 피하고 한자어가 아닌 우리말을 사용하는 것을 목적으로 하고 있다. 동음이의어 등 한자표기가 병행되지 않으면 사용 과정에도 혼동을 일으킬 염려가 있다는 지적이다. 당연히 필요한 작업으로 이에 공감을 표한다. 다만 이러한 새 용어 창출이 한자의 단순한 직역에만 그치지 않기 위해서는 우선 서양 해부학이 일본어로 유입되는 과정과 함께 관련된 사안을 살펴 볼 필요성을 절실히 느낀다. 어차피 일본식 용어도 서양의 해부학 용어를 도입하면서 한자를 조합하는 여러 시행착오를 거쳐 만들어진 궁리의 산물이고 보면 한자어가 전체 어휘에서 상당 부분을 차지하는 한국어 역시 반드시 고유어를 통한 이해증진만을 도모하는 것에 주안점을 둔 나머지 한자어가 갖는 장점을 배척하는 우를 범하지는 않나 하는 염려 또한 번역과정에서 갖게 되었다. 흔히 기초의학과목으로 일컬어지는 해부학은 의학분야뿐만 아니라 다른 여러 학문에 사용되는 까닭에 일본어 용어라는 이유로만 한자어 용어를 배제하는 것은 능사가 아닐 것이다. 한자어 용어의 묘를 살려나감과 동시에 해부학 용어에 대한 여러 분야의 관심과 착목이 새로운 용어 정립에 일정의 도움이 될 수 있을 것으로 기대한다.

원자저인 原島씨와는 일본 현지에서 수차례에 걸친 협의를 통해 원문 내용을 검토하는 과정을 거쳤다. 이 과정에서 한국 사정에 불필요하다고 판단되는 부분은 번역과정에서 삭제하였으며 동시에 이해에 도움이 될 부분에는 역자의 설명을 덧붙였다. 또한 골단의 번역출판에 따른 한국 국내의 여러 독자분들로부터 받은 의학적 기술에 관한 소중한 지적을 육단에서는 충분히 반영하고자 노력하였다. 미흡한 부분과 육단의 새로운 지적에 대해서는 다음 번역 작업의 기회에 수정하려고 한다.

무엇보다 번거로운 번역 감수를 흔쾌히 맡아주신 박대균(순천향의과대학 해부학교실) 교수님께 깊은 감사를 드린다. 또한 노홍섭(마산삼성병원 치과구강외과) 박사님을 비롯한 권진용(재건외과), 정대성(삼성정형외과), 최웅재(최웅재치과), 최현수(창원연세치과) 이상의 여러 선생님으로부터 의학용어에 대한 많은 조언을 받았음을 밝혀둔다. 또한 한국어 원고 교정에는 조용주(전경남국어교육연구회장)님께 보살핌을, 번역작업의 전반에 걸쳐 이정자님과 中川千夏님께는 아낌없는 배려를 받았다. 지면을 빌어 무한한 감사의 말씀을 전하고 싶다. 끝으로 출판 전반에 걸쳐 수고를 아끼지 않으신 군자출판사의 장주연 사장님과 김미영 과장님께도 깊은 감사를 드린다.

2009년 7월
요코하마 果山斎에서
조완제
(鶴見大學 치학부)

감수의 글

어원으로 이해하는 해부학 단어집의 첫권으로「골단」이 발간된 후 예상 외로 큰 반향을 불러 일으켰다. 여러 독자로부터 미스프린트 및 기술 오류에 대한 지적과 함께「대단히 이해하기 쉬웠다」라는 많은 격려도 전해졌다. 그리고 이러한 반향이 의료종사자나 전문가 이외의 일반 독자층에서 많았던 점에서 기쁨과 함께 책임의 무게도 다시 한 번 통감하게 되었다. 기술상의 오류는 순서대로 정정해 나가고자 한다. 또한 제2탄인「육단」의 빠른 출판을 원하는 반응도 눈에 많이 띄었다. 이러한 독자의 요망에 부응하여 이 시점에서「육단」을 세상에 선 보일 수 있게 된 것에 큰 기쁨을 느낀다.

原島씨는 독자와 출판사로부터의 절절한 요망에 부응하여 단기간에「육단」원고를 완성시켜 주었다. 언어에 대한 감성과 예술성에 근거한 필력에 다시 한번 경의를 표하는 바이다. 기존의 해부학서에서의 근육에 대한 기술은 기시 정지 부위를 뼈의 표면상에 표시하고, 이와는 별도로 복수의 골격근을 가능한 한 한꺼번에 표층에서 심층으로 묘사한 것이 대부분이었다. 물론 이것은 개별적인 골격근의 존재양식을 인접하는 골격근이나 신경혈관과의 위치관계로부터 파악할 수 있어 실제 해부에 큰 도움이 되는 방법이다. 그러나 실제적인 해부를 실행하지 않는 경우에 개별적인 근육의 존재양식을 기시 정지 부위의 정보를 포함하여 전체적으로 이해하려면 반드시 적합한 것만은 아니다. 이로 인해「골단」에서는 예상하지 못했던 일러스트 표현상의 곤란함이 생겼났다.「육단」에서는 개개의 골격근이 중복되지 않도록 배려함과 동시에 기시정지를 나타내는 방법을 궁리하였다. 그 외에 근육수축에 의한 관절 운동의 기재 방법에도 저자의 독자적인 아이디어가 배어있다. 전신 골격근의 존재양식이나 작용을 일러스트와 표를 사용하여 독자가 이해하기 쉽도록 표현하려는 저자의 노력과 능력이 본서 전체에 걸쳐 유감없이 발휘되고 있다. 그러나 본서의 주목적은 어디까지나 일러스트로 표현하는 용어의 어원해석에 있다. 언어의 심층에 펼쳐져 있는 세계로 독자를 초대하고자 한다.

본서도「골단」과 마찬가지로 의료관계자뿐만 아니라 해부학와 언어학에 흥미를 가진 일반 독자들께 폭넓게 수용되기를 간절히 바란다.

2004년 9월

東京慈惠會醫科大學 해부학교실

교수 河合 良訓

저자 서문

6개월 전 칸다 고서점거리를 산책하던 중 즐겨찾는 의학전문서점인 「이자와서점」에서 「임상 해부학입문 Clinical Anatomy made ridiculously simple(S. Goldberg 저)」이라는 흥미로운 고서를 발견했다. 그리고 문득 표지를 본 순간, 예전의 기억이 되살아나 서둘러 그 책을 구입하였다. 왜냐하면 그 표지에는 만화로 된 램브란트의 「툴프박사의 해부학강의」가 그려져 있었기 때문이다. Rembrandt Harmenszoon van Rijn(1606-1669)은 독특한 빛의 사용법과 드라마틱한 구도에 정통한 화가로 「툴프박사의 해부학강의」는 램브란트의 초기 작품으로 그의 이름을 일약 유명하게 만든 작품이다. 리얼리티가 충만한 구도와 필치, 생생한 인물묘사… 그럼에도 불구하고 실은 해부학적으로 이 그림은 잘못되었다는 이야기를 필자가 중학생이었던 당시 다른 책에서 읽은 적이 있다. 그러나 그 책에는 램브란트가 어디를 어떻게 틀리게 묘사하였는지에 대한 구체적인 설명이 없었다.

귀가하여 「임상 해부학입문」을 펼쳐보자 「관찰력이 대단한 사람은 곤혹스러지도 모르겠다. … 램브란트가 범한 해부학적 오류를 발견할 수 있을 것이다」라고만 쓰여져 있고 결국 그 의문에 대한 답은 없었다. 그래서 20년만에 이 그림을 재검토해 보았다. 그림에서 툴프박사는 겸자로 상완의 근육을 집어 올리고 있다. 장측이 위이고 표층에 있으며 건교차도 있는 것으로 보아 이 근육은 「천지굴근」이라 하겠다(본서 p.63 참조. 이 페이지의

©Francis G. Mayer/CORBIS JAPAN

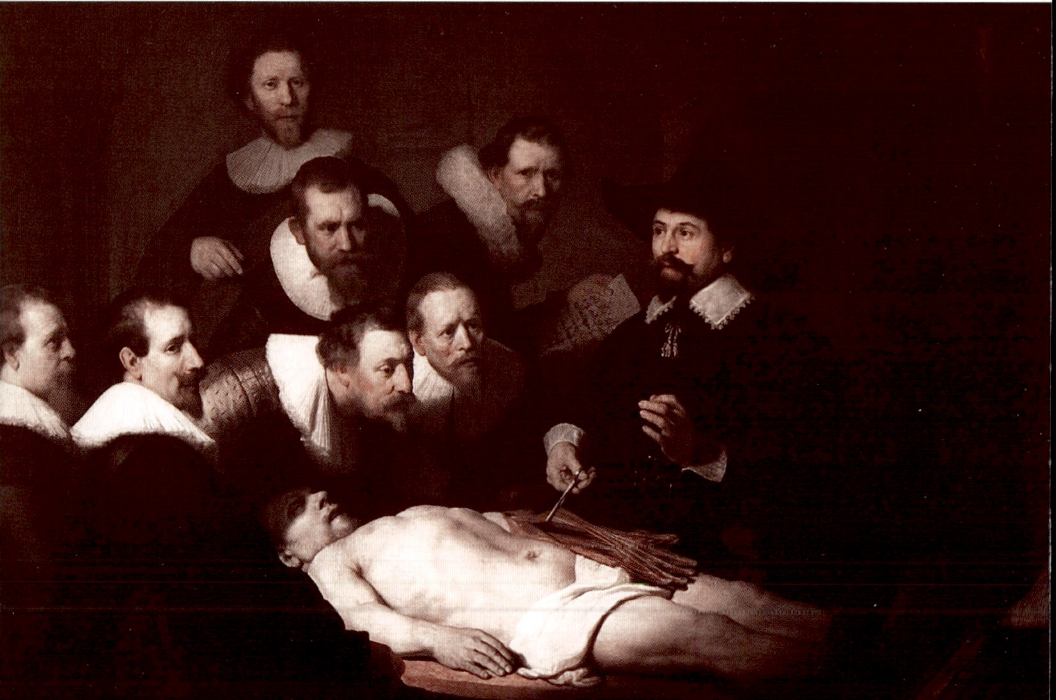

해부도는 오른손, 램브란트의 그림은 왼손인 것에 주의하면서 비교하기 바란다). 3시간을 살펴본 결과 필자도 드디어 그 오류를 알게 되었다. 하지만 이 차이는 지극히 사소한 부분이며 이로 인해 작품의 예술적 가치가 떨어지는 것은 아니라 생각된다. 그러나 의학적 관점에서 볼 때 이 사람이 골프팔꿈치가 된다면 보통 사람과는 다른 부위에 통증을 느꼈을 것이고 이는 대단히 귀중한 임상증례가 될 수도 있겠다. 이 그림은 램브란트가 27세때 외과의사조합의 의뢰를 받아 그린 것으로 램브란트는 라틴어의 소양은 있었지만 해부학에는 정통하지 않았다고 한다. 르네상스기의 다빈치나 미켈란젤로가 해부학에 정통하였던 것과는 대조적이다(그러나 미켈란젤로는 근육을 너무 사랑한 나머지 여성조차도 과도한 근육질로 묘사한 탓에 비판을 받기도 하다). 인체를 오브제로 한 불후의 명작을 남기고 싶으신 분은 부디 램브란트의 실패를 반복하지 않기 위해서라도 근육학에 염두를 둔 창작 활동을 기대해 본다.

의학관계자라면 누구나 명칭의 유래가 「궁금한」 해부학 용어가 있을 것이다. 본서를 통하여「의문이 녹아내리는 기쁨」을 느낄 수 있다면 다행스럽겠다.

전작의 「골단」에 많은 격려와 함께 「육단」의 리퀘스트를 보내주신 것에 대해 감사의 마음을 전하고자 한다. 가능한 한 여러 의견이 반영되도록 노력하였지만 지면의 제약 등으로 부득이 완수할 수 없었던 부분에 대해서는 양해를 바란다. 또한 오기에 관한 지적에는 이 지면을 빌어 진심으로 감사의 말씀을 드리고 싶다. 「육단」에 관해서도 의문점을 지적해 주신다면 기꺼이 검토 후 반영할 계획이다.

제작에 있어 東京慈惠會醫科大學 해부학교실의 河合良訓 교수로부터 골단에 이어 귀중한 지도 조언을 받았다. 또한 주식회사 NTS의 吉田隆 사장, 臼井唯伸씨는 제2탄 발행에 많은 이해를 해 주셨다. 또한 교정 원고 정리와 자료 조사를 해 준 주식회사 NTS의 齋藤道代씨께도 깊은 감사를 전한다. 또한 각 장의 표지 사진촬영에 협조해 준 內田幸二씨, 사단법인 일본 보디빌딩연맹, 그리고 카메라맨 高澤和仁씨께도 감사 말씀드리고 싶다. 주식회사 지스포트의 大內實씨는 보행에 관한 흥미로운 사진을 제공해주셨고, 인쇄에 관해서는 秀研社 인쇄주식회사의 鈴木克丞씨께 많은 도움을 받았다. 의학분야의 교정은 比嘉信介씨와 藤原知子씨께, 또한 의학영어의 교정은 메디칼트랜스레이터의 河野倫也씨께, 해설 부분의 일러스트 제작에 관해서는 東島香織씨, 大塚航씨께 많은 협조를 받았다. 이 지면을 빌어 관계자 여러분에게 진심으로 감사의 뜻을 전하고 싶다.

2004年 9月

原島 広至

편집디자이너, 멀티미디어 · 크리에이터, 역사 · 과학라이터, 고대언어연구가, 화석 · 광물수집가, 명치 · 대정시대의 그림엽서수집가 URL:http://www.hrsh2.com

본서의 사용법

한글용어, 그림, 영어, 어원해설의 독립된 4블록으로 나누어져 있
4가지 방법으로 이해를 확인할 수 있다.

본서는 의학용어 중 근학과 관련된 550개의 영단어를 다루고 있다. 한국어 용어는 한자 중심의 옛 용어와 고유어 중심의 새 용어를 모두 기재하였다.

어원 해설란에는 그리스어, 라틴어와 관련된 어원적 배경과 함께 일상적인 영단어와의 관련 설명을 통해 영어 용어의 암기에 도움이 되도록 하였다.

(1) 한글용어 → 영어용어

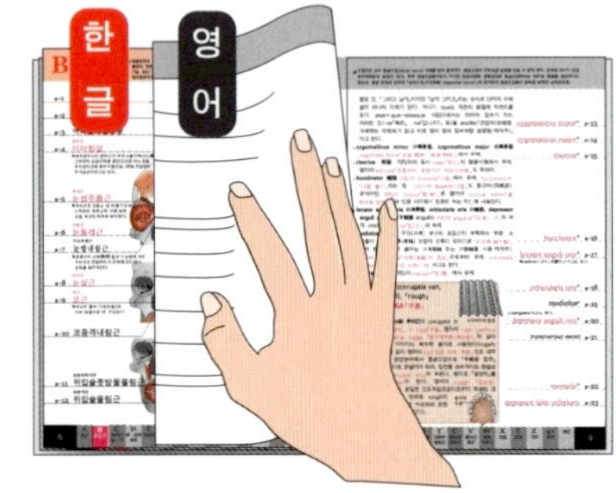

(2) 영어용어 → 한글용어

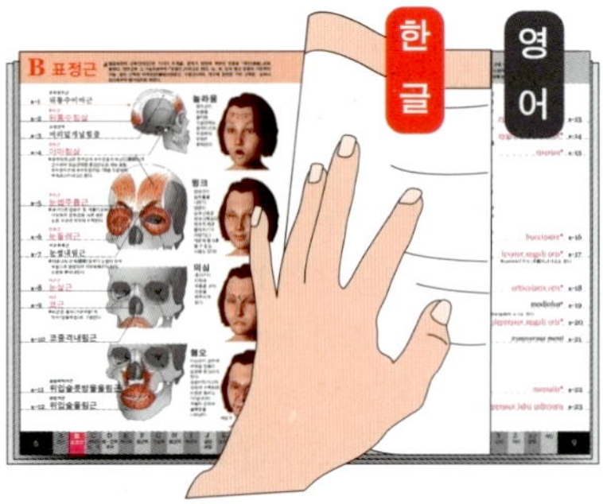

(3) 그림 → 한글용어

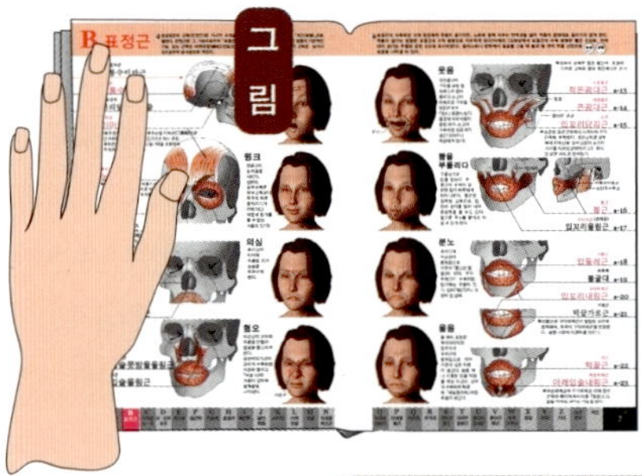

(4) 그림 → 영어용어

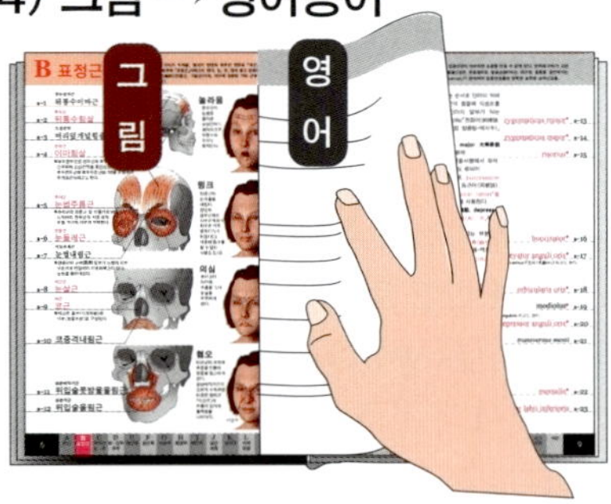

본서에 관한 주의사항

- 본서는 주요 골격근을 망라하고 있지만 평활근(불수의근)에 관해서는 골반에 관련된 극히 일부의 근육만을 소개하고 있다. 평활근에 관해서는 시리즈의 「장단」편에서 다룰 예정이다.
- 일러스트에서는 개별 근육의 기능을 이해하기 위해 기시·정지를 한 눈에 알 수 있도록 가능한 한 근육이 중복되지 않도록 묘사하였다. 근육의 기시·정지에 관해서는 개인차로 인한 변이도 있고 또한 어디에서 어디까지를 해당 근육의 일부로 간주할 것인가라는 문제도 있어 문헌에 따라 상당한 차이가 있다. 이러한 변이에 대해서는 본문과 표로 일부분을 설명하지만 모든 부분에 대해서 상세히 기술하고 있지는 않다.
- 근육 외형의 그림만으로는 기시·정지가 이해하기 어려운 척주기립근 등은 모식도를 첨부하였다.
- 근육의 운동·기능에 관해서는 문헌별로 의견이 달라 용어도 통일되어 있지 않다. 본서에서는 운동에 관한 용어 중 복수의 호칭으로 의문이 생길 수 있는 항목에 관해서는 가능한 범위 내에서 해설을 추가하였다.
- 근육에 관련된 병과 증상은 지면의 제약상 칼럼에서 전체가 아닌 일부만을 소개하고 있다.

본서는 전 페이지를 A로부터 Z까지 분류하였다. A…전신의 근육과 분류, B~E…두경부의 근육(1장), F~J…체간의 근육(2장), K~Q…상지의 근육(3장), R~W…하지의 근육(4장), X 이후는 기타.

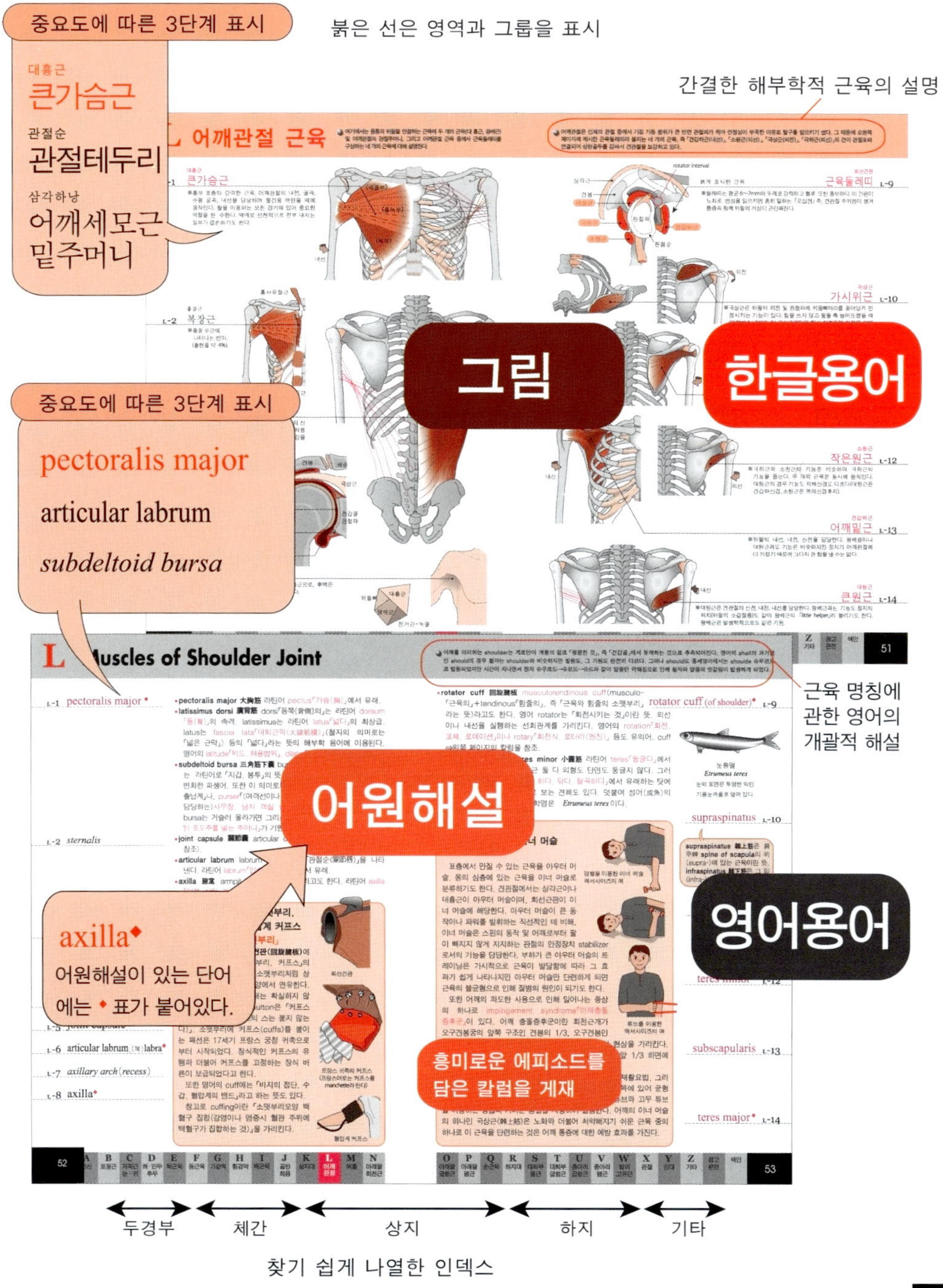

Contents

Muscle Column 근육 칼럼

Contents

Muscle Column 근육 칼럼

라틴어 약칭 일람표

	단수주격	복수주격
「근육」	m. musculus	mm. musculi
「인대」	lig. ligamentum	ligg. ligamenta
「신경」	n. nervus	nn. nervi
「동맥」	a. arteria	aa. arteriae
「분기」	r. ramus	rr. rami
「정맥」	v. vena	vv. venae

※용어 중간의 m. 은 주격이 아니라 속격이다.
tendo m. gracilis「두덩정간근힘줄」→ tendo musculi gracilis

※단수속격은 복수주격과 같은 철자인 경우가 많다.
예를 들면, musculi은「복수주격」이지만「단수속격」이기도 하다.
그렇지 않은 경우도 있다(이것은 명사변화형의 문제)
tendo「힘줄」(단수주격), tendinis(단수속격), tendines(복수주격)

– Chapter 1 –

개관
Overview

두경부 근육
Muscles of Head & Neck

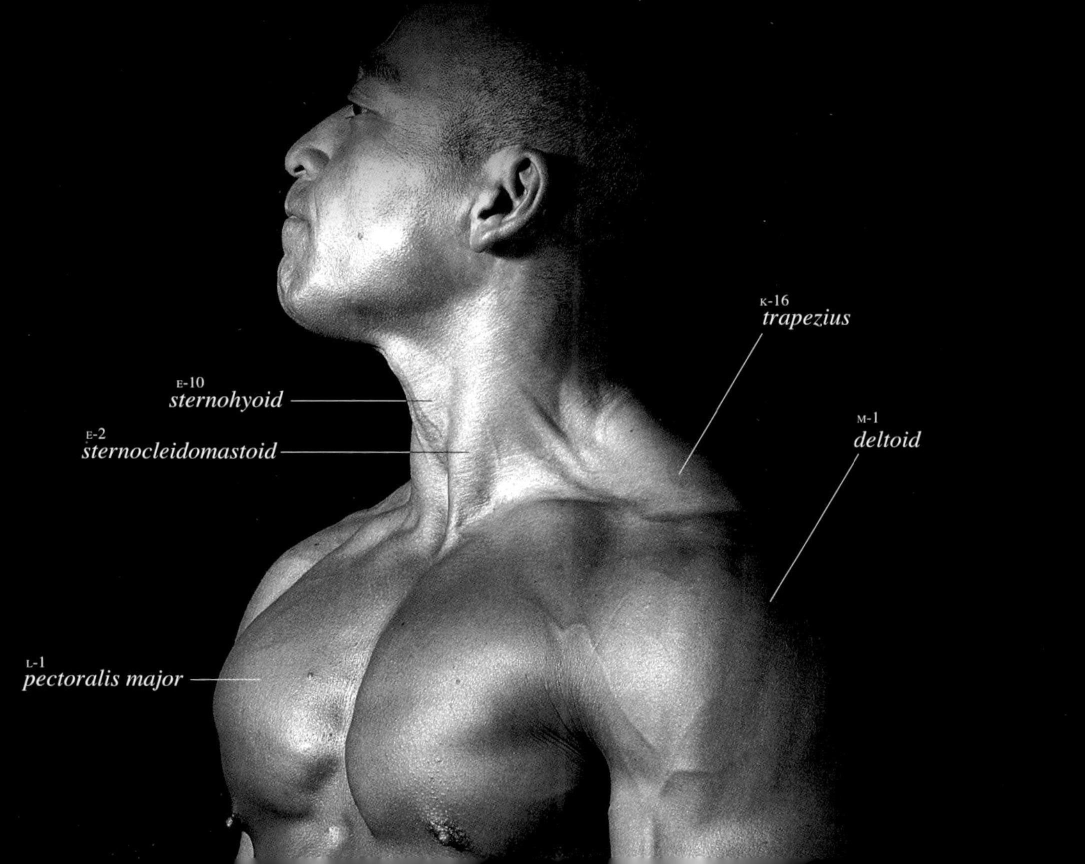

A 전신의 주요 근육

여기에서는 전신의 주요 근육을 취급한다. 개별적인 근육의 상세한 설명은 이후의 페이지에서 다루도록 한다.

다비드상에 근육을 붙인 그림에서 알 수 있듯이 하나의 그림에 모든 근육을 표시하면 개별적인 근육의 기시와 정지를 이해하기 어렵다. 이후의 페이지에서는 기시 · 정지의 쉬운 이해를 위해 가능한 한 근육이 중복되지 않도록 묘사한다.

A-1 흉쇄유돌근 목빗근

A-2 승모근 등세모근

A-3 대흉근 큰가슴근

A-4 삼각근 어깨세모근

A-5 상완이두근 위팔두갈래근

A-6 상완삼두근 위팔세갈래근

A-7 광배근 넓은등근

A-8 전거근 앞톱니근

A-9 완요골근 위팔노근

A-10 중둔근 중간볼기근

A-11 외복사근 배바깥빗근

A-12 복직근 배곧은근

A-13 대퇴직근 넙다리곧은근

A-14 외측광근 가쪽넓은근

A-15 장내전근 긴모음근

A-16 봉공근 넙다리빗근

A-17 전경골근 앞정강근

A-18 비복근 장딴지근

A-19 가자미근

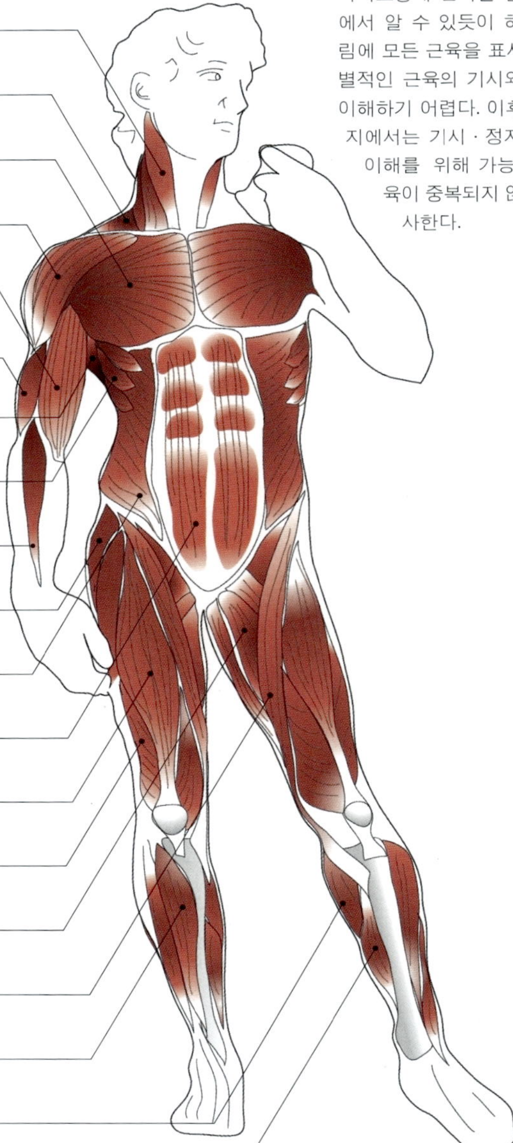

조각가 · 화가 미켈란젤로(1475~1564)는 해부학에 능통하여 종종 실제 해부에도 참가하였다고 한다. 「다비드상」을 비롯한 수많은 조각과 회화에서 미적 추구는 물론 해부학적으로도 상세한 근육 묘사를 보여주고 있다.

● 근육이 수축하는 경우 움직임이 적은 쪽을 「기시」, 움직임이 큰 쪽을 「정지」라 한다. 그렇지만 근육에 따라서는 상이한 운동시에 기시 · 정지가 거꾸로 되는 것도 있어 어느 쪽으로도 구별하지 않고 「부착」이라고 하기도 한다. 근육에는 아래에 제시한 이외에도 「판상, 윤상, 삼각형, 사각형, 능형, 장방형」등이 있다. 근육의 명칭은 그 형태로부터 유래한 「대퇴이두근」이나 기능에서 유래한 「총지신근」과 「장내전근」 등이 있다.

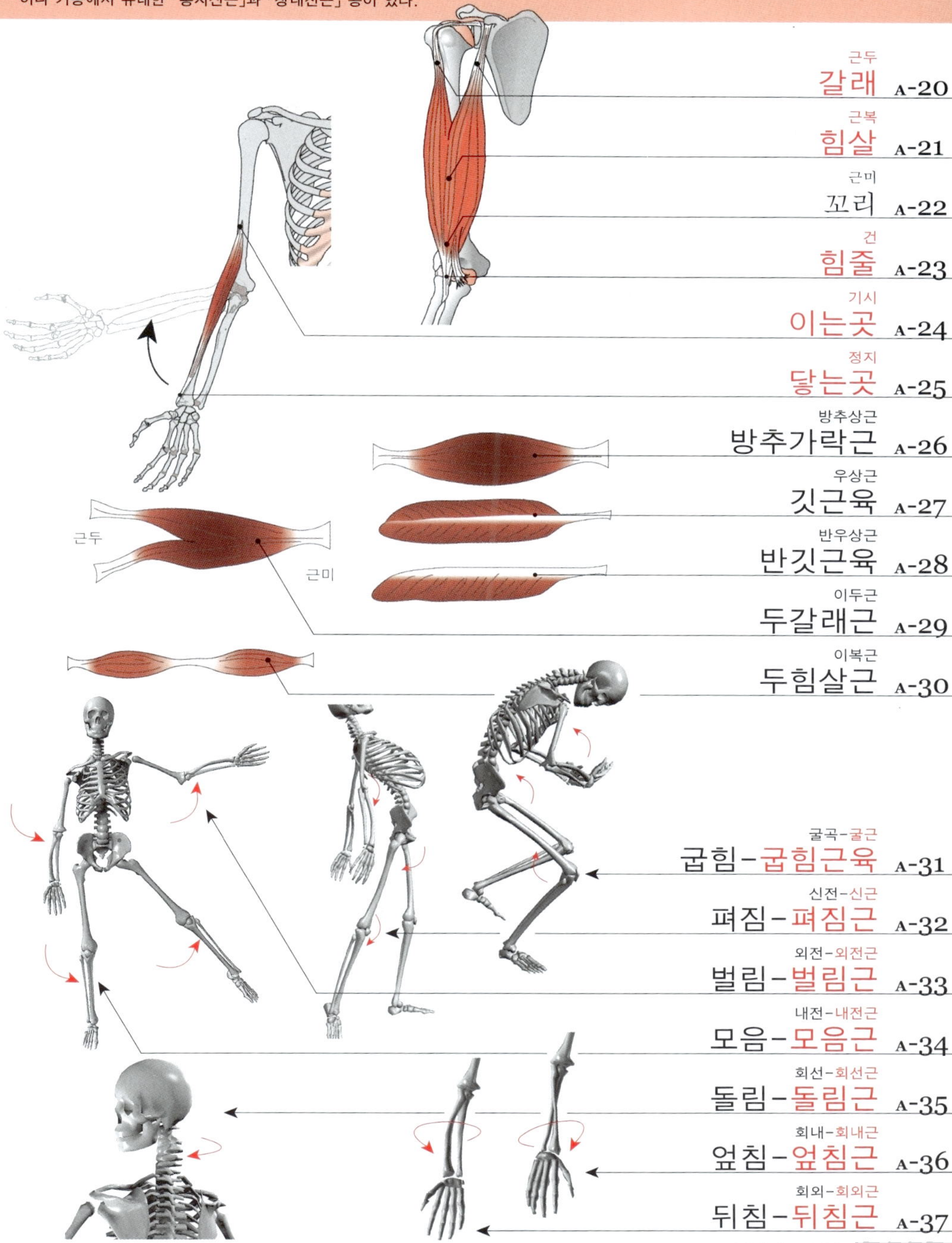

A Main Muscles <overview>

여기서는 주요 근육을 개관하며 상세한 어원해설은 이후의 페이지 에서 다시 다루기로 한다.

A-1 sternocleidomastoid◆

A-2 trapezius◆

A-3 pectoralis major◆

A-4 deltoid◆

A-5 biceps brachii◆

A-6 triceps brachii◆

A-7 latissimus dorsi◆

A-8 serratus anterior◆

A-9 brachioradialis◆

A-10 gluteus medius◆

A-11 external oblique◆

A-12 rectus abdominis◆

A-13 rectus femoris◆

A-14 vastus lateralis◆

A-15 adductor longus◆

A-16 sartorius◆

A-17 tibialis anterior◆

A-18 gastrocnemius◆

A-19 soleus◆

- **sternocleidomastoid 胸鎖乳突筋 sterno-**는 그리스어 στέρνον 「가슴, 내측」→「흉골」에서 유래. **cleido-**는 그리스어 κλείς 「빗장, 열쇠」의 속격인 κλειδός로부터(자세한 내용은 p.20를 참조). **mastoid**는 측두골의 mastoid process「유양돌기(乳樣突起)」의 뜻으로 그리스어 μάστος 「유방, 유두」에서 유래.
- **trapezius 僧帽筋** 그리스어 τραπεζα「책상, 사다리꼴」에서 유래. trapezium 대능형골(大菱形骨), trapezoid 소능형골(小菱形骨)과 유사하다.
- **pectoralis major 大胸筋** 라틴어 pectus「가슴〔胸〕」로부터.
- **deltoid 三角筋** 그리스어의 문자 Δ 델타에, eidos(~과 같은)가 붙은 것.
- **biceps brachii 上腕二頭筋** bi-는 2를 나타내는 접두사. brachii는 라틴어 brachium「팔뚝〔腕〕」의 속격.
- **triceps brachii 上腕三頭筋** tri-는 3을 나타내는 접두사.
- **latissimus dorsi 広背筋** dorsi 「등쪽 부분의」는 라틴어 dorsum 「등〔背〕」의 속격.
- **serratus anterior 前鋸筋** 라틴어 serra「톱〔鋸〕」로부터.
- **brachioradialis 腕撓骨筋** 라틴어 radius「한 점에서 발사되는 광선, 차바퀴의 스포크(살)」→「요골〔撓骨〕」에서 유래.
- **gluteus medius 中臀筋** 그리스어 γλουτός「엉덩이, 둔부(臀部)」에서 유래.
- **external oblique 外腹斜筋** 라틴어 형용사 externus 「외측의」. obliquus「경사의, 기울다」.
- **rectus abdominis 腹直筋** 라틴어 rectus「곧바로, 직선의, 올바르다」. abdominis는 abdomen「배〔腹〕, 내장(内臓)」의 속격.
- **rectus femoris 大腿直筋** 라틴어 femur「넓적다리〔大腿〕」.
- **vastus lateralis 外側広筋** 라틴어 vastus「하늘의, 황막한, 광대한」에서 유래. lateralis는 라틴어 형용사 lateralis「측면의, 외측의」.
- **adductor longus 長内転筋** 라틴어 동사 adduco「~로 이끌다, 당기다」. 라틴어 longus「길다」에서 유래.
- **sartorius 縫工筋** 라틴어 sartor「봉합하는 사람, 수선하는 사람, 옷의 재단사」에서 유래.
- **tibialis anterior 前脛骨筋** 라틴어 tibia「무릎뼈, 경골」에는 「피리」의 뜻도 있다.
- **gastrocnemius 腓腹筋** 그리스어 γαστήρ「배〔腹〕, 위(胃)」에 κνημίς「정강이〔脛〕」가 붙은 것 .
- **soleus 가자미筋** soleus는 라틴어 solea「구두창, 샌들」에서 유래.

우상근(羽狀筋)과 반우상근(半-)에는 두 부류의 철자가 있다. 우상근 pennate muscle에 대해 건중심에서 양쪽으로 근섬유가 뻗는 형태가 표준이라면 한쪽 뿐인 것이 반우상근 semipennate「반쪽 날개」가 된다. 한편 반우상근의 한쪽 뿐인 형태가 표준이라면(unipennate「한 개의 날개」), 우상근은 unipennate가 두 개인 셈이 된다(bipennate「두 개의 날개」).

- **caput 筋頭** 라틴어의 caput「머리〔頭〕」. 영어의 cap도 유의어.
- **belly, venter 筋腹, biventer(digastric) muscle 二腹筋** belly는 게르만어계의 어휘로 직접적으로는 고대영어 belg「자루〔袋〕」에서 유래. venter는 라틴어의 venter「배〔腹〕」에서 유래. digastric는 그리스어 γαστήρ「배〔腹〕, 위(胃)」에 접두사 di-「2」가 붙은 것. 두 개의 「배〔腹〕」, 부푼 곳을 가진 근육.
- **fusiform muscle 紡錘狀筋** 라틴어 fusus「방추(紡錘)」. 손으로 실을 뽑을 때 실을 꼬면서 감아 꺼내는 도구. 방 추상(방추형)이란 가운데가 볼록하고 양끝이 뾰족한 실 토리의 형태.
- **pennate(bipennate) muscle 羽狀筋, semipennate (unipennate) muscle 半羽狀筋** 라틴어 penna「우모(羽毛)」에서 유래. 영어의 pen은 옛날 우모로 필기구를 만든 데서 파생되었다. 또한 이탈리아어로 펜 형태를 띤 파스타를 penne라 한다(이탈리아어는 필기구인 펜도 penne).
- **flexor 屈筋** 라틴어 flecto「구부리다」로부터 유래.
- **extensor 伸筋** 라틴어 extendo「늘이다」.
- **abductor 外轉筋** 라틴어 abduco「밖으로 이끌다」에서 유래. 전치사 ab-는 「~떨어져서, 멀리에」의 뜻.
- **adductor 內轉筋** 라틴어 adduco「~로 이끌다, 당기다」에서 유래. 전치사 ad-는 「~로, ~를 향하여」의 뜻.
- **rotator 回旋筋** 라틴어 roto「돌리다, 회전시키다」에서 유래.
- **pronator 回內筋** 라틴어 prono「앞으로 구부리다」.
- **supinator 回外筋** 라틴어 supino「뒤로 구부리다」.

근미(筋尾)와 코다 𝄌, 겁쟁이
CAUDA「꼬리」

근미는 라틴어 cauda「꼬리」에서 유래. 이 cauda의 파생형은 다양한 「꼬리」모양의 부분에 사용된다. cauda equina「마미(馬尾, 말총, 말꼬리처럼 분기된 요부(腰部)의 신경」, caudate nucleus「미상핵(尾狀核)」, caudal anesthesia「천골〈꼬리〉마취(薦骨痲醉)」 등.

음악용어의 코다 𝄌는 악곡이나 악장의 「마지막 부분」. 이탈리아어를 거쳐 철자가 coda가 되었다.

영어의 coward「겁쟁이, 비겁한 사람」은 개가 놀라면 꼬리(cauda)를 감아 다리 사이에 감추는 것에 연유한다고 한다.

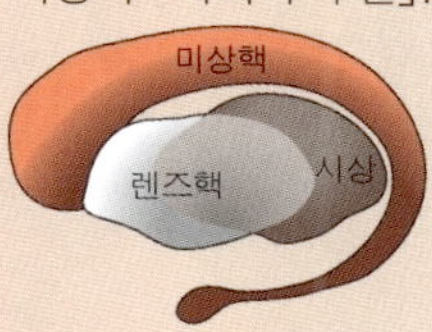

대뇌기저핵 (大腦基底核)

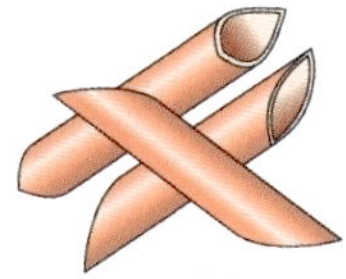
펜네

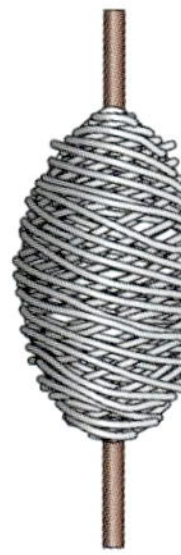
방추
라틴어 : fusus

caput A-20
belly, venter A-21
cauda A-22
tendon A-23
origin A-24
insertion A-25
fusiform muscle A-26
pennate (bipennate) muscle A-27
semipennate (unipennate) muscle A-28
biceps (two-headed muscle) A-29
biventer (digastric) muscle A-30

flexion – flexor A-31
extension – extensor A-32
abduction – abductor A-33
adduction – adductor A-34
rotation – rotator A-35
pronation – pronator A-36
supination – supinator A-37

B 표정근

얼굴표면의 근육(안면근)은 기시가 두개골, 정지가 안면의 피부인 연유로 「피근(皮筋)」으로 불린다. 안면근은 그 기능으로부터 「표정근」이라고도 한다. 눈, 코, 입의 열고 닫음이 기본적인 기능. 닫는 근육은 바퀴모양[輪狀](안윤근, 구윤근)이며, 개구에 관련된 기타 근육은 눈이나 입으로부터 방사상으로 퍼진다.

후두전두근
B-1 뒤통수이마근

후두근
B-2 뒤통수힘살

모상건막
B-3 머리덮개널힘줄

전두근
B-4 이마힘살

※후두전두근은 전두근과 후두근을 이복근(二腹筋)으로 간주하여 모상건막을 중간건으로 하는 호칭. 후두전두근에 측두두정근(p. 10)을 포함하여 두개표근이라고도 한다.

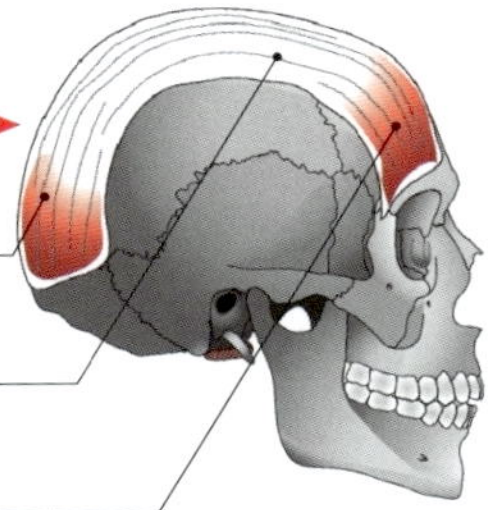

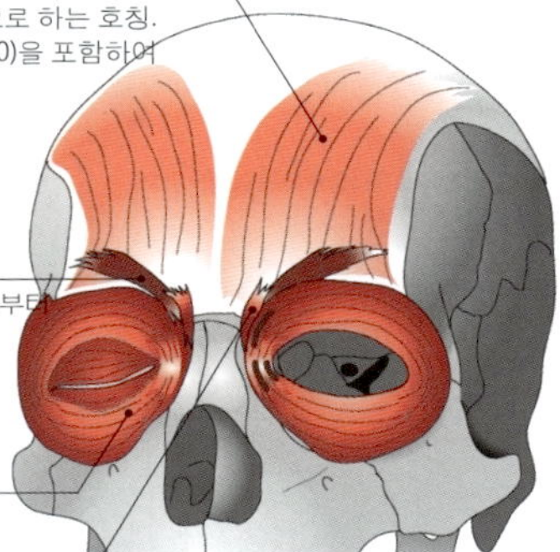

추미근
B-5 눈썹주름근

※추미근은 안윤근 및 비융기로부터 시작하여 전두근과 서로 섞여 눈썹 부근의 피부에 부착한다.

안윤근
B-6 눈둘레근

미모하체근
B-7 눈썹내림근

※안윤근의 근속(筋束) 일부가 눈썹의 피부 부분으로 연장되어 미모하체근이 된다. 눈썹을 끌어내린다.

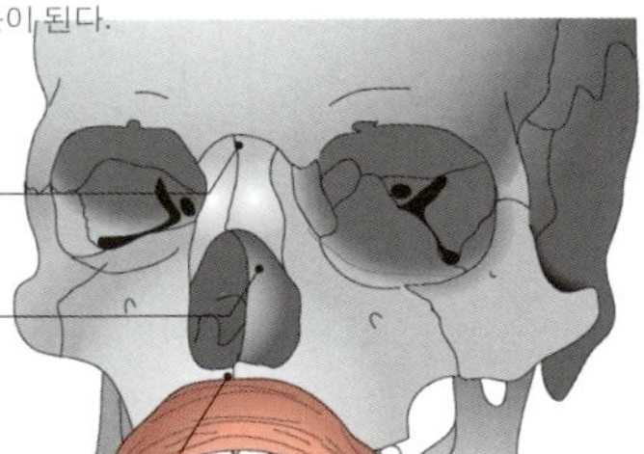

비근근
B-8 눈살근

비근
B-9 코근

※비근은 횡부(가로부분)와 익부(방울부분)로 구성된다.

B-10 코중격내림근

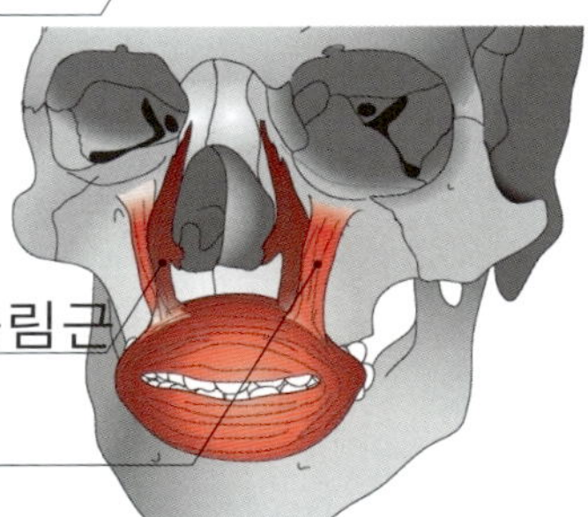

상순비익거근
B-11 위입술콧방울올림근

상순거근
B-12 위입술올림근

놀라움

전두근이 눈썹을 올리면 모상건막도 움직이므로 두정부의 두피도 움직인다.

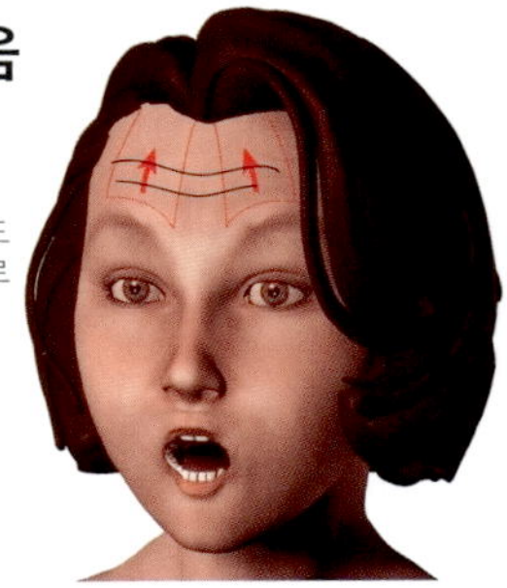

윙크

안윤근이 눈꺼풀을 내린다. 안면의 상부근육은 하부근육보다 좌우로 따로 움직이기가 어렵다(그 때문에 윙크를 할 수 없는 사람도 있다).

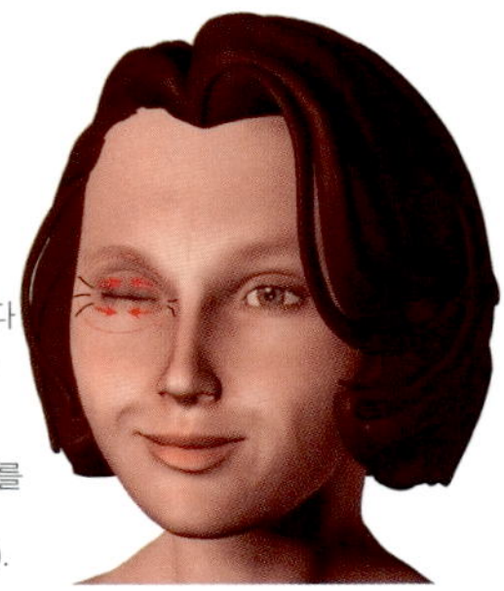

의심

추미근이 이마에 주름을 모아 눈살을 찌푸리게 한다.

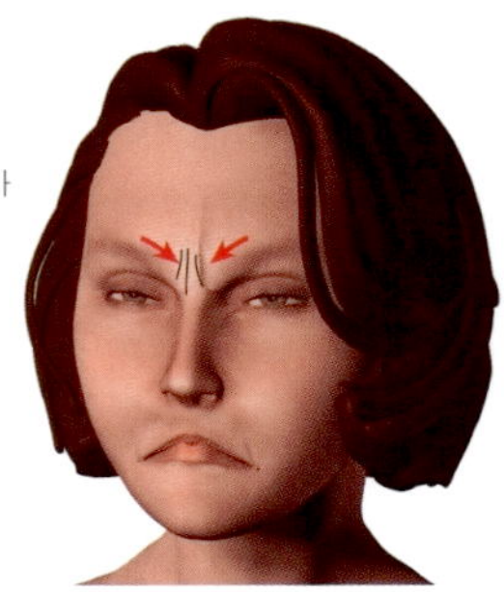

혐오

비근근이 코위에 주름을 만들어 얼굴을 찡그리게 한다. 상순비익거근이 강하게 수축하면 비공은 열리고 「비순구」의 주름이 깊어져 불쾌함을 나타낸다.

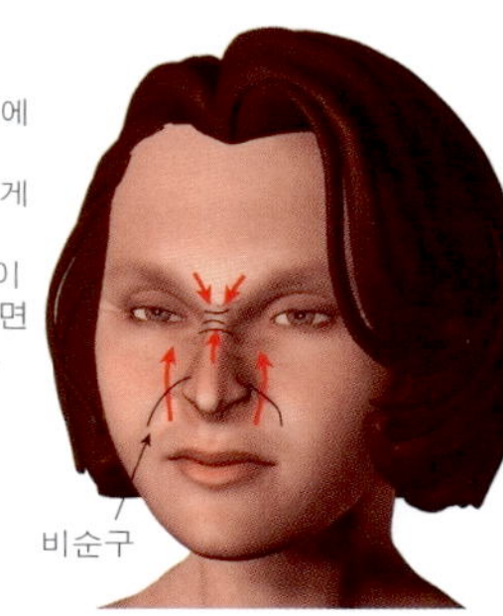

표정근이 수축하면 이에 동반하여 주름이 생기지만, 노화와 함께 피부는 탄력성을 잃어 주름이 원래대로 돌아가지 않게 된다. 주름이 생기는 방향은 표정근과 수직 방향으로 치우치게 된다(아래의 CG화상에서 표정근의 수축 방향은 빨간 선으로, 이에 따라 생기는 주름은 검은 선으로 표시하였다). 일러스트나 만화에서 얼굴을 그릴 때 불과 몇 개의 주름 선만으로 표정을 나타낼 수 있다.

※심부의 근육은 짙은 빨간색, 표층에 가까운 근육은 옅은 빨간색으로 표시.

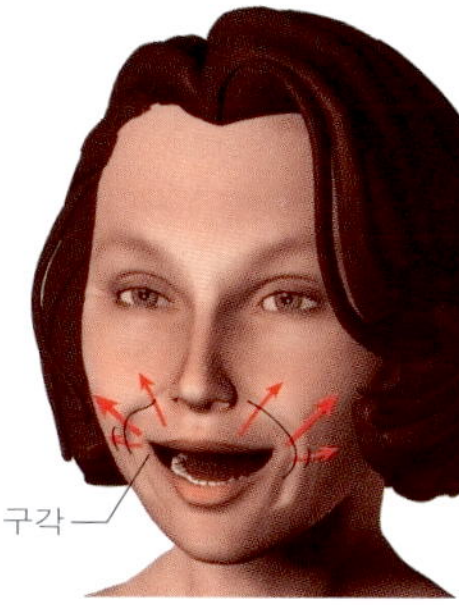

웃음

대관골근이 구각을 상방 및 외측으로 끌어올리고 소근이 외측으로 구각을 당김으로서 「웃는」 표정이 된다. 얼굴에 피하지방이 많은 경우, 소근이 수축하면 보조개가 생긴다(아이나 여성에게 많다).

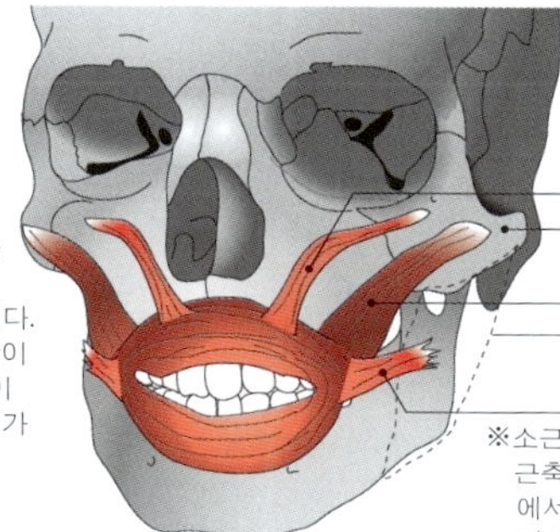

소관골근
작은광대근 B-13

대관골근
큰광대근 B-14

소근
입꼬리당김근 B-15

※소근은 교근근막에서 시작되어 구각 근축에 부착한다. 교근근막은 상부에서 이하선을 감싸고있어 소근의 기시를 이하선근막이라고도 하지만 같은 의미로 인식된다.

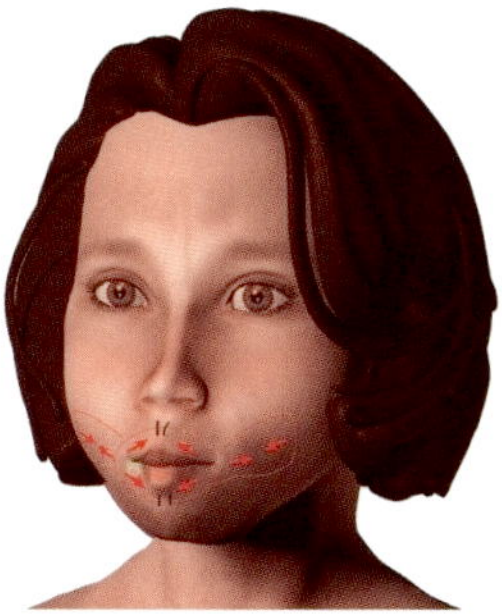

빵을 부풀리다

구윤근으로 입을 닫는다. 구윤근의 수축이 강하면 입이 삐죽하게 튀어나온다. 협근은 강력한 근육으로, 입 안의 공기를 밀어 내어 트럼펫을 불 수도 있다. 협근은 주스를 빨대로 마실 수 있게 한다.

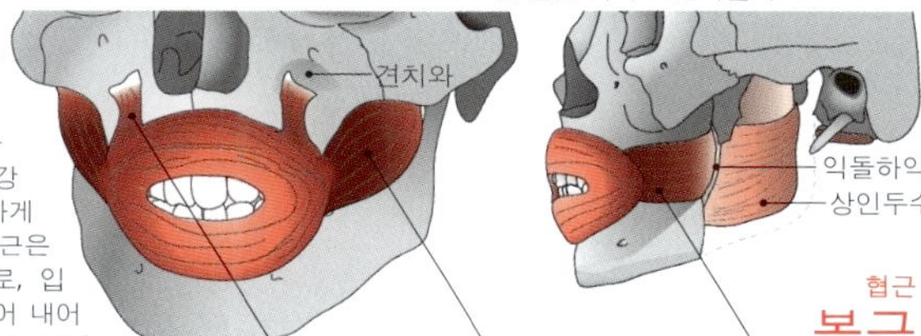

협근
볼근 B-16

구각거근(견치근)
입꼬리올림근 B-17

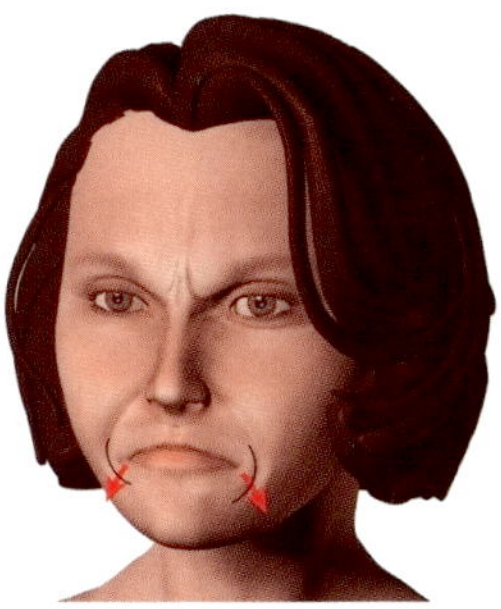

분노

추미근과 비근근의 움직임으로 이른바 「찡그린 얼굴」이 된다. 구각하체근이 수축하면 입가에는 주름이 진다. 입이 「팔(八)자」 모양이 된 상태.

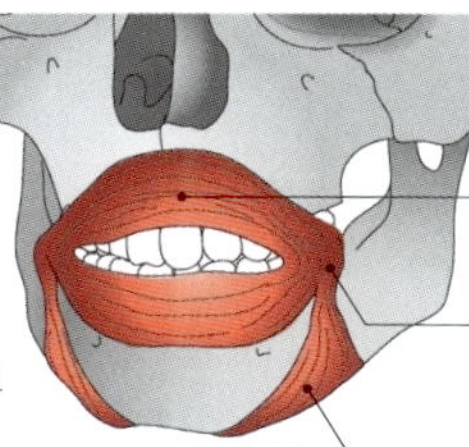

구윤근
입둘레근 B-18

와우축
볼굴대 B-19

구각하체근
입꼬리내림근 B-20

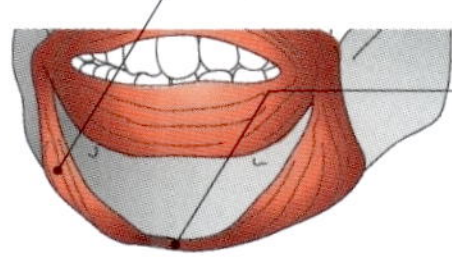

이횡근
턱끝가로근 B-21

※이횡근은 구각하체근이 발달한 경우에 존재하며, 좌우의 구각하체근을 연결한다. 살찐 사람의 이중턱을 만든다.

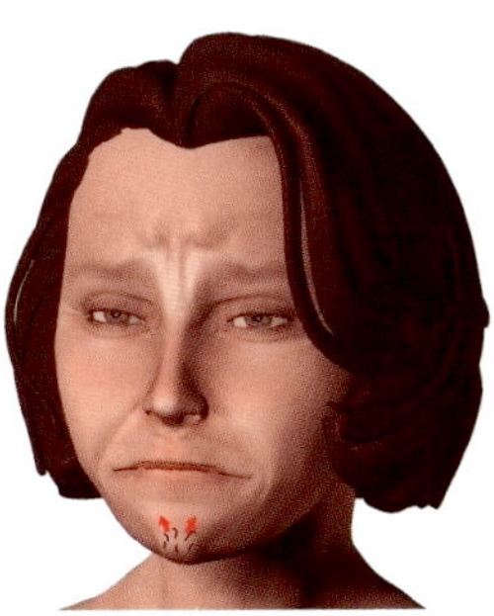

울음

울 때의 표정은 제각각이지만 전두근과 추미근의 움직임으로 이마 가운데 깊은 주름이 생긴다. 슬플 때나 시큼한 것을 먹었을 때는 이근이 강하게 수축하여 턱끝에 「매실장아찌」처럼 주름이 생긴다.

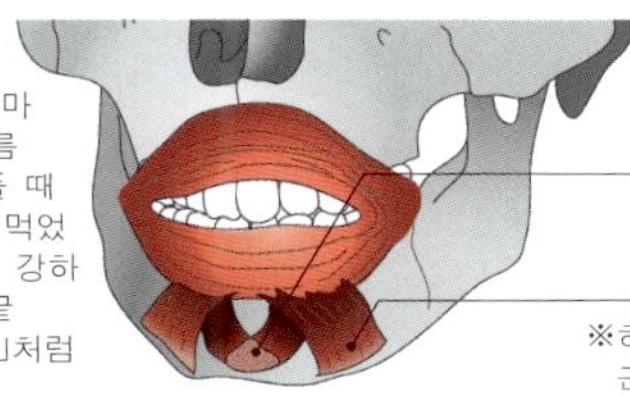

이근
턱끝근 B-22

하순하체근
아래입술내림근 B-23

※하순하체근과 구각하체근 외에 경부 근육의 페이지에서 다룰 「광경근」도 입을 아래로 내리는 기능을 한다.

B Mimetic muscles

표정근은 facial muscles「안면근」, muscles of facial expression라고도 한다. mimetic「모방의」란 뜻. mimic「흉내쟁이」도 유의어.

B-1 *occipitofrontalis*◆

B-2 occipitalis◆

B-3 *galea aponeurotica*◆

B-4 frontalis◆

B-5 corrugator supercilii◆

※안와부(orbital part)와 안검부(palpebral part)로 나뉜다(p.13의 칼럼 참조).

B-6 orbicularis oculi◆

B-7 depressor supercilii◆

B-8 procerus◆

B-9 nasalis◆

※횡부(transverse part)와 비익부(alar part)로 나뉜다.

※비공압박근(compressor naris) 비익확대근(dilator naris)

B-10 depressor septi (nasi)◆

-que는 라틴어로 「그리고」. 영어풍의 발음은 〔k〕 혹은 〔ki〕. 라틴어에는 이 밖에도 「그리고」의 뜻을 가진 접속사 et (et cetera「에토 · 세트라」의 et)가 있다.

B-11 levator labii superioris alaeque nasi◆

B-12 levator labii superioris◆

※caput infraorbitale, quadrati, labii superioris라고도 한다. quadratus labii superioris「상순방형근(上脣方形筋)」은 소협골근, 상순거근, 상순비익거근의 총칭.

◆**occipitofrontalis 後頭前頭筋, occipitalis 後頭筋, frontalis 前頭筋** 라틴어 occiput「후두(後頭)」, frons「이마〔額〕」에서 유래. occipitofrontalis는 이 둘의 합성어. 어미가 모두 -alis 라는 라틴어의 속격(영어의 소유격에 해당)의 활용형으로 끝나지만, 이는 musculus occipitalis「후두의 근육」의 musculus「근육」을 생략했기 때문. 이런 까닭으로 근육의 학명은 라틴어 명사가 대부분이다. 이러한 단어를 보다 영어스럽게 표현하면 **occipital muscle, frontal muscle**이 된다.

◆**galea aponeurotica 帽状腱膜** epicranial aponeurosis 라고도 한다. 라틴어 galea는 「가죽으로 만든 투구, 헬멧」이란 뜻. galea만으로도 「모상건막」을 가리킨다. galea는 그리스어 γαλέη「족제비」에서 유래. γαλέη로부터 영어의 galley「갈리선(노예가 노를 젓는 그리스 · 로마, 중세의 대형선)」이 파생되었다고도 하지만, 그 경위는 분명치 않다. 「족제비」→「족제비와 같은 물고기, 상어」→「배」→「갈리선」이 되었다는 설도 있다.

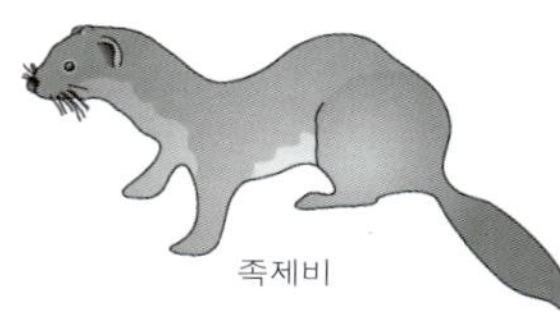

족제비

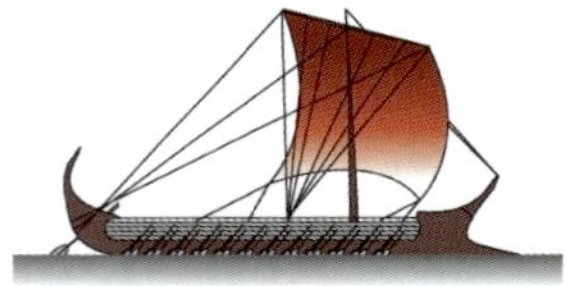

갈리선

◆**corrugator supercilii 皺眉筋, depressor supercilii 眉毛下制筋** supercilii는 라틴어 접두사 super「위에」에 cilium「눈꺼풀〔瞼〕」이 붙은 어휘로 「눈썹 근처의」라는 뜻.

◆**orbicularis oculi 眼輪筋** 라틴어 orbis「고리〔輪〕, 원반(円盤)」으로부터(orbit=「궤도를 도는, 궤도」). 또한 oculi는 oculus「눈〔眼〕」의 속격. 영어의 oculist「안과의사」, ocular「눈의, 시각의, 접안렌즈」도 동근어(同根語). 참고로 대물렌즈는 objective「목표, 목적격(目的格)」.

◆**procerus 鼻根筋** 라틴어 procerus「높다, 길다」.

◆**nasalis 鼻筋** 라틴어 nasus「코〔鼻〕」로부터 유래.

◆**depressor septi (nasi) 鼻中隔下制筋** 라틴어 depressus「꽉 누르다, 압박하다」. 라틴어 septum「울타리, 벽」. nasi는 nasus의 속격 「코의」이지만, 생략되기도 한다.

◆**levator labii superioris alaeque nasi 上唇鼻翼挙筋, levator labii superioris 上唇挙筋** 라틴어 levator「들어 올리는 것」으로부터. 영어의 lever「레버, 지렛대」, elevator「엘리베이터, 승강기」도 유의어. 그러므로 상순거근을 **elevator of upper lip** 라고도 한다. labii는 라틴어 labium「입술〔唇〕」의 속격. alaque는 라틴어 ala「날개〔翼〕」에 -que「그리고」가

표정근은 모두 얼굴신경(facial nerve) 지배를 받아 움직인다. 얼굴신경이 마비되면 표정을 만들 수 없게 된다. 한쪽에 마비가 오면 좌우비대칭의 표정이 된다. 흔히 얼굴신경통이라고 하지만 얼굴신경은 운동성으로 얼굴신경마비는 대부분 통증을 동반하지는 않는다. 얼굴 전체의 감각은 「삼차신경(三叉神經, trigeminal nerve)」이 관여하며 얼굴신경통의 정확한 표현은 삼차신경통.

붙은 것. 「그리고 날개」이지만 「날개 그리고」라는 순서로 단어의 뒤에 붙어 하나의 어휘가 된다. 게다가 -que는 직전의 음절에 악센트를 둔다. alae+que→alaeque. 라틴어에서는 단어의 일부가 되는 이러한 것(-ve「혹은」, -ne「입니까?」 등)을 enclitic「전접어(前接語, 자체에는 악센트가 없고 바로 앞의 말의 일부처럼 발음됨-역자주)」라고 한다.

- **zygomaticus minor 小頰骨筋, zygomaticus major 大頰骨筋** zygomatic bone「관골(觀骨), 협골(頰骨)」에서 유래.
- **risorius 笑筋** 라틴어의 동사 rideo「웃다」의 형용사형에서 유래. 영어의 ridicule「조롱거리, 웃음거리, 바보스러움」도 유의어.
- **buccinator 頰筋** 라틴어 buccina「나팔」에서 유래. buccinator는 「나팔 불기」라는 뜻. 그리스어 βακάνη「나팔」도 동근어(同根語). 유의어인 라틴어 bucca「뺨〔頰〕」은 영어의 buccal tablet「볼 투여용 정제(뺨과 잇몸 사이에서 천천히 녹는 약)」에 사용된다.
- **levator anguli oris 口角挙筋, orbicularis oris 口輪筋, depressor anguli oris 口角下制筋** anguli는 라틴어 angulus「각(角), 구」의 속격. oris는 라틴어 os「입〔口〕」의 속격.
- **modiolus 蝸牛軸** 구각(口角) 부근의 표정근이 부착하는 부분. 소용돌이 모양, 차축(車軸) 모양의 근육이 모이므로 「와우축(蝸牛軸)」이라 한다(일본어 용어는 口角筋軸 또는 口唇軸을 사용-역자주). 라틴어 modiolus「차축(車軸)의 중심」으로부터 유래. columella cochleae 달팽이의 소주(小柱)라고도 한다.
- **mentalis 頤筋** 라틴어 mentum「턱〔顎〕」에서 유래.

zygomaticus minor◆ B-13

zygomaticus major◆ B-14

risorius◆ B-15

buccinator◆ B-16

levator anguli oris◆ B-17

※caninus(「견치(犬齒)의」)라고도 한다.

orbicularis oris◆ B-18

modiolus◆ B-19

↓triangularis 라고도 한다.

depressor anguli oris◆ B-20

transversus menti B-21

mentalis◆ B-22

depressor labii inferioris B-23

추미근, corrugate van, 골판지, 「rough」 RUGA「주름」

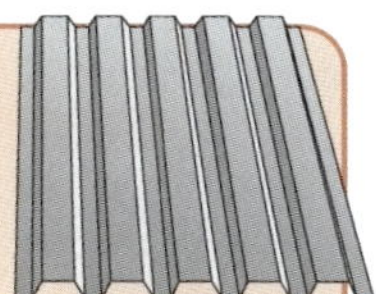

코러게이트 판넬

corrugator supercilii 추미근의 corrugator 는 라틴어로 con-「함께」 + ruga「주름」.영어의 ruga gastrica 「위점막습」, palatine rugae 「횡구개주름(복수형)」과 같이 주름진 부분을 가리키는 해부학 용어로 사용된다(ruga는 「gastric fold」와 같이 영어의 fold「접은 자국, 주름」으로 대치 가능). 참고로 공업분야에서 물결모양으로 「주름을 잡은」 금속판을 코러게이트 판넬이라 하며, 짐칸을 코러게이트 판넬로 덮은 트럭을 「corrugate van」라 부른다. 영어로 「골판지」를 corrugated paper라 한다. 영어의 rough 「엉성한, 울퉁불퉁한, 거친」도 동일한 인도유럽조상어로부터 파생된 것으로 생각된다(이런 연유로 rough의 철자는 라틴어의 ruga와 비슷하며 또한 옛날 발음의 흔적을 갖고 있다).

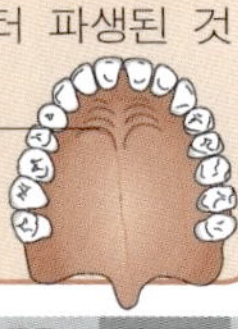

C 저작근, 눈•귀의 근육

여기서는 네 개의 저작근과 함께 눈을 움직이는 근육 및 중이의 근육을 설명한다.

교근
c-1 깨물근

측두근
c-2 관자근

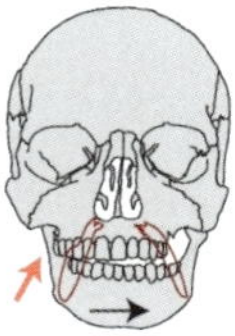

※좌우의 내측익돌근과 외측익돌근의 상호작용으로 인해 턱이 좌우로 움직여 음식을 씹게 된다.

내측익돌근
c-3 안쪽날개근

외측익돌근
c-4 가쪽날개근

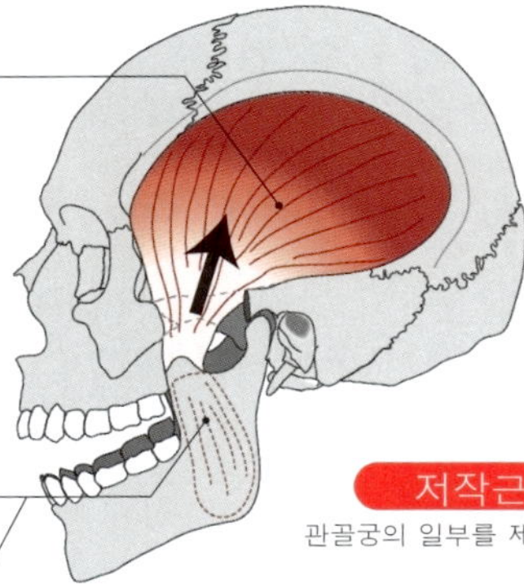

저작근

관골궁의 일부를 제외한 그림.

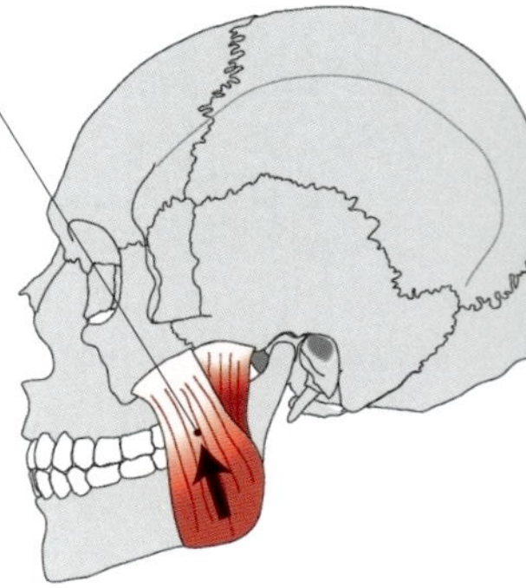

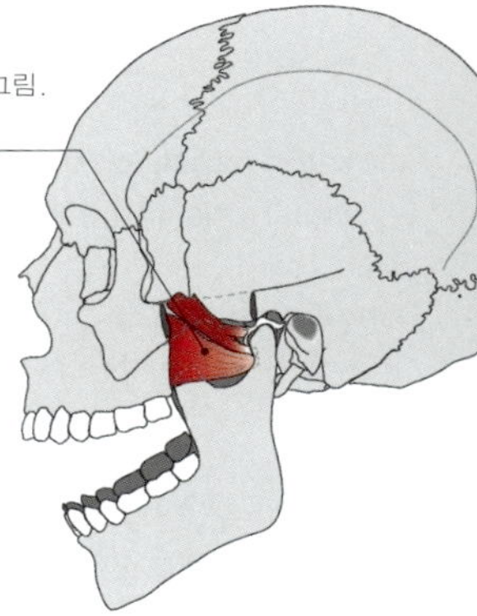

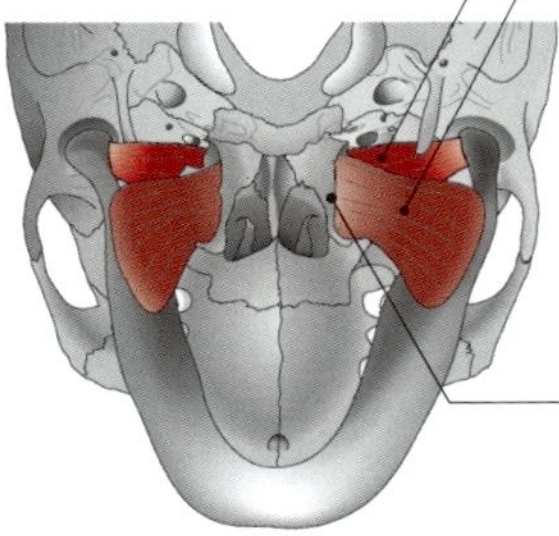

두개 하방에서 본 익돌근

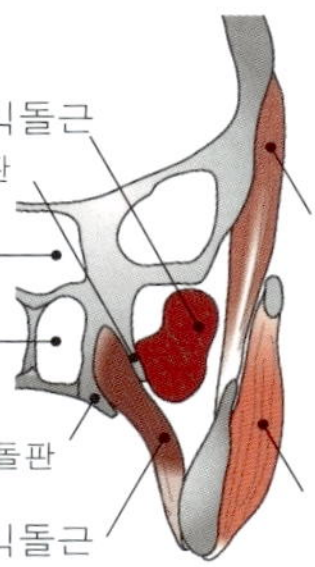

저작근을 포함한 전두단면

귀의 근육

상이개근
c-5 위귓바퀴근

전이개근
c-6 앞귓바퀴근

후이개근
c-7 뒤귓바퀴근

※ 말과 토끼와 같은 동물의 경우 이개근이 발달하여 이개(耳介)를 움직일 수 있지만 사람은 움직일 수 없는 경우가 많다.

측두두정근
c-8 관자마루근

※측두두정근은 상이개근을 포함하여 도시하는 문헌도 있다.

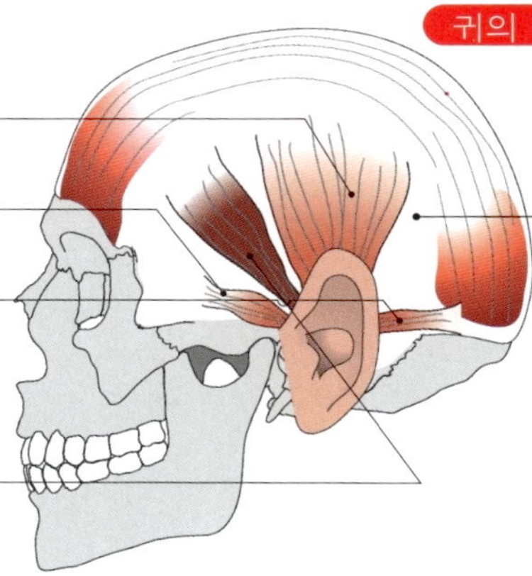

- 외측익돌근을 제외한 저작근은 모두 폐구근. 턱의 개구근에는 외측익돌근 외에 악이복근, 악설골근, 이설골근 등이 있다.
눈을 움직이는 근육은 여섯 개로, 하사근 이외는 모두 총건륜이라는 시신경을 둘러싸는 건으로부터 기시한다.
이소골근은 두 개로, 고막장근은 추골에 부착하며, 등골근은 등골두에 부착한다. 큰 소리에 대한 진동 전달의 감소를 이행한다.

눈의 근육

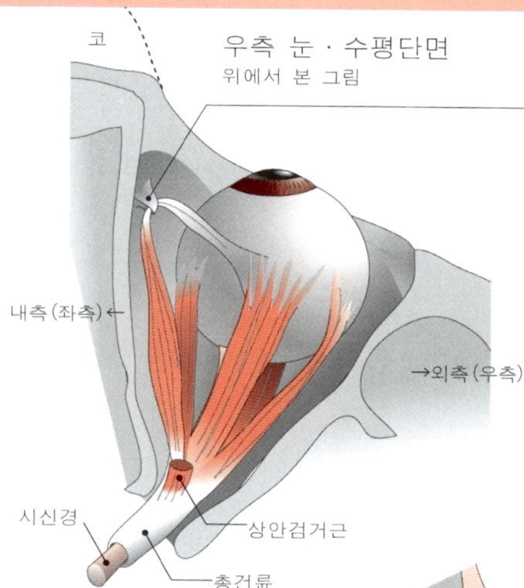

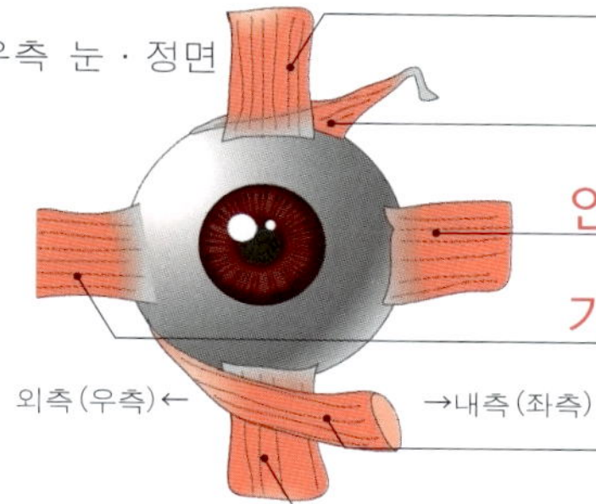

활차
도르래 c-9

상직근
위곧은근 c-10

상사근
위빗근 c-11

내측직근
안쪽곧은근 c-12

외측직근
가쪽곧은근 c-13

하사근
아래빗근 c-14

하직근
아래곧은근 c-15

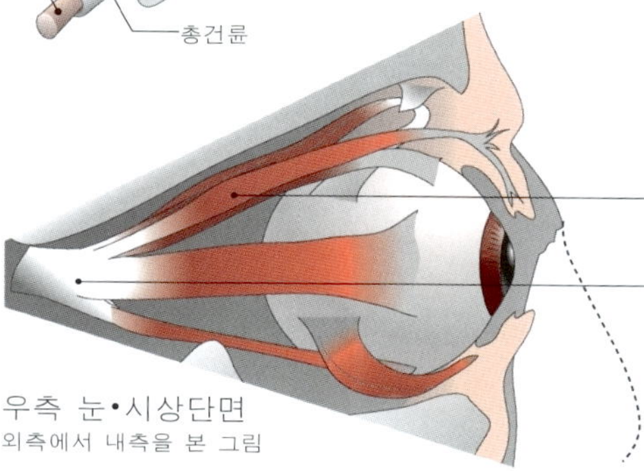

상안검거근
눈꺼풀올림근 c-16

총건륜
온힘줄고리 c-17

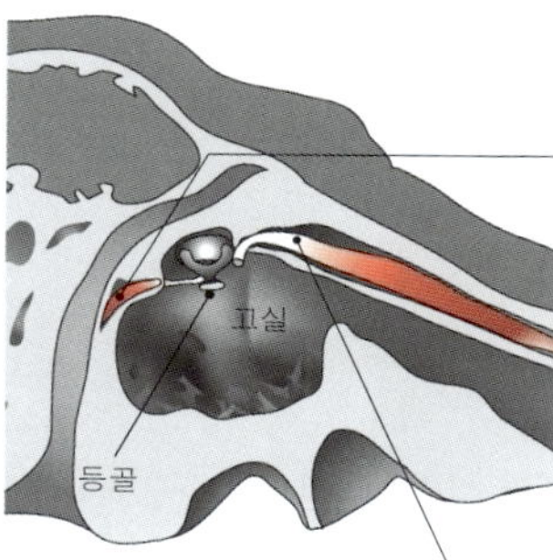

등골근
등자근 c-18

귀의 근육

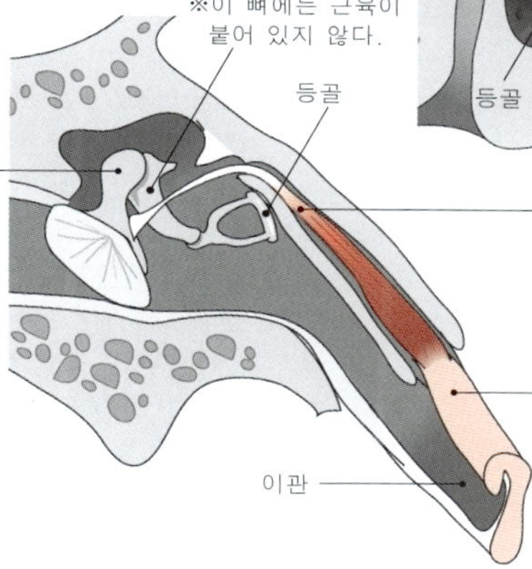

고막장근
고막긴장근 c-19

이관연골
귀관연골 c-20

C Muscles of Mastication, Eye, Ear

c-1 masseter◆

c-2 temporalis◆

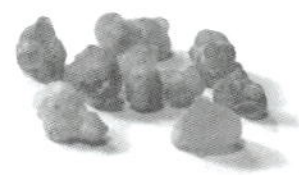

유향

c-3 medial pterygoid◆

c-4 lateral pterygoid◆

medial pterygoid는 internal pterygoid라는 별칭도 있다.
lateral pterygoid는 external pterygoid라고도 한다.

superior auricular muscle ~라는 명칭도 있다.

c-5 auricularis superior◆

c-6 auricularis anterior◆

c-7 auricularis posterior◆

c-8 temporoparietalis◆

◆**masseter 咬筋** 그리스어의 동사 μασάομαι「씹다」에서 유래. 라틴어를 경유한 어휘가 mastication「저작, 씹다」이다. 「유향(乳香)」으로 번역되는 몇 개의 영어어휘 중 mastic은 「씹다」라는 뜻. 에게해 연안의 옻나무에서 나는 유백색의 고무질수지 「유향」을 츄잉껌처럼 씹었기 때문.

◆**temporalis 側頭筋** 라틴어 tempora「관자놀이, 측두」에서 유래.

◆**medial pterygoid 内側翼突筋, lateral pterygoid 外側翼突筋**. 접형골의 **pterygoid process 익상돌기(翼状突起)**에 기인한다. 이 pterygoid는 그리스어의 πτέρυξ「날개[翼]」와 유사한(eidos)의 뜻. πτέρυξ는 동사 πέτομαι「날다」에서 유래.

◆**auricularis superior 上耳介筋, auricularis anterior 前耳介筋, auricularis posterior 後耳介筋** 라틴어 auris「귀」의 축소사, auricula「외이(外耳), 귓불」에서 유래.

◆**temporoparietalis 側頭頭頂筋** temporal bone 측두골과 parietal bone 두정골에서 유래. parietal은 라틴어 paries「벽, 담」에서 유래.

◆**trochlea (of superior oblique)(上斜筋의)滑車** trochlea는 그리스어 τροχός「차륜, 바퀴, 활차」. truck도 같은 어원. 근건(筋腱)이 통과하는 여러 부위에도 trochlea가 사용된다.

◆**superior oblique 上斜筋, inferior oblique 下斜筋** oblique에 관해서는 p.38 external oblique의 항목을 참조할 것.

◆**common tendinous ring(Zinn tendon) 総腱輪** 시신 경관을 둘러싼 4개의 외안근(外眼筋)의 공통된 건. 시신경초(視神経鞘)와 부분적으로 융합하고 있다. **Zinn tendon**의 Zinn은 최초로 총건륜에 대해 상세히 기술한 독일의 해부 학자·식물학자(1727-1759)의 이름. 「진소대」의 발 견자이기도 하다. 총건륜은 anulus of Zinn(anulus는 라틴어의 「바퀴[輪]」에서 유래), Zinn ligament「진인대」라고도 한다.

◆**levator palpebrae superioris 上眼瞼挙筋** palpebrae는 라틴어 palpo「접하다, 치다」에서 유래. ⇒오른쪽 페이지의 칼럼을 참조.

◆**stapedius 鐙骨筋** 영어의 stapes「등골」은 라틴어 stapes「마구(馬具)인 등자(鐙子)」에서 유래. 라틴어 sto「서다」와 pes「발[足]」의 합성어로 말을 탈 때 「발이 서는」 장소를 가리킨다. 등골근은 등골두를 뒤로 당겨 큰 소리의 진동 전달을 억제한다(등골근반사). 안면신경지배의 횡문근(横紋筋). 등골 은 인체에서 가장 작은 뼈(약 3㎜)이며 등골근도 가장 작은 근육(약 4㎜)이다.

그 밖에도 눈의 불수의근에는 수정체의 두께를 조정하여 촛점을 맞추는 ciliary muscle「모양체근」과 눈꺼풀을 올리는 평활근인 superior tarsal muscle「상검판근」, Müller muscle「뮐러근」, 눈에 들어오는 빛의 양을 조절하는 pupillary sphincter muscle 「동공조임근」, pupillary dilator muscle「동공확대근」이 있다.

◆**tensor tympani 鼓膜張筋** 영어 tympanic「고막의, 고실의」는 그리스어 τύμπανον「북, 탬버린」에서 유래. 영어 timpani「팀파니」도 동근어(同根語). 이 근육은 등골근과 마찬가지로 큰 소리에 대한 방어 반응을 이행한다. 고막장근의 경우 추골을 안쪽으로 당김으로서 고막을 긴장시켜 소리의 진동을 약하게 한다. 삼차신경지배(삼차신경에도 운동성섬유가 존재한다). 이 근육은 Toynbee muscle로도 불린다.

상안검거근과 촉진(觸診), 동계(動悸)와 파빌리옹 PALPO「만지다, 떨리다」

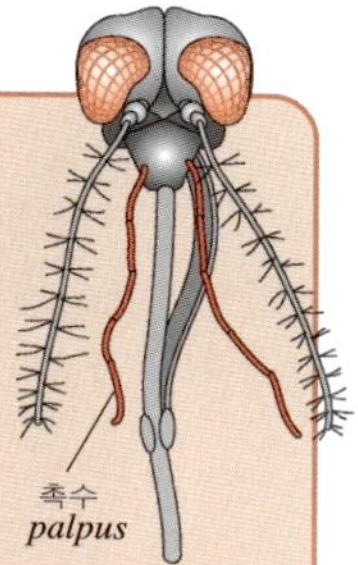

모기의 머리

levator palpebrae superioris 상안검거근(上眼瞼挙筋)의 palpebrae는 palpo「만지다, 느끼다, 떨리다」에서 유래한 palpebra의 속격. 「눈꺼풀, 안검(眼瞼)」은 빠르게 움직이고 떨린다. 영어는 palpebra. 형용사는 palpebral「눈 꺼풀의」. 참고로 「눈꺼풀」을 뜻하는 일반적인 영어는 eyelid로, lid는 「뚜껑, 덮개」의 뜻).

이 palpo로부터 영어의 palpable「손으로 만질 수 있는, 명백한, 곧 알 수 있는」나 palpate「촉진(觸診)하다」, palpation「촉진(觸診)」이 파생되었다. 또한 「떨리다」라는 뜻으로부터 palpitate「고동치다, 가슴이 뛰다, 두근두근하다」, palpitation「동계(動悸), 심계항진(心悸亢進)」이 생겨났다.

또한 「만지다」라는 의미로부터 절족동물의 입 주 위에 있는 palpus「촉수(觸鬚)」라는 말이 파생. 모기의 촉수는 「탄산가스와 온도의 센서」로 사람이 있는 곳을 탐지하여 피를 빨아들인다.

한편 「떨리다, 파닥거리다」는 의미로부터 라틴어 papilio「나비(蝶)」가 생겨났고 나비가 날개를 펼치는 모양에서 「천막, 텐트」라는 의미가 되어 영어의 pavilion 「파빌리옹(전시장의 텐트, 박람회의 전시 관 · 전시장, 병원의 별관)」이 파생. 덧붙여 개 품종의 하나인 파피용(프랑스어 papillon)은 귀가 「나비」모양을 하고 있다.

게르만어계의 유의어로는 영어의 feel 「만지다, 느끼다」를 들 수 있다.

trochlea (of superior oblique)◆ c-9

↑pulley 라고도한다.

superior rectus c-10

superior oblique◆ c-11

medial rectus c-12

lateral rectus c-13

inferior oblique◆ c-14

inferior rectus c-15

levator palpebrae superioris◆ c-16

common tendinous ring◆ c-17

※Zinn tendon 라고도 한다.

stapedius, (복)stapedii◆ c-18

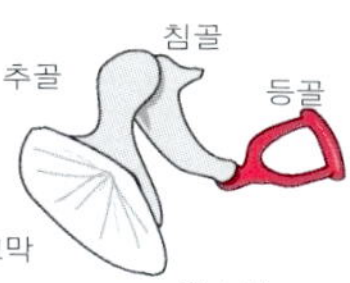

이소골

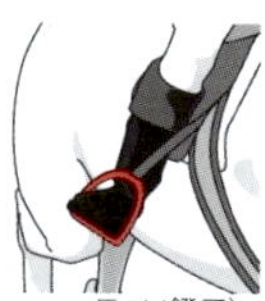
등자(鐙子)

tensor tympani◆ c-19

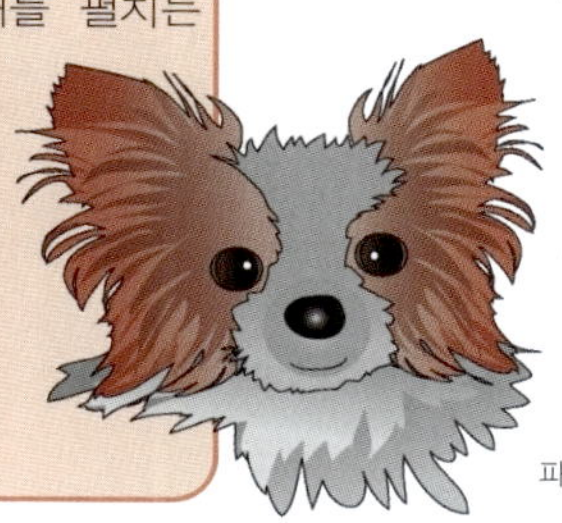
파피용

auricular cartilage c-20

D 혀•인두•후두근

인두란 구강 · 비강과 식도 사이의 부분. 소화관의 근육과는 달리 전부 수의근이다. 후두는 인두와 기관 사이의 발성기관.

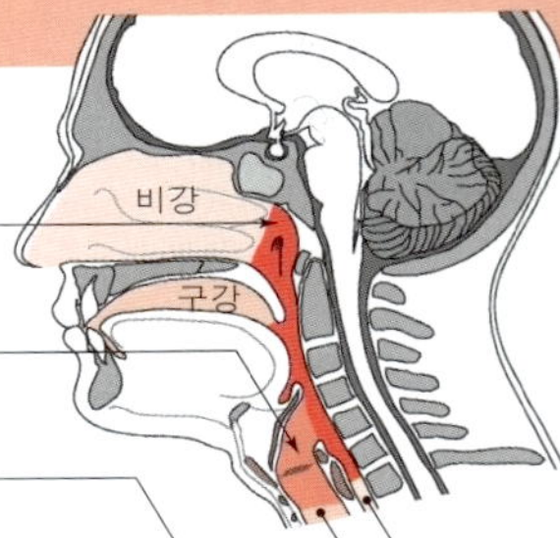

D-1 **인두** (적색으로 표시한 부분)

D-2 **후두** (핑크색으로 표시한 부분)

경돌설근
D-3 **붓혀근** (혀의 거상 및 후퇴)

설골설근
D-4 **목뿔혀근** (혀의 하체 및 후퇴)

이설근
D-5 **턱끝혀근** (혀를 전방으로 돌출시킨다)

소각설근
D-6 **작은뿔혀근**

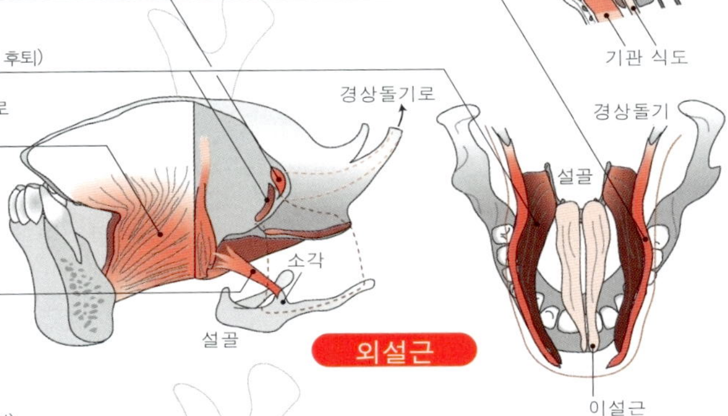

설횡근
D-7 **혀가로근** (혀의 폭을 좁힌다)

상종설근
D-8 **혀위세로근** (혀를 수축시켜 혀끝을 위로 휘게 한다)

하종설근
D-9 **혀아래세로근** (혀끝을 아래로 휘게 한다)

설수직근
D-10 **혀수직근** (혀를 편평하게 넓힌다)

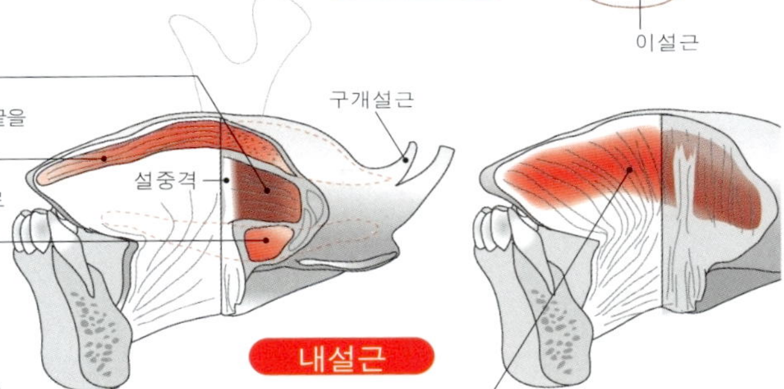

구개근

구개범거근
D-11 **입천장올림근** (연구개를 거상시킨다)

구개범장근
D-12 **입천장긴장근** (연구개의 긴장과 인관을 연다)

구개수근
D-13 **목젖근** (구개수로 가는 가느다란 근육)

구개설근
D-14 **입천장혀근** (혀의 거상 및 구협을 좁힌다)

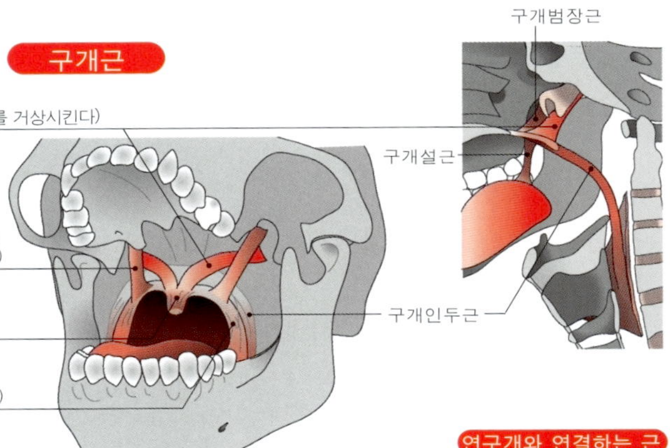

혀에는 하악골이나 설골 등 외부로부터 혀로 오는 근육인 「외설근」과 내부의 근육인 「내설근(고유근)」이 있다. 이러한 근육 수축의 조합에 의해 혀는 여러 가지 형태를 취할 수 있다. 인두수축근군은 물건을 삼킬(연하) 때에 인두를 수축시킨다. 후두근은 호흡시 성문을 열고, 발성시에는 성대의 형상을 바꾸어 음색, 음의 고저를 자유자재로 변화시킨다.

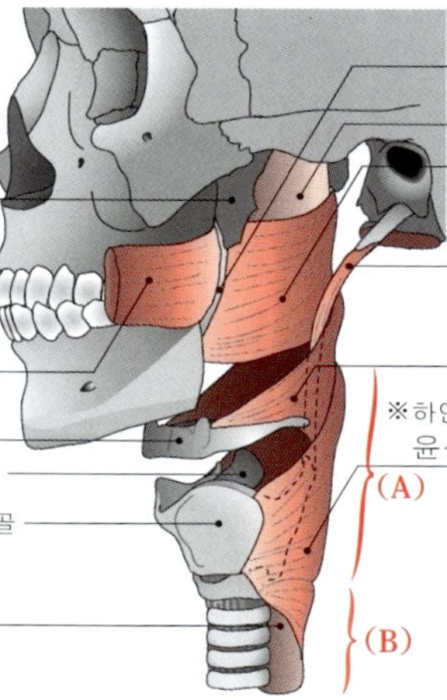

인두근

익돌하악봉선
날개아래턱솔기 D-15

상인두수축근
위인두수축근 D-16

경돌인두근
붓인두근 D-17

중인두수축근
중간인두수축근 D-18

※하인두수축근은 갑상인두근(A)과 윤상인두근(B)로 나뉘어 다뤄지기도 한다.

하인두수축근
아래인두수축근 D-19

구개인두근
입천장인두근 D-20

이관인두근
(설인두상부의 거상)
귀관인두근 D-21

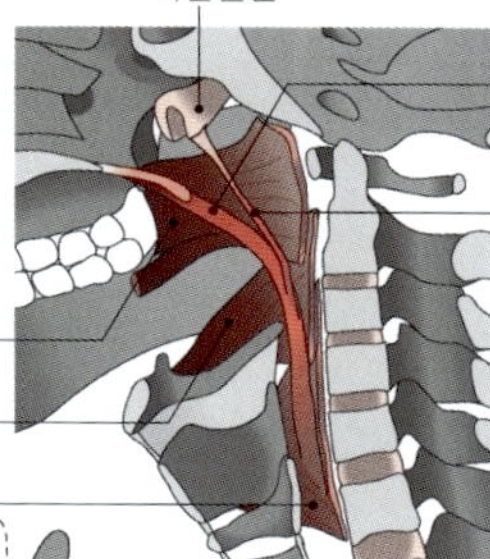

후두개

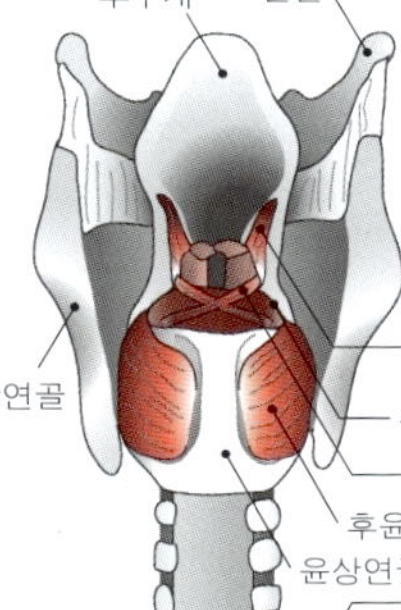

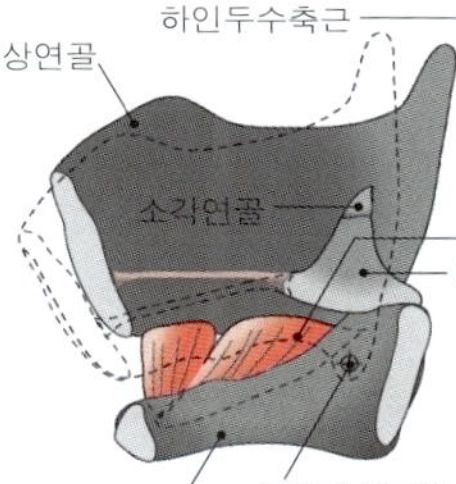

윤상갑상근
(성대를 긴장시켜 소리를 높인다)
전근 D-22

후윤상피열근
(성대를 연다)
후근 D-23

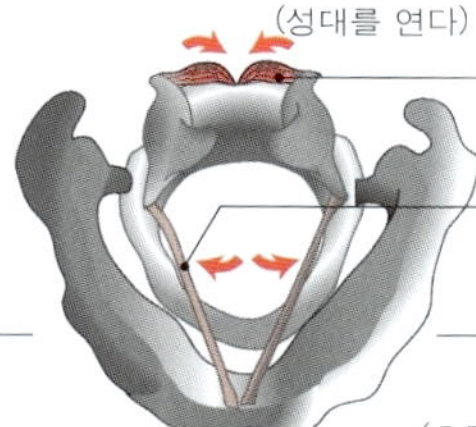

성대인대 D-24

피열후두개근
(후두개 폐쇄를 보조한다)
모뿔덮개근 D-25

사피열근
(후두상부를 괄약한다)
빗모뿔근 D-26

횡피열근
※사피열근과 횡피열근을 합쳐서 횡근이라고 한다.
(성문을 닫는다)
회근가로무뿔근 D-27

외측윤상피열근
(성문을 강하게 닫는다)
측근가쪽반지모뿔근 D-28

갑상피열근
내근방패모뿔근 D-29
(성대를 단축·이완시킨다)
※이 근의 심부를 독립시켜 성대근이라 부르기도 한다.

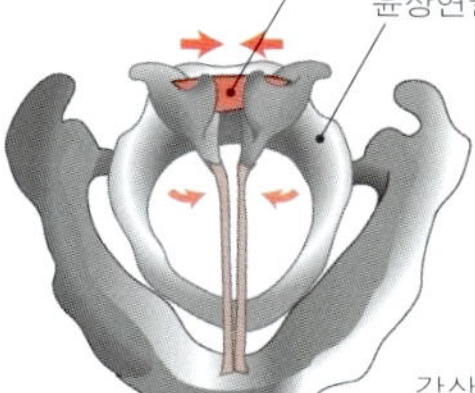

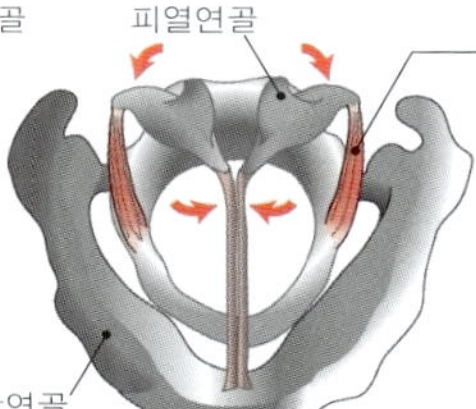

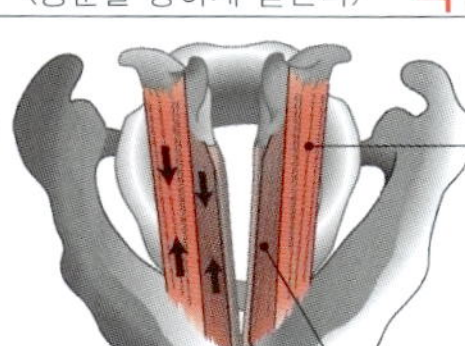

성대근 D-30

D Muscles of tongue, pharynx, larynx

D-1 pharynx, (복)pharynges◆

D-2 larynx, (복)larynges◆

D-3 styloglossus◆

D-4 hyoglossus

D-5 genioglossus

D-6 *chondroglossus*◆

D-7 transverse muscle of tongue

D-8 superior longitudinal muscle of tongue◆

D-9 inferior longitudinal muscle of tongue◆

D-10 vertical muscle of tongue

D-11 levator veli palatini

D-12 tensor veli palati

D-13 uvularis (muscle of uvula)◆

D-14 palatoglossus

◆**pharynx 咽頭** 그리스어 φάρυγξ「목, 인두」에서 유래. pharynx의 속격은 pharygis. 어미가 -nx인 그리스어는 -ng으로 변화하기도 한다. pharyngoscope「인두경(咽頭鏡)」도 동근어(同根語).

◆**larynx 喉頭** 그리스어 λάρυγξ「후두」에서 유래. laryngotomy「후두절개술」도 유의어.

◆**styloglossus 茎突舌筋** 그리스어 γλῶσσα「혀[舌]」에서 유래. 또한 γλῶσσα로부터 그리스어 γλωττίς「성문(声門)」이 파생되어 여기에 접두사 epi- 「~의 위」가 붙은 것이 epiglottis「후두개(喉頭蓋)」.

◆**chondroglossus 小角舌筋** 그리스어 χόνδρον「곡물, 맥분, 연골(軟骨)」에서 유래.

◆**longitudinal muscle of tongue (上 · 下) 縦舌筋** 영어 longitude「경도(經度), 경선(經線), 황경(黃經)」의 형용사. 라틴어 longus「길다」로부터.

◆**levator veli palatini 口蓋帆挙筋, tensor veli palati 口蓋帆張筋** veli는 라틴어 velum「돛[帆], 옷감」의 속격. 「구개에 펼친 돛」에 비유하였다. 영어 veil「베일, 면사포」도 동근어(同根語). palati 는 라틴어 palatum「구개(口蓋)」의 속격. 구개범거근은 통상 형용사 palatinus「구개의」의 속격 palatini가 사용된다(라틴어는 명사뿐만이 아니라, 형용사도 성(性) · 수(数) · 격(格)에 따라 변화한다). 결국 palati와 palatini의 의미는 같으므로 tensor veli palatini도 사용된다.

카멜레온의 혀, 딱다구리의 혀

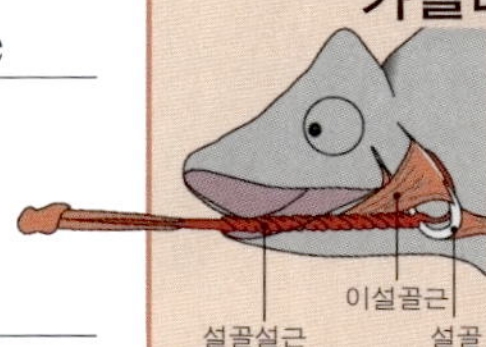

카멜레온의 혀

혀가 긴 생물로는 카멜레온과 딱다구리를 들 수 있다. 카멜레온의 경우 체장의 1.5배가 넘는 긴 혀를 근육의 한계를 넘는 가속 스피드로 입에서 내민다. 이는 설골 근처에 긴 혀를 말아서 근육으로 구강내에 누르고 있던 것을 사냥감을 발견하면 한꺼번에 풀어 발사하기 때문. 또한 설골과 설근 사이에 탄성을 가진 콜라겐 조직이 관계한다는 연구도 있다.

딱다구리가 나무 구멍의 벌레를 포식하기 위해 혀를 길게 늘릴 수 있는 것은 혀에 연결된 「설골장치」가 입 안쪽과 척추의 양쪽을 통과한 후 두개골을 돌아서 비공의 앞 혹은 비강내에까지 도달하고 있기 때문이다.

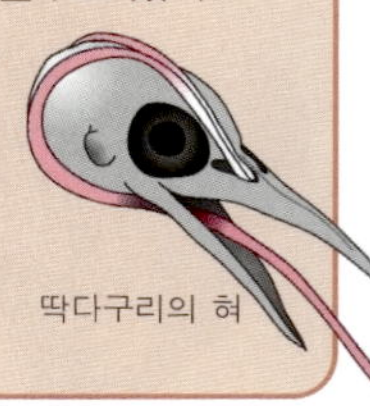
딱다구리의 혀

인두수축근의 기능은 「연하(嚥下)」, 즉 「삼키는 것」이지만, 연하 「연(嚥)」의 오른쪽에 있는 부수는 제비[燕]이다. 영어의 제 비는 swallow로 우연히도 이 말에는 「삼킨다」라는 뜻이 있다. 하지만 일부의 언어학자는 「제비」의 swallow(고대영어에서는 swealwe)와 「삼키다」의 swallow(고대영어에서는 swelgan)는 별개의 관계라고 설명하지만 실제로는 그 기원이 불분명하다.

◆**muscle of uvula 口蓋垂筋** uvular muscle라고 도 한다. uvula는 라틴어 uva「포도」+지소사(指小辞) -ula. 「목젖, 구개수(口蓋垂)」를 작은 포도에 비유한 것에서 기인.

◆**pterygomandibular raphe 翼突下顎縫線** 그리스어의 ῥαφή「재봉선」에서 유래. 그리스어에서 유래한 까닭에 rhaphe로 표기하기도 한다(p.49 칼럼 참조). 그 외에 raphe palati「구개봉선(口蓋縫線)」, perineal raphe「회음봉선(會陰縫線)」 등이 있다.

◆**constrictor of pharynx** (상 · 중 · 하의)**咽頭収縮筋** 라틴어 constringo「서로를 강하게 묶다, 압축하다, 굴곡시키다」에서 유래. constrictor는 목뿐만 아니라 여러 부위의 수축근에 사용된다. astringent 「수렴제(收斂劑), 아스트린젠트」도 접두사 con-이 아닌 ad-가 붙은 유의어이다.

◆**salpingopharyngeus 耳管咽頭筋** 그리스어 σάλπιγξ 「나팔」에서 유래. 해부학 용어로는 여러 가지 관의 형태를 한 것. 즉, 이관(耳管) 관련용어와 난관(卵管) 등을 나타내기 위해 사용된다. salpingocele 「난관류(卵管瘤, 난관 허니아, 난관의 허니아성 돌출-역자주)」등.

◆**cricothyroid 輪状甲状筋** 그리스어 κρίκος「반지, 바퀴〔輪〕」에서 유래. 라틴어 circus의 유의어. 따라서 영어의 circle「원」, circuit「회로(回路)」 등 원형과 관련된 어휘도 유의관계가 있다.

◆**aryepiglottic 披裂喉頭蓋筋, oblique arytenoid 斜披裂筋** 그리스어 ἀρύταινα「국자, 주걱」에서 유 래. aryepiglottic에서는 ary- 처럼 생략된다.

◆**vocalis 声帯筋** 라틴어 vox「음성, 목소리」에서 유래. 성대근은 갑상피열근의 가장 안쪽의 섬유가 성대인대의 외면에 부착한 탓에 thyroarytenoideus internus로도 불린다. vox로부터 영어의 voice 「소리」, vocal 「음성의」, vocalist「성악가, 가수」 등이 파생되었다. vocalis의 어미에 e를 붙이면 vocalise, 즉 노래의 연습시 가사가 아닌 모음 「아」 등으로 노래하는 창법을 의미한다. 그러나 라후마니노프의 「vocalise」(Op. 34-14)는 가곡의 제목으로서 이미 고유명사화 되어 있어 이 곡을 노래가 아닌 오케스트라가 연주하더라도 「vocalise」 라 한다.

pterygomandibular raphe◆ D-15

superior pharyngeal constrictor◆ D-16

stylopharyngeus D-17

middle constrictor of pharynx D-18

inferior constrictor of pharynx D-19

inferior pharyngeal constrictor 라고도 한다.

palatopharyngeus D-20

salpingopharyngeus◆ D-21

anticus (cricothyroid)◆ D-22

posticus (posterior cricoarytenoid) D-23

vocal ligament D-24

aryepiglottic◆ D-25

oblique arytenoid◆ D-26

transversus (transverse arytenoid) D-27

lateralis (lateral cricoarytenoid) D-28

internus (thyroarytenoid) D-29

※vocal muscle라고도 한다. vocalis◆ D-30

E 목 근육

목부분의 근육은 광경근과 흉쇄유돌근과 같이 얕은 부분에 있는「얕은목근육」과 설골에 부착하는「설골상근」,「설골하근」및 더 깊은 부분에 있는「깊은목근육」으로 분류된다. 이 외에도 목 뒤쪽에는「승모근」이 감싸고 있다.

광경근
E-1 넓은목근

※이 근육은 턱에서 경부로, 그리고 쇄골을 거쳐 흉부에까지 도달. 이 근육이 수축하면 구각은 내려가 경부의 피부에 주름이 생긴다.

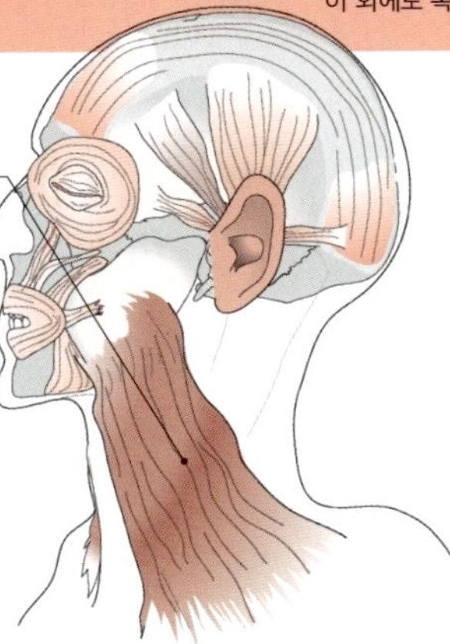

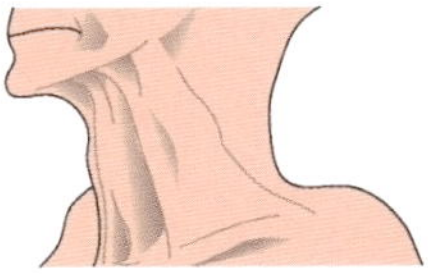

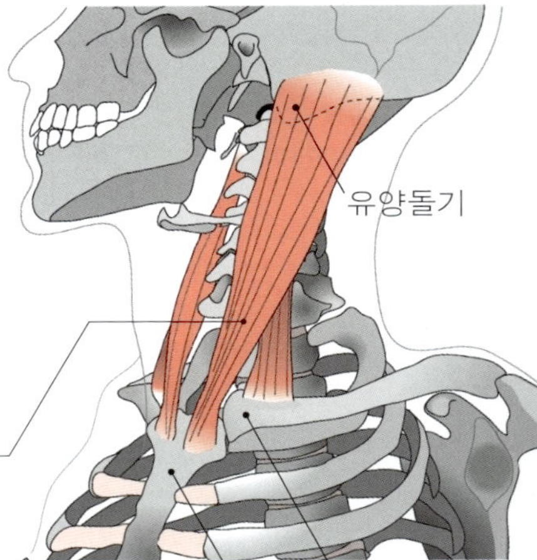

흉쇄유돌근
E-2 목빗근

※경부근육에서 가장 눈에 띄는 근육. 흉골과 쇄골을 기시, 측두골의 유양돌기가 정지. 머리글자를 따「흉쇄유돌근」이라 한다.

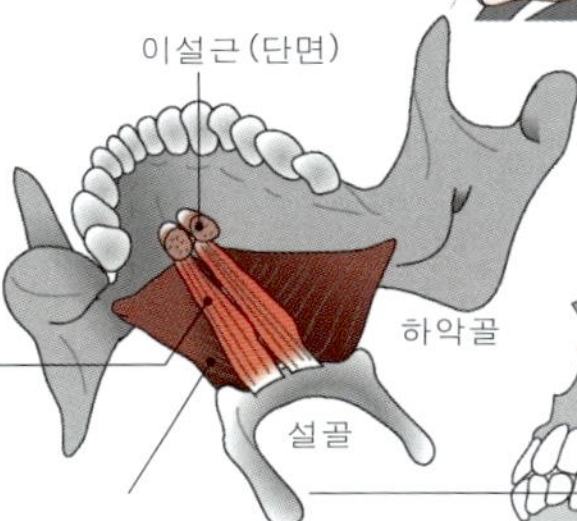

설골상근
E-3 목뿔위근육

이설골근
E-4 턱끝목뿔근

악설골근
E-5 턱목뿔근

경돌설골근
E-6 붓목뿔근

악이복근
E-7 두힘살근

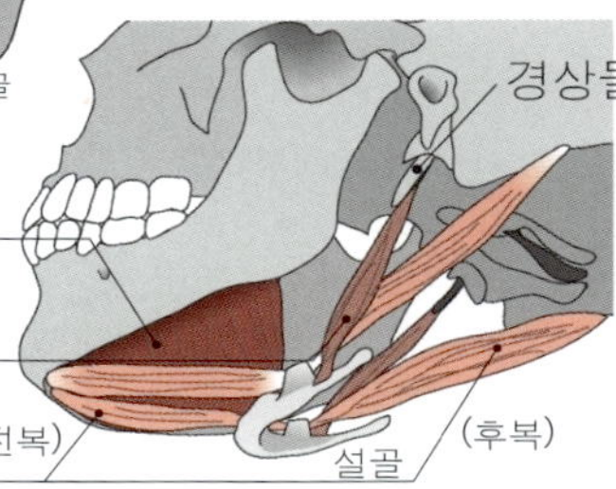

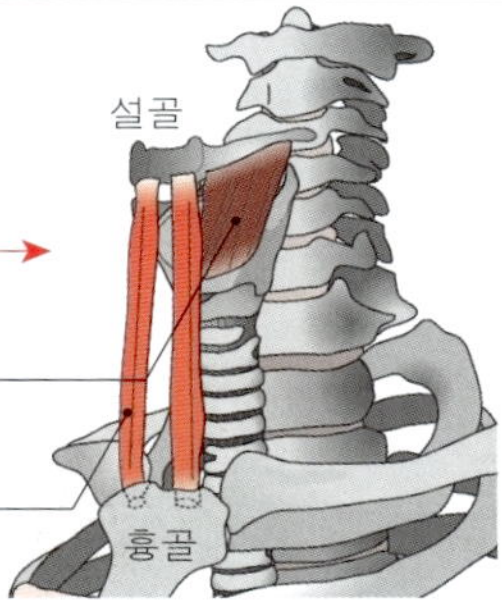

설골하근
E-8 목뿔아래근육

갑상설골근
E-9 방패목뿔근

흉골설골근
E-10 복장목뿔근

흉골갑상근
E-11 복장방패근

견갑설골근
E-12 어깨목뿔근

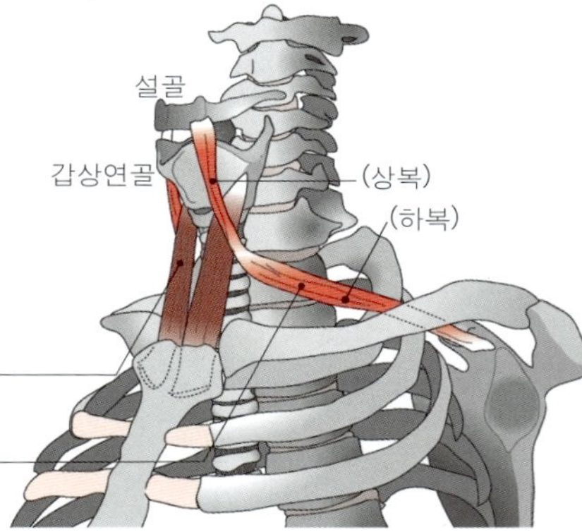

● 경추전면의 전두직근, 두장근, 경장근, 외측두직근은 「추전근(椎前筋)」이라 불린다(사각근을 포함하는 경우도 있다). 이것은 두부 · 경추를 전방으로 구부린다. 대 · 소후두직근, 상 · 하두사근, 외측두직근 등을 「후두하근」이라 한다. 이 근육은 승모근이나 경판상근 등의 천부의 근육과 비교하면 작지만 목부분을 재빠르게 움직이기 위해서 중요한 근육이다.

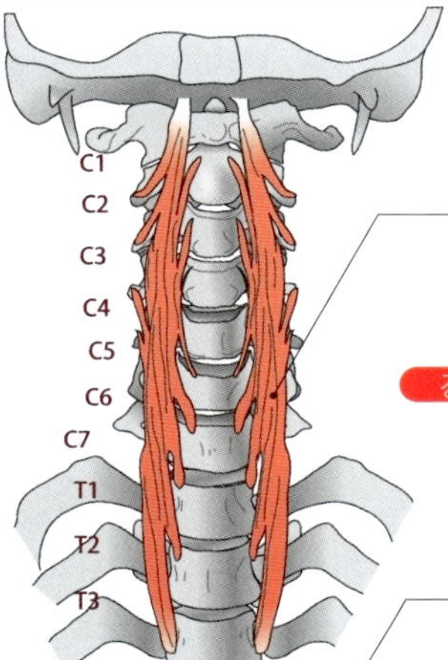

경추전면

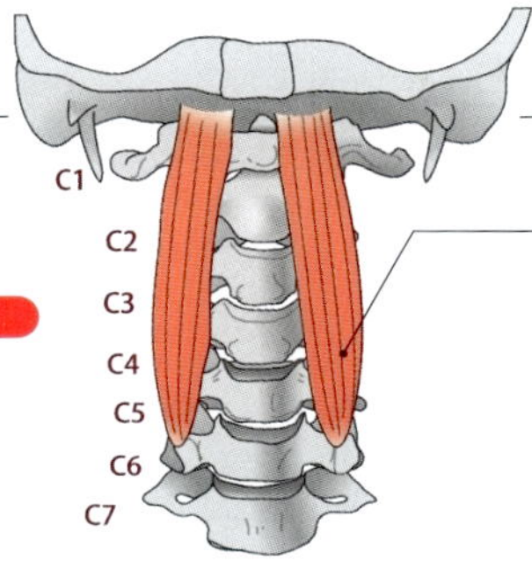

추전근
척추앞근육 E-13

경장근
목긴근 E-14

두장근
머리긴근 E-15

전두직근
앞머리곧은근 E-16

외측두직근
가쪽머리곧은근 E-17

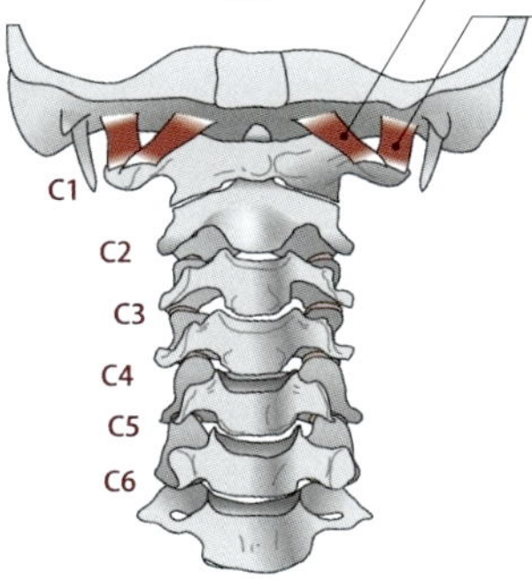

후두하근
뒤통수밑근육 E-18

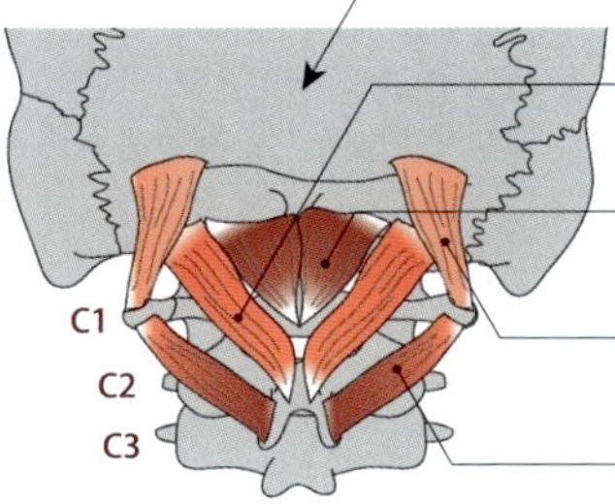

대후두직근
큰뒤머리곧은근 E-19

소후두직근
작은뒤머리곧은근 E-20

상두사근
위머리빗근 E-21

하두사근
아래머리빗근 E-22

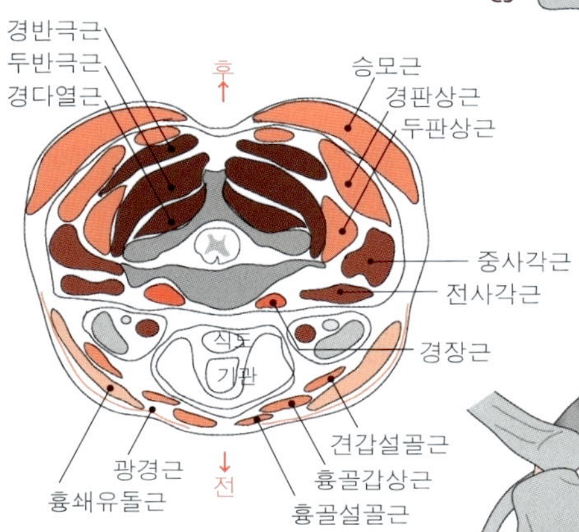

경부횡단면

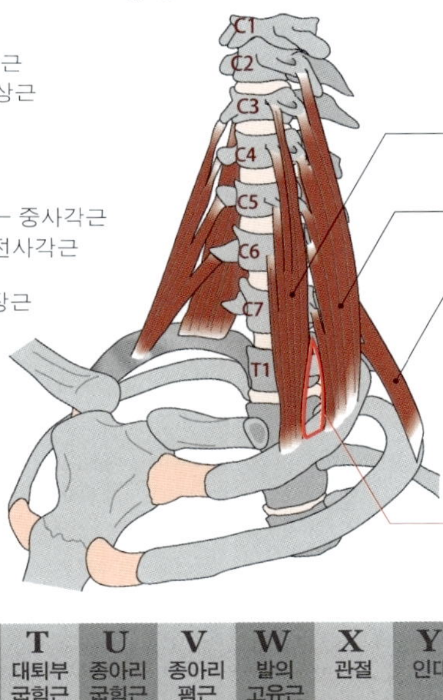

전사각근
앞목갈비근 E-23

중사각근
중간목갈비근 E-24

후사각근
뒤목갈비근 E-25

사각근공
목갈비근구멍 E-26

E Muscles of neck

E-1 platysma◆ (⇒오른쪽 페이지의 칼럼)

E-2 sternocleidomastoid (SCM) ◆

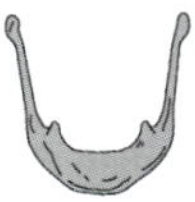

υ 형태의 설골
hyoid

E-3 *suprahyoid muscles*◆

E-4 geniohyoid◆

E-5 mylohyoid◆

E-6 stylohyoid◆

E-7 digastric

E-8 *infrahyoid muscles*◆

E-9 thyrohyoid◆

E-10 sternohyoid

E-11 sternothyroid◆

E-12 omohyoid◆

◆**sternocleidomastoid 胸鎖乳突筋 sterno-**는 그리스어 στέρνον「가슴〔胸〕, 흉골(胸骨)」. **cleido-**는 그리스어 κλείς「빗장, 열쇠」의 어근 κλειδ-. **mastoid**는 mastoid process「유양돌기(乳樣突起)」로, 그리스어 μαστός「유방, 유두」에서 유래. 그러나 「쇄골」 자체는 clavicle로, 조어형으로 clavi-가 있는데도 불구하고 일부러 다른 cleido-라는 조어형을 도입한 이유는 sterno-, mastoid 둘 다 그리스어에서 유래하였기 때문. 그리스어 어근에는, 그리스어 접두사로 일치시키는 조어 규칙이 있다. clavi-는, clavis「열쇠, 빗장」이라는 라틴어 유래이므로 사용이 불가능하다. 그렇지만 해부학 용어에도 이 규칙이 지켜지지 않는 경우도 적지 않다(어쩌면 명명자가 이 규칙을 몰랐을 수도 있고 혹은 발음의 어조가 나빴을 수도 있겠다).

◆**suprahyoid muscles 舌骨上筋, infrahyoid muscles 舌骨下筋** 그리스어의 문자 υ(hy, 입실론)을 닮은(eidos) 뼈란 뜻. 이전에 입실론은 휴프시론으로도 불리웠다.

◆**geniohyoid 頤舌骨筋** 그리스어 γενεῖον「턱수염이 있는, 턱수염이 나 있는 부분, 턱」으로부터 파생되었다. 이부(頤部)와 관련된 어휘를 만든다.

◆**mylohyoid 顎舌骨筋 mylo-**는 그리스어 μύλος「맷돌」에 서 유래. 영어의 mill「제분소, (커피의) 밀」도 유의어. mylo-와 mylio-는 「하악(下顎)의」라는 조어형(造語形). 하악이 맷돌처럼 음식을 「갈기」때문.

◆**stylohyoid 甲狀舌骨筋 stylo-**는 stilus「막대, 첨필, 철필」에 eidos(~와 같은)이 붙은 것. 후두골의 경상돌기(莖狀突起)가 관련되는 조어에 이용된다.

◆**thyrohyoid 甲狀舌骨筋, sternothyroid 胸骨甲狀筋** thyroid「갑상연골의」는 그리스어 θύρα「비(扉, 사립문)」에 eidos「~와 같은」이 붙은 것. 고대 로마병사의 대형 방패가 문모양을 하고 있어 이를 갑상연골에 비유하였다.

◆**omohyoid 肩甲舌骨筋 omo-**는 ὦμος「어깨〔肩〕, 상완(上腕)」에서 유래한다. ὦμος는 humerus「상완골」, acromion「견봉」과도 유의어 관계에 있다.

◆**longus colli 頸長筋, longus capitis 頭長筋** 라틴어 longus「길다」에서 연유. colli는 p.22의 칼럼 참조.

◆**rectus capitis anterior 前頭直筋** 라틴어 rectus「곧바로, 직선의, 올바르다」.

◆**obliquus capitis superior 上頭斜筋, obliquus capitis inferior 下頭斜筋** 라틴어 obliquus「경사의, 기울다」. external oblique 「외복사근(外腹斜筋)」과 같이 복부 근육에도 이용된다.

sternocleidomastoid 흉쇄유돌근은 한 단어로 표현되는 해부학의 근육명 중에서 가장 길다. sternocleidomastoideus로 표기하는 것은 어미에 -eus가 붙은 보다 라틴어에 가까운 형태. 어미가 ~oid로 끝나는 근육명의 대부분은 ~oideus라는 별명을 가지고 있다. 예: sternohyoid→sternohyoideus, geniohyoid→geniohyoideus(악센트의 위치가 달라지는 경우가 많다).

◆**scalenus(前 · 中 · 後)斜角筋** 그리스어 σκαληνός「경사의, 부등변의」에서 유래. 영어로 부등변삼각형은 scalene triangle. 「축척, 눈금, 단계」를 뜻하는 영어의 scale은 철자는 비슷하지만 다른 라틴어 scala「계단」에서 유래한다. 「비늘」의 scale는 별도의 게르만어가 기원.

prevertebral muscles E-13

longus colli◆ E-14

longus capitis◆ E-15

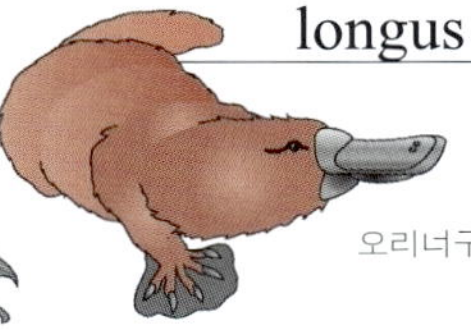

오리너구리

rectus capitis anterior◆ E-16

rectus capitis lateralis E-17

suboccipital muscles E-18

rectus capitis posterior major E-19

rectus capitis posterior minor E-20

obliquus capitis superior E-21

obliquus capitis inferior E-22

scalenus anterior◆ E-23

scalenus medius◆ E-24

scalenus posterior◆ E-25

scalene hiatus E-26

광경근과 혈소판, 플라자와 고원과 플라톤

PLAT-「넓다」

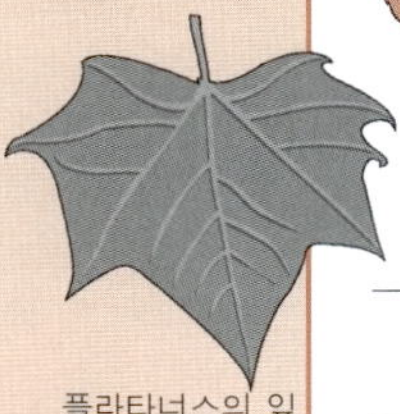

플라타너스의 잎

platysma 광경근(廣頸筋)은 「넓다」를 뜻하는 그리스어의 형용사 πλατύς(남성형)에서 유래한다. 이 어휘은 다수의 유의어를 가진다. platyhelminthes「편형동물(扁形動物, 플라나리아나 촌충. 좌우 대칭 형이며 보통 등·배가 납작하고, 호흡계·골격계·순환계와 체강(體腔)이 없다. ἕλμινς는 「벌레, 회충(回虫)」의 뜻)」, platypus「오리너구리(pus는 「발」의 뜻. 오리너구리의 발은 넓고 평평하다)」, platanus「버즘 나뭇과의 낙엽 활엽 교목. 플라타너스(잎이 넓고 가지도 퍼진다)」 등. 또한 πλατύς의 여성형 πλατεῖα으로부터 라틴어를 거쳐 영어의 plateau「고원, 평탄역(平坦域)」, place「공간, 장소」, 스페인어 경유의 plaza「대광장, 쇼핑센터」, 이탈리아어를 경유하면 piazza「(이탈리아 도시의)광장, 피아차, 회랑」와 같이 다양한 변화를 보인다.

또한 라틴어에 있어서의 동근어(同根語) plattus「평평한」으로부터 영어의 plate「접시」, platelet「혈소판(血小板)」이 파생했다. 다른 라틴어의 유의어 planus「평평한」으로부터 영어의 plane「평면, 수평면」, plan「평면도, 설계, 계획」, planarian「플라나리아(재생 실험으로 유명)」이 생겼다.

게르만어를 경유한 것은 p의 발음이 f에 바뀌어 영어 flat「평평한」이 된다. 「아첨하다, 추켜세우다」를 의미하는 영어 flatter는 「아첨하다, 매끈하게 하다, (동물을) 손으로 어루만지다」에서 유래.

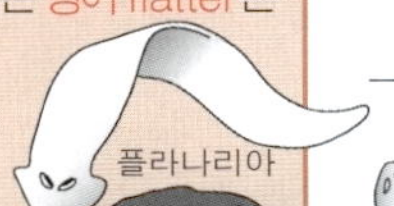

플라나리아

덧붙여서 철학자의 플라톤(기원전 427-347경)의 본명은 아리스토크레스. 어깨 폭이 「넓다(platys)」에서 기인하여 플라톤 Platon「(어깨가) 넓은 남자」라고 불렀다. 젊은시절 Platon는 올림픽(이스트미아경기회의 레슬링)에서 두번이나 우승하기도 하였다.

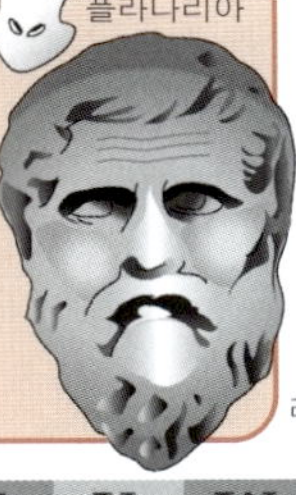

레슬러이자 철학자였던 플라톤

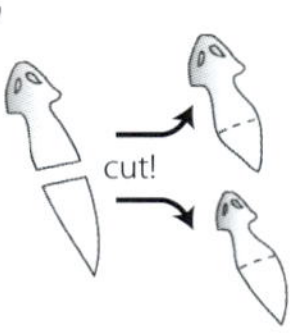

플라나리아의 재생실험

※플라나리아는 영어의 복수형이므로 "a planaria"는 존재하지 않는다.

인체의 다양한 「삼각(三角)」TRIANGLE

신체의 영역 중 「삼각」으로 명명된 부위가 적지 않다. 또한 임상적으로 중요한 의미를 지닌다. 그 대부분은 여러 근육의 경계가 되는 경우가 많다. 여기에 그 일부를 소개한다.

carotid triangle「목동맥삼각(頸動脈三角)」 견갑설골근상복, 흉쇄유돌근전연, 악이복 근후복을 경계로 하는 삼각형의 부위. 통상이 부분이 총경동맥의 분기점에 해당한다.

submandibular triangle「턱밑악하삼각(顎下三角)」 하악골와 악이복근 사이를 경계로 하는 삼각형의 부위. 악하선이 위치한다.

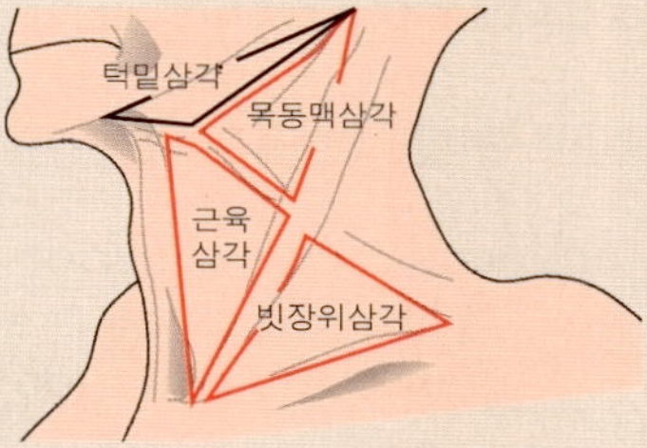

muscular triangle「(근육 삼각(筋三角)」 흉쇄유돌근, 견갑설골근상복, 정중선을 경계로 하는 영역. 주로 설골하근군이 차지한다.

submental triangle「턱밑끝삼각(頤下三角)」 좌우의 악이복근 전복과 설골, 정중선 사이를 경계로 하는 삼각형의 부위. 이설골근이 위치한다.

supraclavicular triangle「빗장위삼각(鎖骨下三角), 견갑쇄골삼각(肩胛鎖骨三角)」 쇄골, 견갑설골근, 흉쇄유돌근을 경계로 하는 삼각형의 부위. 내부에 쇄골하동맥과 정맥이 있다.

ausculatory triangle(또는 auscultatory)「청진삼각(聽診三角)」 승모근하연, 광배 골, 견갑골의 안쪽 가장자리를 경계로 하는 삼각형의 부위. 근육층이 얇아 청진기의 호흡음이 명료하게 들린다.

inferior lumbar triangle「아래허리삼각(下腰三角)」 광등골, 외복사근 및 장골릉을 경계로 하는 삼각형의 부위. 헤르니아가 빈번히 발생하는 부위.

inguinal triangle「살굴삼각(鼠蹊三角)」 하복부의 중앙부, 즉 치골부의 좌우 바깥쪽 부분. 서혜헤르니아가 발생하는 부위. 별칭 Hesselbach triangle.

「항문삼각, 뇨생식삼각」⇒p.41
「대퇴삼각」⇒p.85

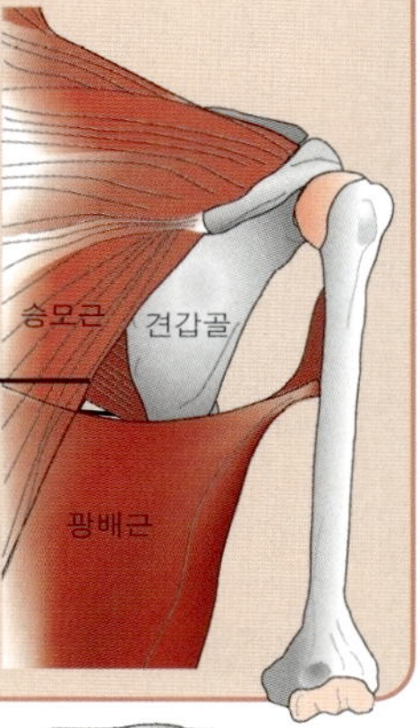

경장근과 깃과 하이칼라 COLLUM「목」

의학용어로 자주 사용되는 collum(속격은 colli)은 「목〔頸〕」을 의미하는 라틴어. 이 말로부터 영어의 collar「칼라, 옷깃」이 파생되었다. high collar「하이칼라」는 메이지시대에 서양의 문화를 동경하던 사람들이 운두가 높은 깃의와 이셔츠를 입었던 것에서 유래하여 서양풍의 세련된 품위있는 풍채나 언동을 나타내는 말로 전환되었다(하이칼라는 1898년 일본 마이니치 신문기자인 石川半山이 처음 사용한 말이란 설이 있다-역자 주).

천남성과(天南星科 Araceae)에 속하는 여러해살이 풀인 「칼라(calla)」라는 식물도 수녀 복의 옷깃과 비슷한 것에서 그 이름이 붙여졌다고도 한다.
(Zan-tedeschiaaethiopica -역자 주)

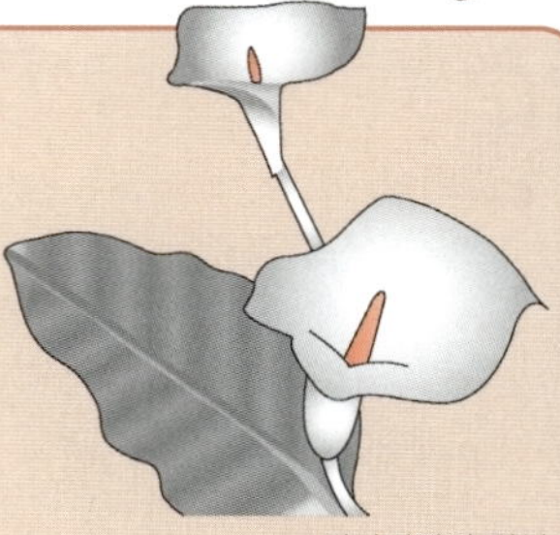
천남성과의 칼라

학생복의 칼라
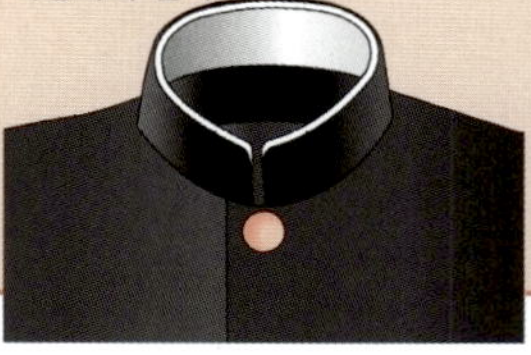

— Chapter 2 —

체간(體幹)의 근육
Muscles of Body Trunk

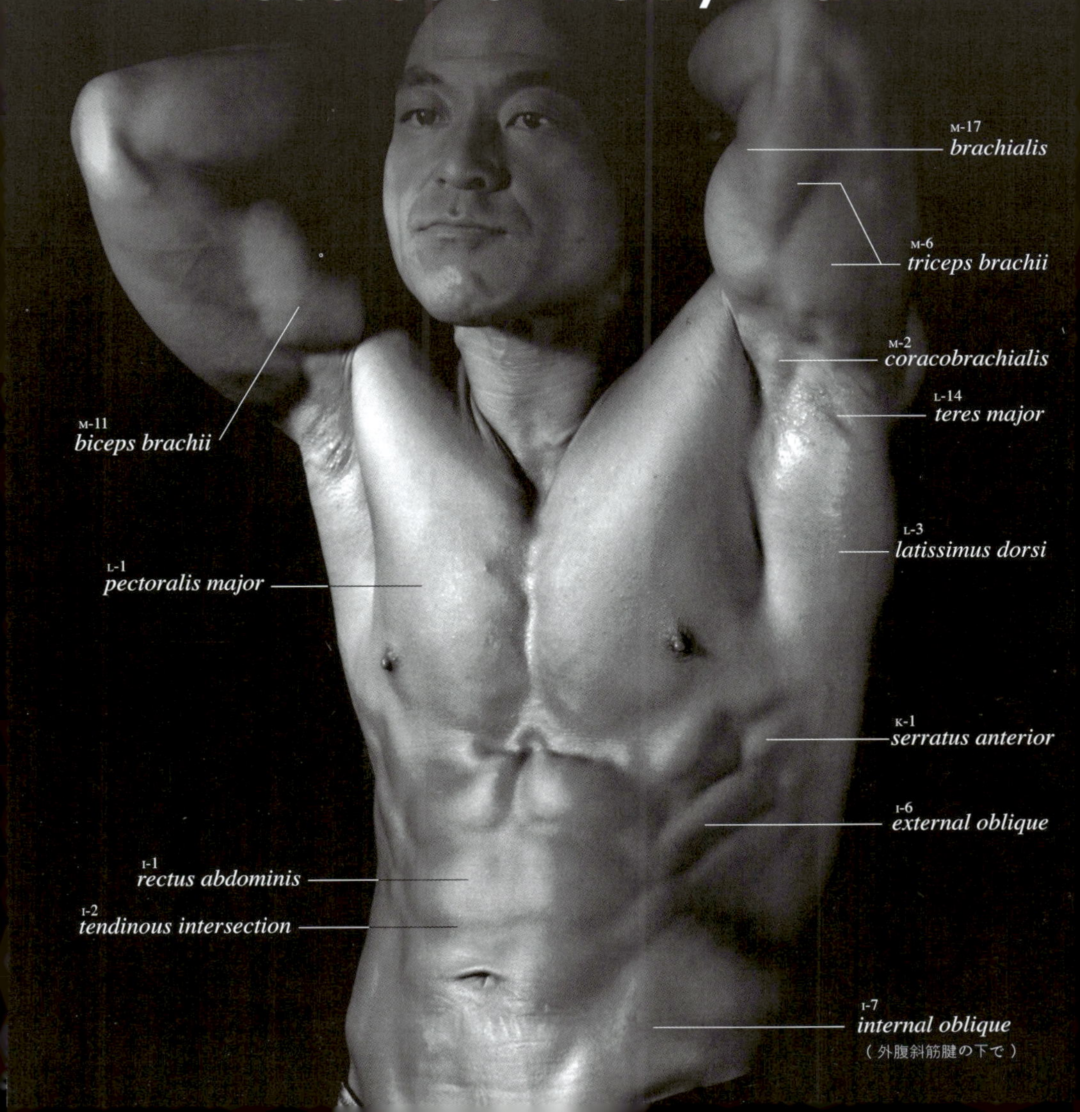

F 배근

여기에서는 등근육 중에서 체간의 기립에 관련되는 근육군에 대해 다루기로 한다. 얕은등근육은 p.46, 47에 제시한다. 근육의 주행을 이해할 수 있도록 오른쪽 부분을 근섬유의 모식도로 나타내었다.

F-1 고유등근육 (고유배근)
※24-25페이지에서 다루는 척수신경 후지지배의 배근에 대한 총칭.

F-2 머리널판근 (두판상근)

F-3 목널판근 (판상근)

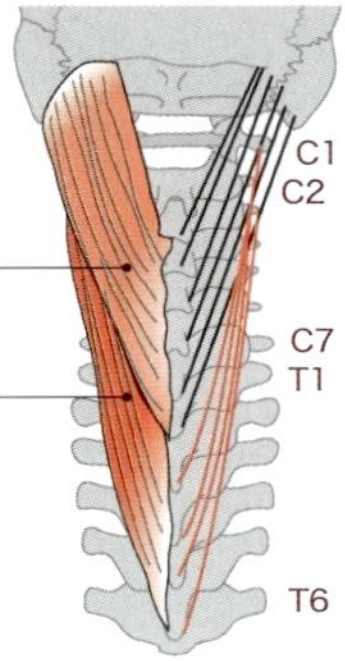

F-4 척주세움근 (척주기립근)

F-5 목엉덩갈비근 (경장륵근)

F-6 등엉덩갈비근 (흉장륵근)

F-7 허리엉덩갈비근 (요장륵근)

※장륵근은 척주기립근의 외측부.

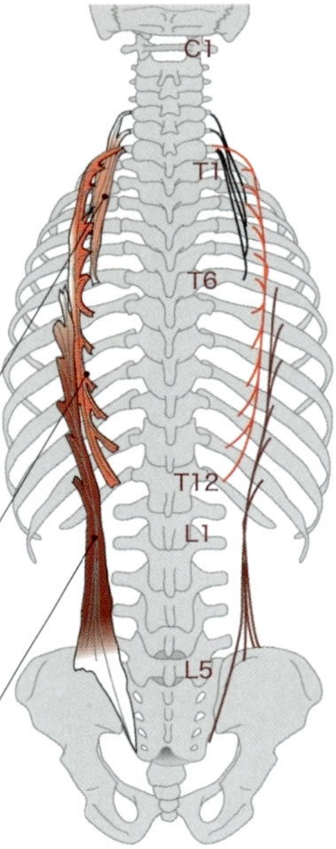

F-8 머리가장긴근 (두최장근)

F-9 목가장긴근 (경최장근)

F-10 등가장긴근 (흉최장근)

※최장근은 척주기립근의 중간부.

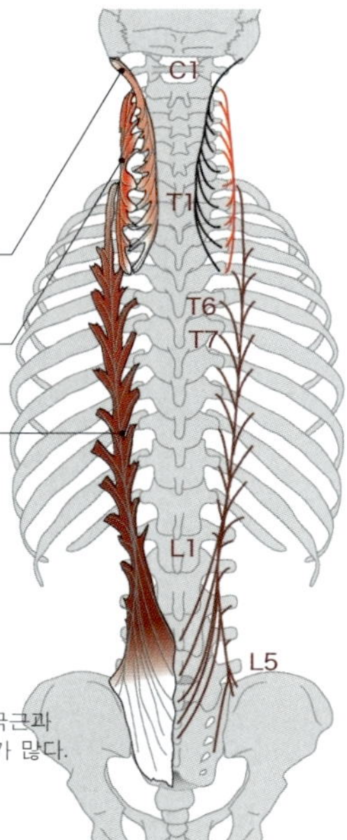

F-11 머리가시근 (두극근)
※두극근은 두반극근과 융합하는 경우가 많다.
⇒F-15 두반극근

F-12 목가시근 (경극근)

F-13 등가시근 (흉극근)

※극근은 척주기립근의 가장 내측에 위치하는 근육으로 극돌기에 부착한다.

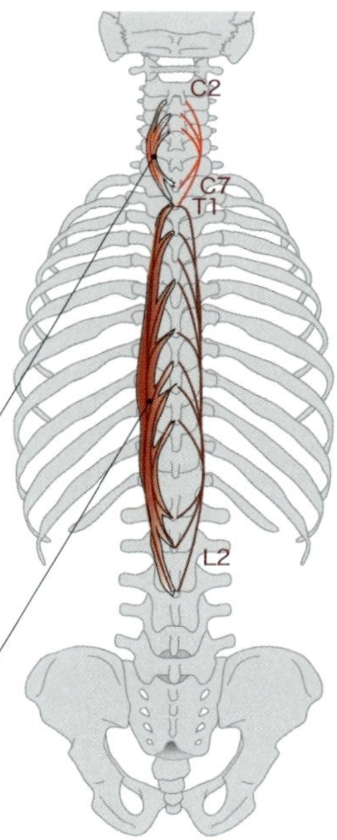

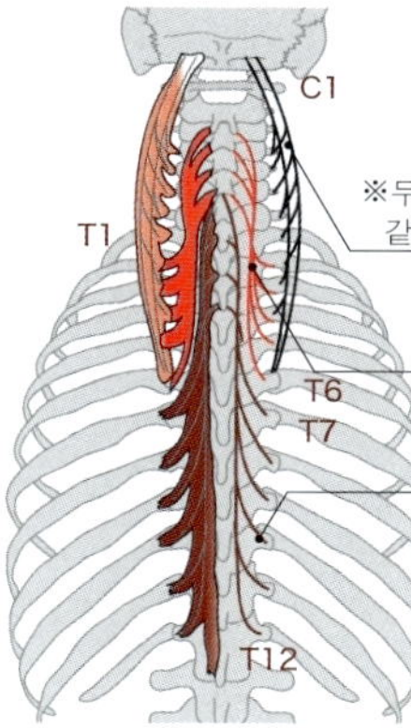

횡돌극근

가로돌기가시근 F-14

※이 페이지에서 다루는 척주횡돌기와 극돌기를 묶는 근육의 총칭.

두반극근

머리반가시근 F-15

※두극근과 융합하기 쉬우며, 두극근은 두반극근과 같이 다루어지는 같이 다루어지는 경우가 많다. 두극근보다 두반극근이 강력하다.

경반극근

목반가시근 F-16

흉반극근

등반가시근 F-17

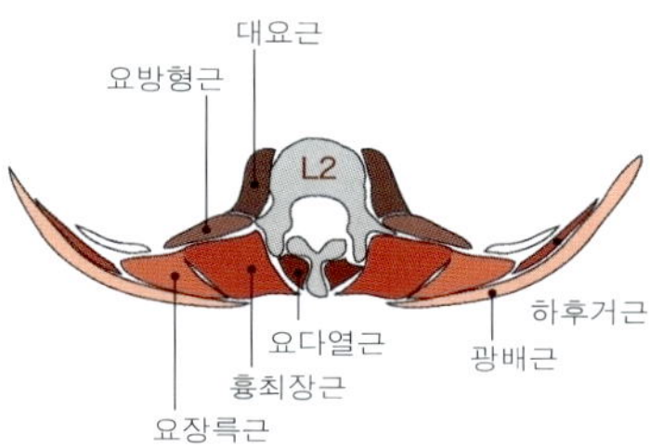

요추(제2요추)의 배근횡단면

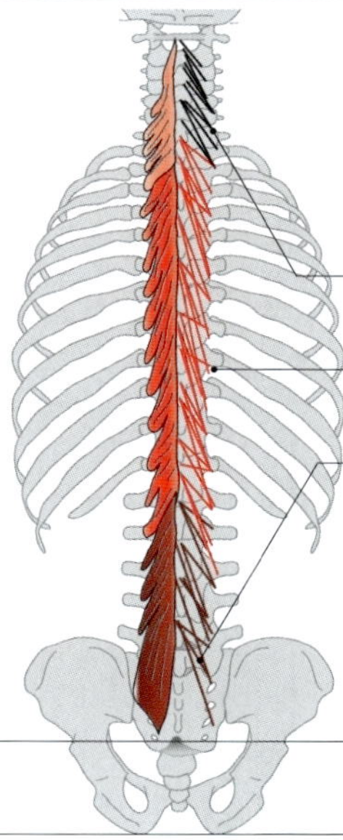

경다열근

목뭇갈래근 F-18

흉다열근

등뭇갈래근 F-19

요다열근

허리뭇갈래근 F-20

※다열근은 2~4개의 추골에 닿아 배굴과 선회를 실행한다. 선골로부터 요추의 다열근은 척주 지지를 위한 중요한 근육.

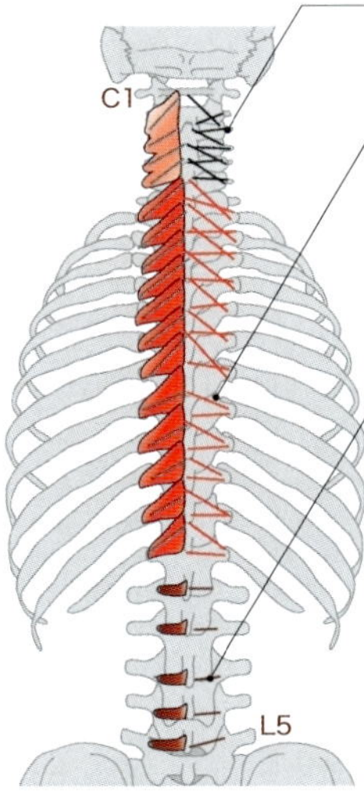

경회선근

목돌림근 F-21

흉회선근

등돌림근 F-22

요회선근

허리돌림근 F-23

※회선근은 횡돌기간근 중에서 가장 심층. 근방추대가 조밀하게 존재하며, 척주의 자세 유지에 있어서 미세한 조정역할도 담당한다.

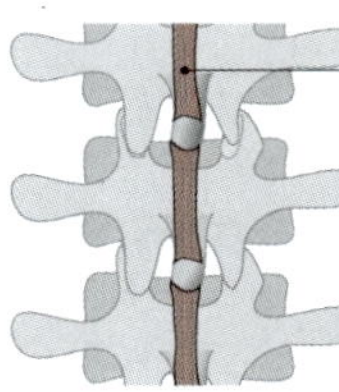

극간근

가시사이근육 F-24

※극근이 2개 이상의 추골을 걸쳐있어 극돌기를 연결하는데 비해 극간근은 인접한 추골의 극돌기만을 연결한다. 배굴.

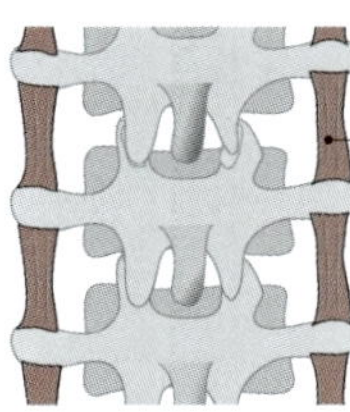

횡돌기간근

가로돌기사이근육 F-25

※인접한 추골의 횡돌기를 연결. 장소에 따라 「경전횡돌간극, 경후횡돌간극, 흉횡돌간극, 요내측횡돌간극, 요외측횡돌간극」 등으로도 불린다. 체간의 측굴.

F Muscles of Back

F-1 *musculi dorsi proprii*◆

F-2 splenius capitis◆

F-3 splenius cervicis◆

F-4 *erector spinae*◆

F-5 iliocostalis cervicis

F-6 iliocostalis thoracis

F-7 iliocostalis lumborum

F-8 longissimus capitis◆

F-9 longissimus cervicis

F-10 longissimus thoracis

F-11 spinalis capitis◆

F-12 spinalis cervicis

F-13 spinalis thoracis

◆**musculi dorsi proprii 固有背筋 muscles of back proper, intrinsic muscles of the back** 또는 true muscles of back false muscles of back는 존재하지 않는다). 오른쪽 페이지의 칼럼 참조.

◆**splenius capitis 頭板狀筋, splenius cervicis 頸板狀筋** splenius는 라틴어로 「판 모양(板狀), 띠 모양(帯狀)」이란 뜻이지만 splint「부목(副木)」, spleen「비장(脾臟)」 등의 어휘에도 어원적 관련이 있는 것으로 생각된다.

◆**erector spinae 脊柱起立筋** erector는 라틴어 erigo「올리다, 세우다」에서 유래. 형용사는 erectus「선, 직립한」. rectus abdominis「복직근(腹直筋)」의 rectus「곧바로, 직선의」에 접두사

> 경장륵근(**頸腸肋筋**), 경최장근(**頸最長筋**)에 사용되는 **頸**(경)은 「목〔首〕」의 뜻. 「경(頸)」은 「경부(頸部)·neck」만을 한정하지만 「수(首)」는 경부에 「두부(頭部)」를 포함하기도 한다. 예를 들어 전쟁에서 「수급(首級)을 베다」라고 하는 경우, 목으로부터 윗 부분 모두를 가리킨다.

고유등근육표

고유배근명은 아래 표와 같은 조합으로 되어 있다.
※극근은 다른 근육과의 융합으로 판별이 어려운 경우도 많다.
※횡돌간근은 「흉횡돌간근」에서는 단일근이지만, 목은 「경전횡돌간근」과 「경후-」로, 허리는「요내측횡돌간근」과 「요외측-」으로 나눌 수 있다.

						두 頭 capitis	경 頸 cervicis	흉 胸 thoracis	요 腰 lumborum
장배근군	척주기립근	외측↑ ↓중앙	주행은 척주에 평행	천층	장륵근 iliocostalis		○	○	○
					최장근 longissimus	○	○	○	
					극근 spinalis	○	○	○	
		중앙	경사 ↖↗	최천층	판상근 splenius	○	○		
단배근군	횡돌극근	중앙	경사(중앙위에서 외측하) ↙↘	천층→ ←심층	반극근 semispinalis	○ (※때때로 두극근은 두반극근과 융합한다.)	○	○	
					다열근 multifidus		○	○	○ (※셋으로 나누지 않는 서술도 많다.)
					회선근 rotatores		○	○	○
		중앙	척주에 평행	최심층	극간근 interspinales		○	○ (※때때로 결손)	○
					횡돌간근 intertransversarii		○ 전근과 후근	○	○ 외측과 내측

ex-가 붙은 것. Homo erectus「호모에렉투스」, erection「건물의 건립, 창설, 승격, 발기」도 관련어이다. arrector pili「입모근(立毛筋)」의 arrector는 접두사 ad-「~에, ~로 향해」가 붙은 것. 즉 ad-+rectus → a**d**rectus → a**r**rectus 또는 ex-+rectus → e**x**rectus → e**r**rectus처럼 접두사의 자음이 동화하여 이중자음화되었다.

- **longissimus 最長筋** 라틴어 longus「길다」의 최상급. 척주기립근 중 가장 길다. 그러나 단독 근속으로는 「봉공근(縫工筋)」이 가장 길다. 라틴어는 형용사에 -issimus를 붙이면 최상급이 된다. latus「넓다」의 최상급은 latissimus로, 「광배골」은 latissimus dorsi. 라틴어 fortis「강하다」의 최상급은 fortissimus로, 이 어휘가 이탈리아어로 이어진 것이 음악 기호의 fortissimo 「포르테시모, 대단히 강하다」이다. 「대단히 약하다」는 pianissimo「피아니시모」. 참고로 쳄발로보다 강약을 낼 수 있도록 발명된 악기 Clavicembalo col piano e forte「쿠라비첸바로 · 콜 · 피아노 · 에 · 포르테」가 생략되어 piano가 되었다.

ff
포르테시모

pp
피아니시모

- **spinalis 棘筋, semispinalis 半棘筋** 라틴어 spina「가시〔棘〕」로부터 파생. 추골의 돌기「가시」 사이를 묶는 근육. semi-는 「반(半)」을 의미하는 접두사로, 극근이 척주 전체에 부착하는데 비해 반극근은 척주의 윗 부분의 반쪽에만 있어 semi-를 사용.
- **multifidus 多裂筋** multi-「많은」이라는 접두사에 라틴어 findo 「찢다」가 붙은 어휘. 다수의 근속(筋束)으로 나누어지기 때문에.
- **musculi dorsi proprii 固有背筋 muscles of back proper, intrinsic muscles of the back** 또는 true muscles of back. 오른쪽 페이지의 칼럼 참조.

transversospinales F-14

semispinalis capitis F-15

semispinalis cervicis F-16

semispinalis thoracis F-17

아래의 세 가지 근육을 합쳐서 multifidi muscle라고도 한다. multifidi는 multifidus의 복수형.

multifidus cervicis◆ F-18

multifidus thoracis F-19

multifidus lumborum F-20

rotatores longus 장회선근(長回旋筋), rotatores brevis 단회선근(短回旋筋)이라는 분류법도 있다.

rotatores cervicis F-21

rotatores thoracis F-22

rotatores lumborum F-23

interspinales F-24

intertransversarii F-25

고유배근(固有背筋)의 「고유」는?

proprii 혹은 proper는 해부학에서 「고유의」로 번역된다. 영어로 proper는 「적절한, 적격인」이지만 proper muscle은 「적절한 근육」이 아니다. 해부학에서 「고유의」란 기시와 정지가 같은 구조 내에 있는 근육을 뜻한다(「같은 구조내」라 하더라도 하나의 뼈만으로는 근육이 수축하여도 어느 하나 움직이지 않는다. 구조란 손이나 다리, 혀 등을 지칭). 그래서 고유근은 intrinsic muscles「내재근(內在筋)」으로도 불린다. 이에 대해 다른 부분에서 오는 근육은 extrinsic muscles「외래근(外来筋)」이라 한다.

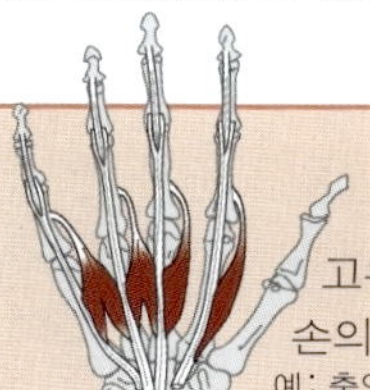

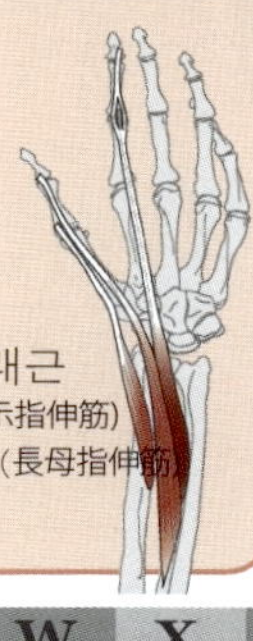

G 가슴벽근육

여기에서는 가슴과 등의 근육 가운데 호흡에 관여하는 흉곽 주변의 근육을 다룬다. 협의로 호흡에 관여하는 근육은 내외늑간근 및 횡격막이지만, 광의로는 사각근군, 대 · 소흉근, 쇄골 하근, 전 · 후거근, 광배근, 흉쇄유돌근 등의 근육도 관계하고 있다.

외늑간근

G-1 바깥갈비사이근

⇒흡기〔늑골을 거상하여 흉강의 횡경을 넓힌다〕

⇒호기〔복부 · 요부의 근육이 움직이면 늑골 하부가 고정되어, 늑골을 하강시킴으로서 호기에도 작용한다〕

외늑간막

G-2 바깥갈비사이막

※외늑간근은 늑연골부에서 섬유성의 막이 되며, 이것을 「외늑간막근」이라 부른다.

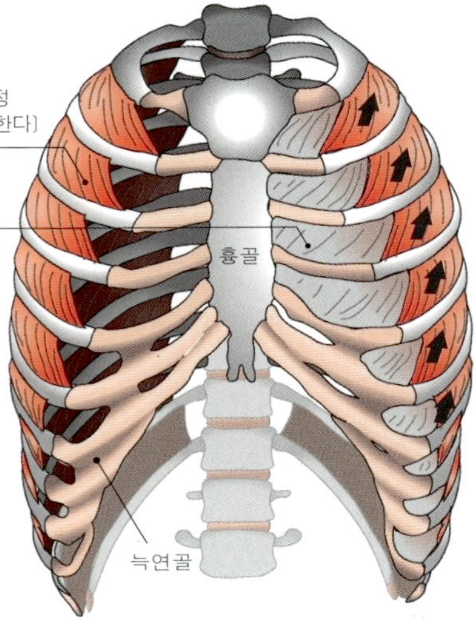

내늑간근

G-3 속갈비사이근

⇒호기〔늑골간의 간격을 좁힌다〕

늑연골간근

G-4 갈비연골사이근

※내늑간근에서 늑연골 사이의 부분을 「늑연골간근」이라 부른다.

⇒흡기〔늑골을 거상한다〕

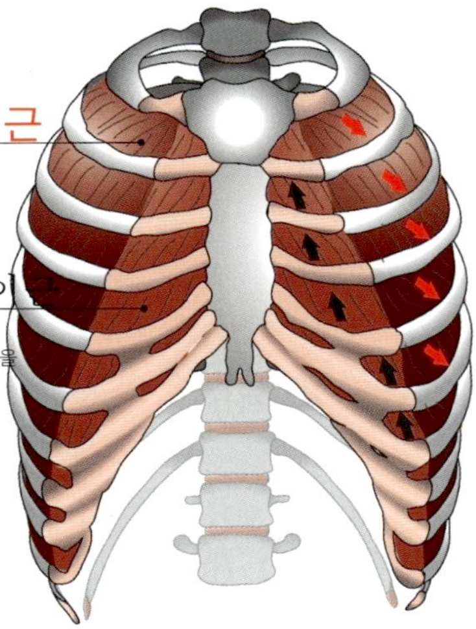

내늑간막

G-5 속갈비사이막

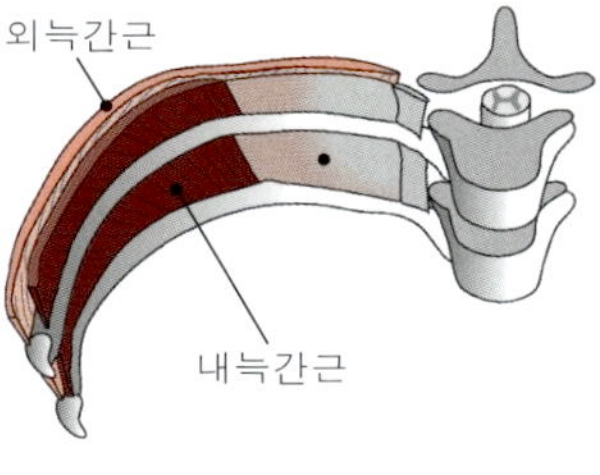

최내늑간근

G-6 맨속갈비사이근

※내늑간근에서 늑간신경 · 늑간동맥보다도 깊은 곳에 있는 부분을 「최내늑간근」이라 한다.

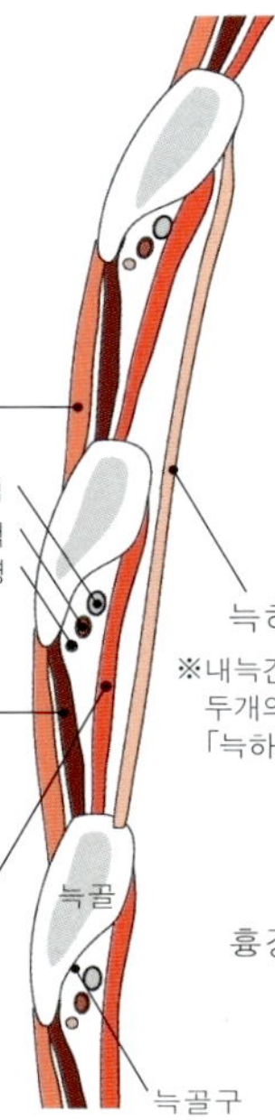

※내늑간근 중에서 하나 두개의 늑골을 잇는 근 「늑하근」이라 부른다.

늑간근 단면도

흉식 호흡은 외늑간근, 늑골거근 등의 움직임으로 흉곽을 확대시키는 호흡 방법. 어깨나 가슴이 상하로 움직인다. 여성이나 아이의 경우에 많으며, 환기량은 적다. 복식 호흡은 횡격막을 수축시키고 횡격막을 내려 흉강이 넓어지는 호흡 방법. 복부가 움직이며, 남성에게 많은 호흡법이다. 환기량이 많으며 횡격막은 쉽게 피로해지지 않으므로 노래를 부르는 데에 적합하다.

흉곽후벽을 내면에서 본 그림

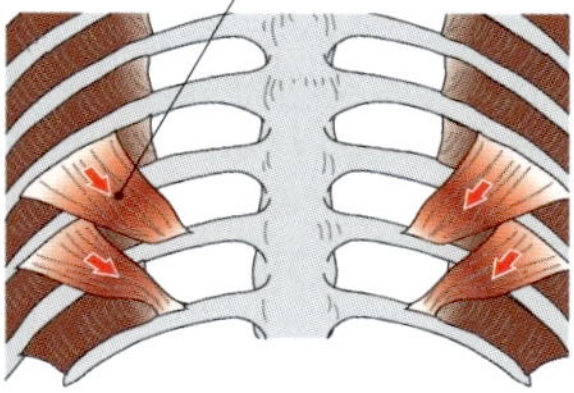

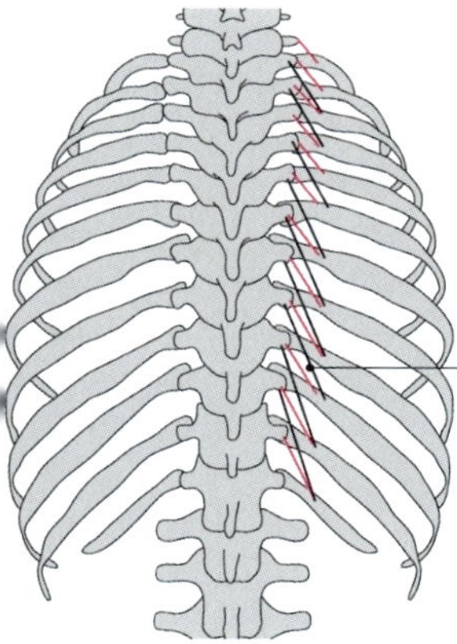

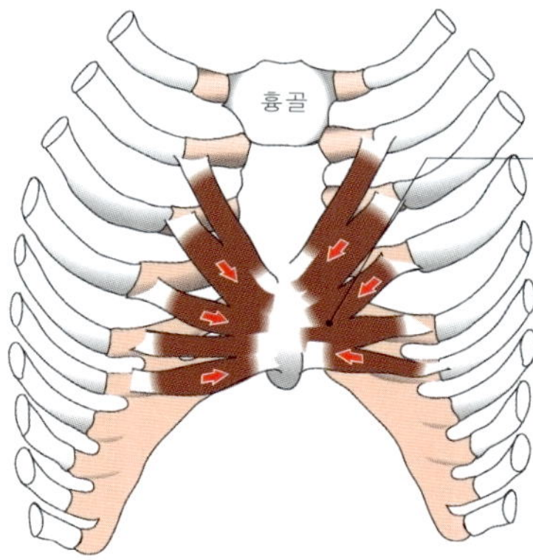

흉곽전벽을 내면에서 본 그림

늑하근
갈비밑근 G-7

⇒호기〔내늑골근과 같은 작용〕

흉횡근
가슴가로근 G-8

⇒호기〔부착하고 있는 제2~제6늑골을 하강시켜, 호기를 보조한다〕

늑골거근
갈비올림근 G-9

※늑골거근은 바로 아래의 늑골에 부착하는 단늑골거근(적색선)과 간격을 하나 둔 늑골에 부착하는 장늑골거근(흑색선)로 나뉜다.

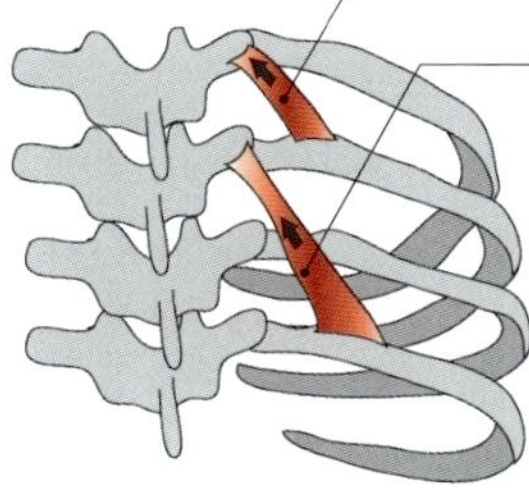

단늑골거근
짧은갈비올림근 G-10

장늑골거근
긴갈비올림근 G-11

⇒흡기〔늑골거근은 늑골을 거상시켜 흡기를 보조한다〕

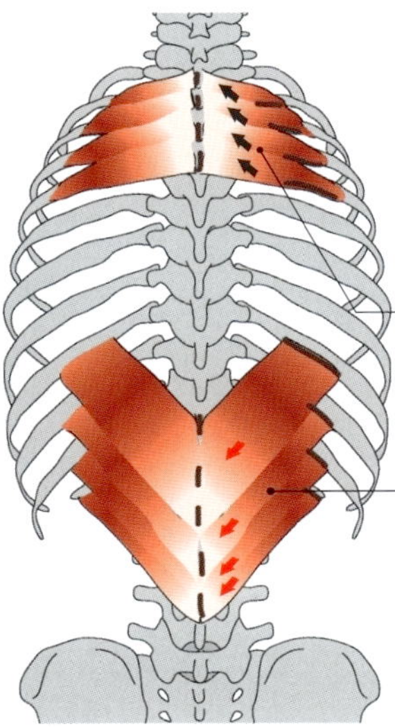

상후거근
위뒤톱니근 G-12

⇒흡기〔부착하고 있는 제2~제5늑골을 거상시켜 흡기를 보조한다〕

하후거근
아래뒤톱니근 G-13

⇒호기〔부착하고 있는 제9~제12늑골을 하강시켜 호기를 보조한다〕

G Muscles of Thoracic wall

G-1 external intercostal◆

G-2 *external intercostal membrane*◆

G-3 internal intercostal◆

G-4 *intercartilaginous (muscles)*

G-5 *internal intercostal membrane*◆

G-6 *innermost intercostal*

◆**external intercostal 外肋間筋, internal intercostal 內肋間筋** costal은 라틴어 costa「몸의 측면, 늑골」에서 유래. costa로부터 cutlet「커틀릿」, 육지의 「측면」을 뜻하는 영어 coast「해안, 연안」, 연안을 경비하는 순시선 coaster, 토지의 측면 「비탈」을 내려오는 「활강썰매」의 coaster, roller coaster「(유원지 등의)제트코스터」가 파생하였다. 흔히 늑골을 「갈비뼈」라 말하는데, 이것은 간격이 「엉성한」 뼈란 뜻. 접두사 inter- 는 아래 칼럼을 참조.

◆**external intercostal membrane 外肋間膜, internal intercostal membrane 內肋間膜** membrane는 라틴어 membrana「막(膜)」에서 유래. membrana는 원래 그리스어 μηρός「대퇴, 다리, 수족, 사지」의 파생어. 여기에서 라틴어 membrum「수족, 부분」이 생겨나, 이 「membrum를 싸는 껍질」이 membrana가 되었다. 참고로 영어 member「신체의 부분, (조직체의)구성원」도 이 membrum가 어원. 플라스틱의 「집합체 · 고분자」를 뜻하는 영어 polymer나 「단량체」의 monomer도 그리스어 μηρός로부터 파생되었다(poly-「많이」+mer「부분」, mono-「하나의」+mer「부분」).

innermost「최내(**最內**)의~」는 **inner**「내측의」에 최상급의 **most**가 붙은 것. 원래는**inner** 자체가 비교급이므로 **innerest**가 되어야 하지만 **inner** 자체에 비교급의 의미가 엷어졌기 때문에 이러한 어미가 붙게 되었다.

늑간근(肋間筋)과 intern 통역과 실내장식

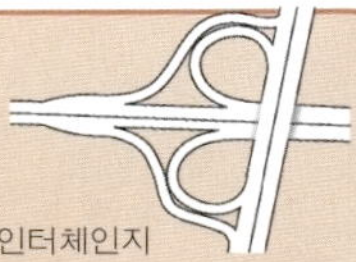

INTER-「사이의」

intercostal 늑간근에 사용되는 접두사 **inter-**「사이의」는 해부학에도 빈번히 출현한다. 또한 영어의 파생어도 다수 존재한다. interpret「통역하다, 해석하다」는 두 사람의 「사이」를 매개하는 행동(상행위로 「값」을 정하는 대리인, 중개인에서 유래). interval「인터벌」은 장소 · 시간의 「간격」, interchange는 일반도로와 고속도로 「사이의」 노선 연장 장소「입체 교차, 인터체인지」. intern「인턴」은 기업 · 병원의 「연수생, 수련의, 교육실습생」이지만 「내부, 즉 더부살이로 일하는 견습 사원」에서 유래. intern의 엑센트 위치를 바꾸면 「(포로를)억류, 수용하다」라는 뜻이 된다. 또한 영어 interior로부터 일본식 영어인 「인테리어」가 생겨 났지만 영어에는 그 정도의 한정적인 의미는 없으며, 실내장식의 보다 정확한 표현은 interior decoration이다.

동물에 의한 척주 · 흉곽의 비교

동물의 종류에 따라 척주, 추골 · 흉곽의 형상은 완전히 다르다. 이는 흉곽에 부착하는 근육이 수행하는 역할의 차 이에 기인한다.

어류는 수중에서 체중을 지탱할 필요가 없기 때문에 육상동물보다 심플하고 가벼운 추골을 가지고 있다.

조류는 날기 위해 최대한 경량화된 골격으로 유합하여 뼈의 수가 적다. 관절의 수가 적을수록 근육이나 인대가 필요 없어지므로 경량화가 가능해진다. 뼛속은 중공구조(中空構造)로, 폐로 연결되는 호흡기 관인 기낭(氣囊)이 들어있어 뼛속에서도 호흡하고 있다고 할 수 있다. 극돌기는 작지만 비익근(飛翔筋)이 붙는 용골돌기(龍骨突起)가 매우 크고 특징적이다. 비익근을 합치면 평균적으로 체중의 약 20%를 차지한다.

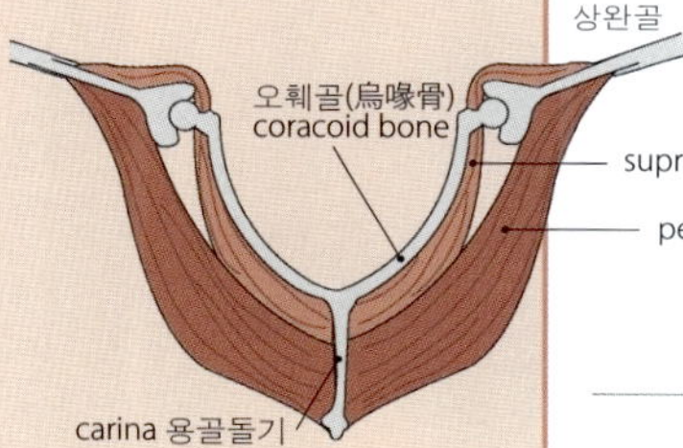

조류의 흉곽

거북이의 늑골과 추골은 유합하여 하나의 골판을 형성한다. 따라서 늑간근도 없고 흉곽의 운동에 의한 호흡이 불가능하므로 산소를 소비하는 격한 운동은 할 수 없지만 대신에 몸을 지키기 위한 튼튼한 갑옷으로 감싸고 있다. 거북이도 견갑골은 있지만 흉곽 내부에 존재한다.

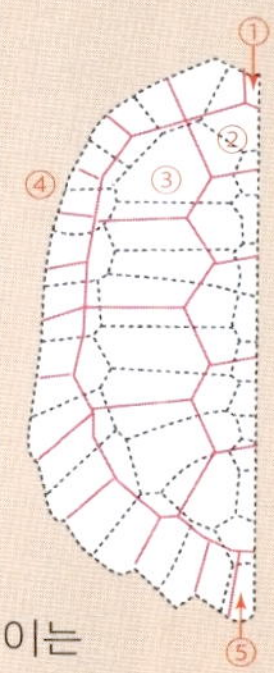

거북이의 배갑(背甲, 등딱지)는, 내층…골판(골성) 외층…갑판(각질)의 이중층으로 구성.
갑판과 골판의 연결부분이 어긋나 있어 보다 튼튼한 구조가 된다.

①항갑판(nuchal)
②추갑판(centrals)
③연갑판(marginals)
④늑갑판(costals)
⑤전갑판(supracaudals)

거북이의 골판 · 갑판

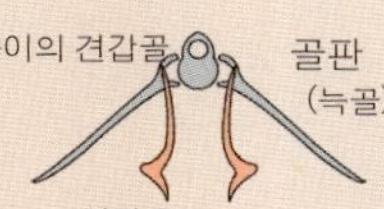

※견갑골이 등딱지의 내부에 있다.

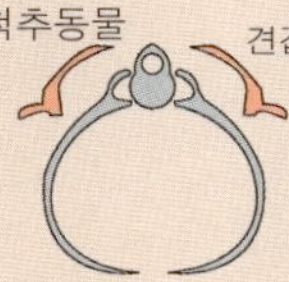

네발로 보행하는 소나 말은 흉추의 극돌기가 매우 크다. 이는 머리 무게를 수직으로 받는 사람의 목과 비교하여 현격히 큰 힘으로 목을 후방으로 강하게 당기기 위해서 발달한 두경부 근육을 위한 부착부위가 필요하기 때문이다.

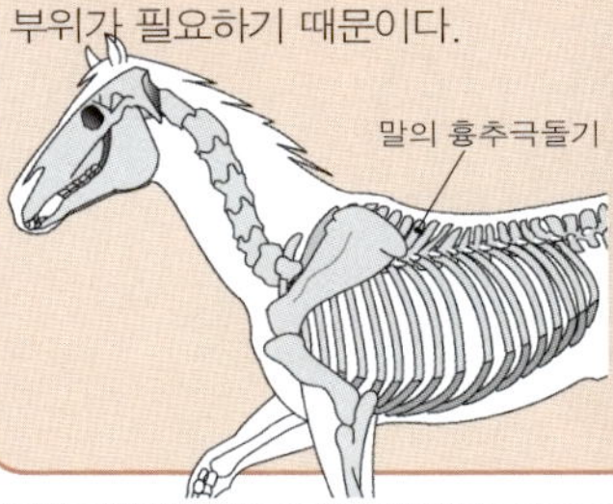

subcostal G-7

transversus thoracis G-8

levatores costarum G-9

levatores costarum breves G-10

levatores costarum longi G-11

serratus posterior superior G-12

serratus posterior inferior G-13

H 횡경막

여기에서는 호흡에 관계하는 횡경막을 관통하는 구멍이나 부속 인대에 대해 다룬다.
또한 복막의 구조에 관해서도 일부를 소개한다

횡경막
H-1 가로막

흉늑삼각
H-2 복장갈비삼각

대정맥공
H-3 대정맥구멍

건중심
H-4 중심널힘줄

식도열공
H-5 식도구멍

대동맥열공
H-6 대동맥구멍

우각
H-7 오른다리

좌각
H-8 왼다리

요늑삼각
H-9 허리갈비삼각

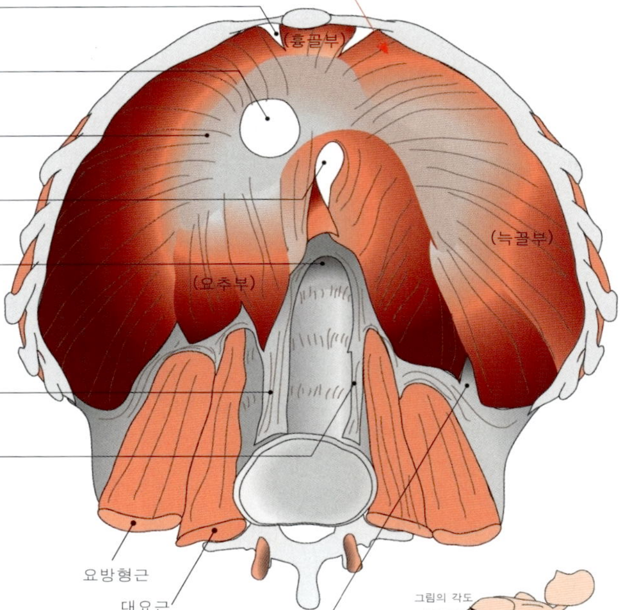

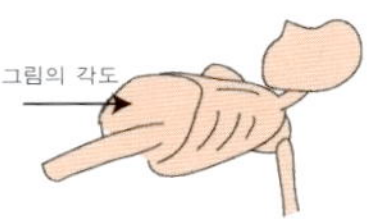

정중궁상인대
H-10 정중활꼴인대

내측궁상인대
H-11 안쪽활꼴인대

외측궁상인대
H-12 가쪽활꼴인대

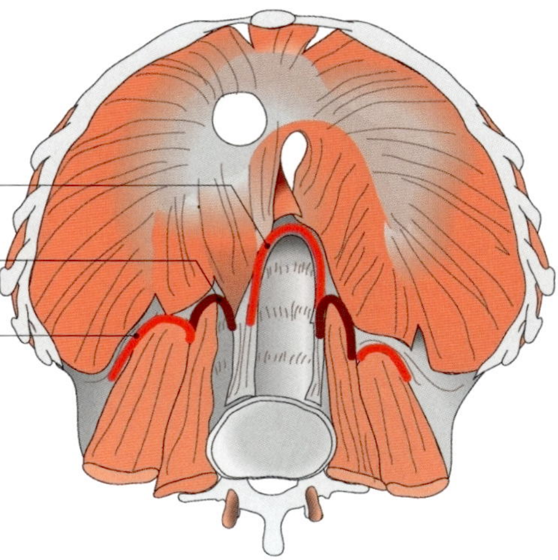

● 복벽은 피부, 피하조직층, 근육, 결합조직층, 복막의 5층으로 구성된다. 그 중 피하조직층의 결합조직성 막을 근막(facia)이라고 하며, 천근막과 심근막으로 나눈다. 또한 천근막은 막상의 지방조직층인 캄퍼근막과 섬유성의 막인스카르파근막으로 구분된다.

호흡과 횡경막

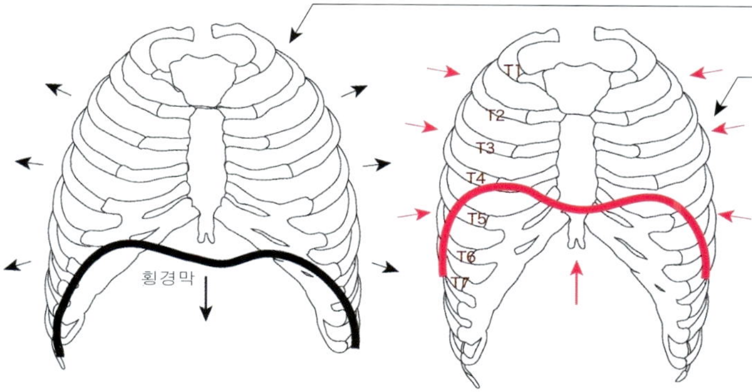

흡기
들숨 H-13

호기
날숨 H-14

※흡기의 경우 흉곽은 횡경, 전후경, 상하경이 확대된다.

횡경의 확대… 하위늑골의 거상.
전후경의 확대… 상위늑골의 거상.
상하경의 확대… 횡경막의 수축, 제1~2늑골거상.

위 운동은 늑연골의 유연성 및 탄성으로 인해 가능해진다.

복벽의 구조

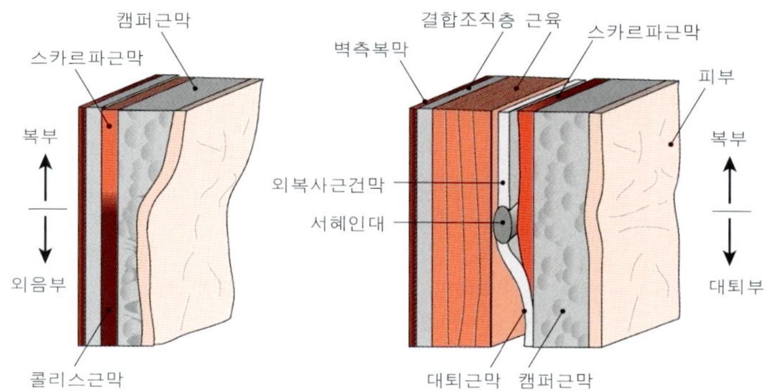

※스카르파근막은 서경인대보다 조금 아래의 장소에서 대퇴부 전면의 대퇴근막과 융합한다. 이러한 구조 때문에 요도파열로 인해 뇨나 혈액이 피하로 유출되어 회음부로 퍼져도 대퇴부보다 아래로 침윤이 확대되지는 않는다.

캠퍼근막 H-15

※캠퍼근막이란 천근막의 얕은 층으로, 지방이 풍부하여 특히 비만한 사람은 두껍다.

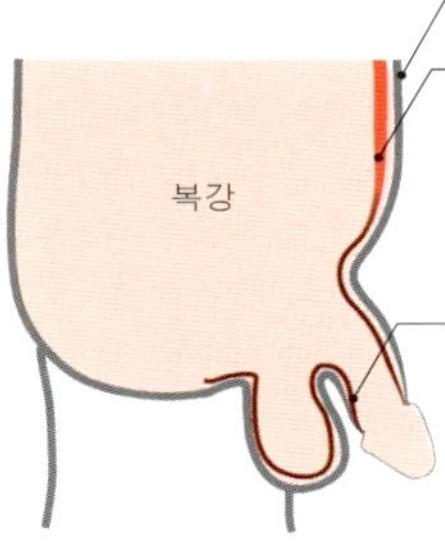

스카르파근막 H-16

※스카르파근막이란 천근막의 깊은 층으로, 탄성섬유가 풍부하다. 네발로 보행하는 소나 말의 경우 내장을 지지하기 위하여 사람보다 두껍고 튼튼한 막을 갖는다.

콜리스근막 H-17

※스카르파근막의 회음부에서의 명칭.

H Diaphragm

횡경막(가로막)의 어원 διάφραγμα는 「울타리, 격벽」. 횡경막은 이 외에도 midriff와 phren의 별칭이 있다. phren은 그리스어로 「정신, 마음」. 옛날 심장이나 횡경막에 「정신」의 자리가 있었다라는 생각에서 유래.

H-1 diaphragm*

H-2 sternocostal triangle

H-3 (vena) caval opening*

H-4 trefoil tendon*

H-5 esophageal hiatus*

H-6 aortic hiatus (aortic opening)*

H-7 *right crus**

H-8 *left crus**

방사선 주의 표식
Trefoil

H-9 lumbocostal triangle

H-10 median arcuate ligament*

H-11 medial arcuate ligament*

H-12 lateral arcuate ligament

- **diaphragm 横膈膜** 그리스어 διάφραγμα「횡경막(横膈膜), 경막(隔膜), 경벽(隔壁)」에서 유래.
- **caval opening(of diaphragm) 大静脈孔** 별칭으로 foramen of vena cava(vena cava은 하대정맥(下大静脈)), 형태에서 연유한 foramen quadratum(quadratum은 정방형) 등이 있다.
- **trefoil tendon 腱中心** 3을 뜻하는 접두사 tri-+라틴어 folium「잎〔葉〕」. 건중심이 세잎 클로버의 모양을 닮은 데 에서 유래. central tendon of diaphragm라는 별칭도 있다. 횡격막 중심부에 있는 섬유막으로, 상부에서 섬유성 심막의 바닥과 유착. 횡격막의 정지로서의 기능도 있다. 참고로 trefoil peptide는 「위장의 점막 조직으로부터 분비 되는 3루프 구조의 단백질에 대한 총칭」. 또한 여러 문장(紋章)이나 로고에 사용되는 삼엽형(三葉形) 장식도 트레포일이라 한다. 현대 과학에서 가장 유명한 트레포일로는 「방사선 주의 표식」(radiation warning symbol: Trefoil)을 꼽을 수 있다.
- **esophageal hiatus 食道裂孔** 보다 라틴어스러운 표현으로 hiatus esophageus라고도 한다. esophageal esophagus「식도(食道)」의 형용사. esophagus는 그리스어 οἴσω「운반하다」와 φαγεῖν「먹는 것」의 합성어. 즉 「먹는 것을 운반하는 관」이란 뜻. 식도를 oesophagus로도 표기하는 것은 oiso-라는 그리스어의 흔적(대체로 그리스어의 oi나 ai라는 음은 라틴어를 경유한 시점에서 oe나 ae로 변화하였다). φαγεῖν「먹는 것」에 관해서는 오른쪽의 칼럼을 참조.
- **aortic hiatus, aortic opening 大動脈裂孔** aortic는 aorta「대동맥(大動脈)」의 형용사.
- **right crus 右脚, left crus 左脚** 라틴어 crus「종아리, 다리」에서 유래. 해부학에서는 쌍을 이루는 길게 뻗은 구조에 자주 이용된다(anterior crus of stapes「등골전각(鐙骨前脚)」, crus cerebri「대뇌각(大脳脚)」). crus를 사용하는 어휘는 limb로 대치 가능한 것도 있다(anterior limb of stapes 등).
- **median arcuate ligament 正中弓状靭帯, medial arcuate ligament 内側弓状靭帯** median「정중(正中)」과 medial「내측(内側)」은 비슷하여 혼동하기 쉽다. 실제로 둘 다 같은 라틴어 medius「가운데의, 중간의」에서 유래한다. medial가 조금 더 많이 해부학 용어에 이용되며 lateral「외측(外側)의」와 쌍으로 표현된다. 한편의 median는 「정중의, 중앙의, 중심 선상에 있다」라는 뜻. middle과도 대치할 수 있다. 통계학에서는 「중앙치, 중수(中數), 비례중항」으로서 사용된다.

식도열공(食道裂孔)과 매크로파지, 석관과 오층탑
PHAGO-「먹다 」

esophageal hiatus 식도열공에 사용되는 φαγεῖν는 「먹는 것」를 의미하며, ἐσθίω의 제2부정과거형. 일인칭 단수는 ἔφαγον. 하지만 이 φαγεῖν와 ἐσθίω는 보기에도 다른 철자로, 다른 기원의 어휘이다. 영어 go와 went가 다른 기원의 단어이지만 현재형과 과거형으로 사용되는 것과 유사하다.

이 φαγεῖν의 어근 phag(o)-로부터 「먹다」와 관련한 여러 가지 말이 만들어졌다. 어두에 부정(否定)의 접두사 a-가 붙어 aphagia「연하불능(嚥下不能), 무식증(無食症)」.

「세포」를 뜻하는 -cyte와의 합성어로는 phagocyte「식세포(食細胞)」가 있다. 그 중 macrophage「대식세포(大食細胞), 매크로파지」는 대형의 청소세포. 이러한 세균과 괴사세포, 변성세포를 먹는 작용을 phagocytosis「식균작용, 탐식작용」이라 한다. 이 때 삼킨 세균 등을 둘러싸 소화를 담당하는 소포를 phagosome「식포(食胞), 포식소체(胞食小體)」라 부른다. 또한 세균(bacteria)과의 합성어는 bacteriophage「세균 파지, 박테리오파지」이지만 이것은 세균을 먹는 것이 아니라 세균에 「감염」하는 바이러스. 박테리아파지와 숙주세균과의 관계는 대단히 특이적이어서 특정의 박테리아파지는 특정의 숙주세균에게만 감염한다.

고대사에는 그리스어의 「고기[肉]」를 뜻하는 말에서 유래한 sarco-라는 접두사가 붙으면 영어의 sarcophagus「(정교하게 조각된 로마시대의 문양을 한 대리석의)석관(石棺)」이 된다. 즉, 사체를 「먹어버리는」 상자란 의미.

그리스어의 phag(o)-는 거슬러 올라가면 인도구미조상어의 *bhag- 「나누다, 몫을 분배해 먹는다」에서 유래하여 이로부터 산스크리트어 bhagavat「나누어 주는 부의 신→신성한, 신의」이 파생하게 되었다. 힌두교의 경전 Bhagavad Gita「신(神)의 시(詩)」에 이용되고 있다. 또한 「신의」라는 의미으로부터 신을 모시는 탑이란 뜻의 말이 생겨 포르투갈어 를 경유한 뒤 영어로 유입되어 pagoda「(동양식의 다층)탑」이 되었다. 오층탑을 영역 하면 5- storied Pagoda가 되며 또한 오층탑과 같이 가지가 층을 이루는 나무(회화나무 등)를 pagoda tree로 부르기도 한다.

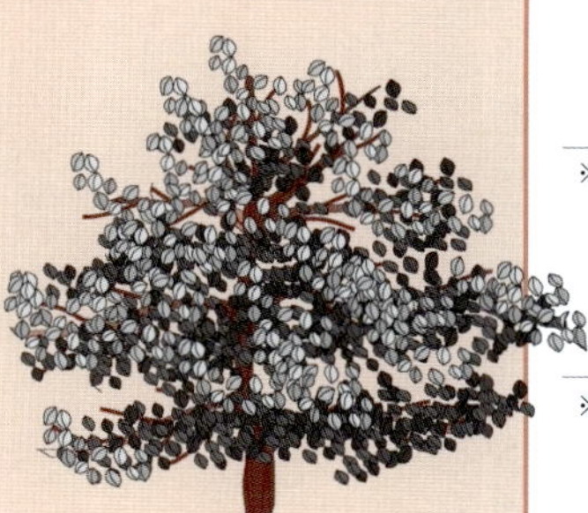

pagoda tree 회화나무

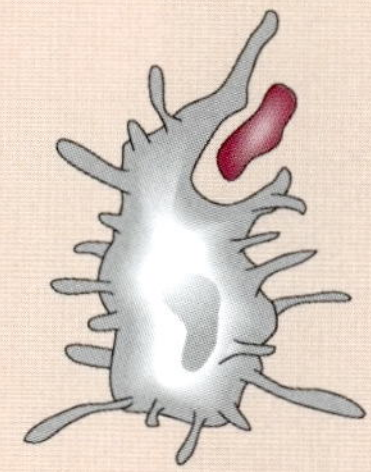

포식중의 매크로파지

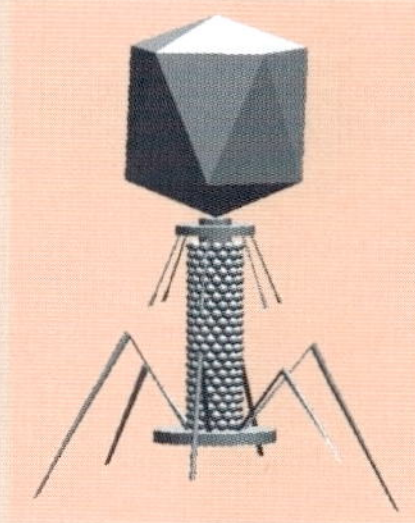

박테리오파지의 일종인 T4파지

inspiration (inhalation) H-13

expiration (exhalation) H-14

Camper's fascia H-15

※Pieter Camper는 네델란드의 해부학자, 의사(1721-1789).

Scarpa's fascia H-16

※Antonio Scarpa는 이탈리아의 해부학자, 정형외과의(1747-1832).

Colles' fascia H-17

※Abraham Colles는 아일랜드의 외과의(1773-1843). Colles fracture 콜리스 골절도 그의 이름으로부터 유래.

I 배근육

여기에서는 배근육(복부근육)(횡격막에 대해서는 p.32 참조) 및 척주와 골반을 연결하는 허리근육(하지와 이어지는 것은 p.76 참조)을 다루고 있다.

복직근
I-1 **배곧은근근**
※체간부의 회선, 굴곡, 측굴에 관여하며 호기운동과 복강내압을 높여 배변과 분만, 기침 등에 관계.

건획
I-2 나눔힘줄

백선
I-3 백색선

제륜
I-4 배꼽테

추체근
I-5 배세모근
※결손되기도 한다.

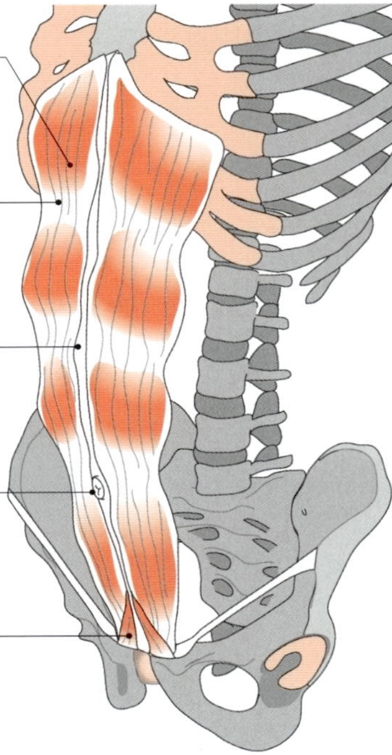

외복사근
I-6 **배바깥빗근**

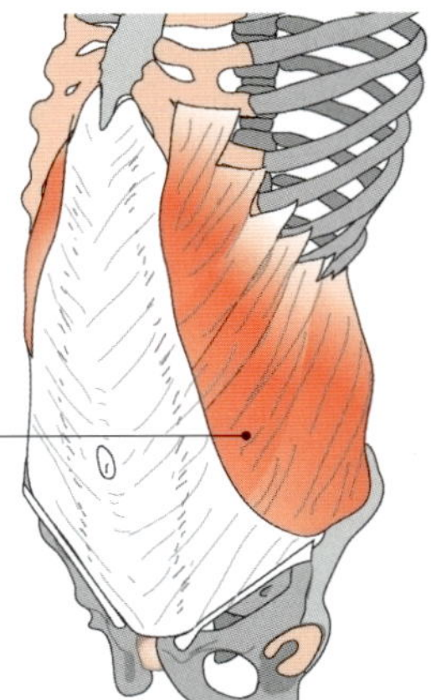

표층

내복사근
I-7 **배속빗근**

궁상선
I-8 활꼴선

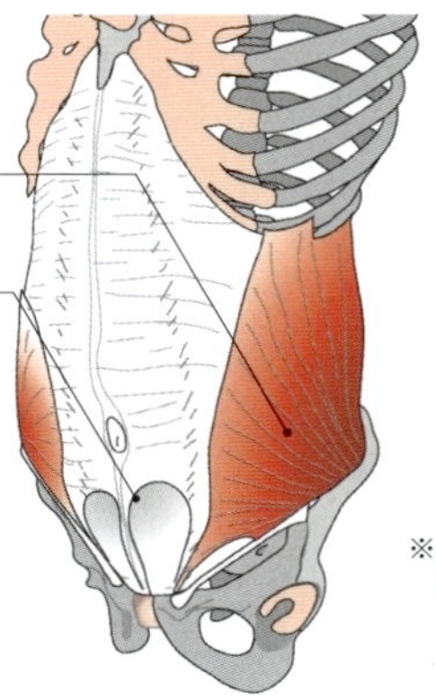

복횡근
I-9 **배가로근**

반월선
I-10 반달선

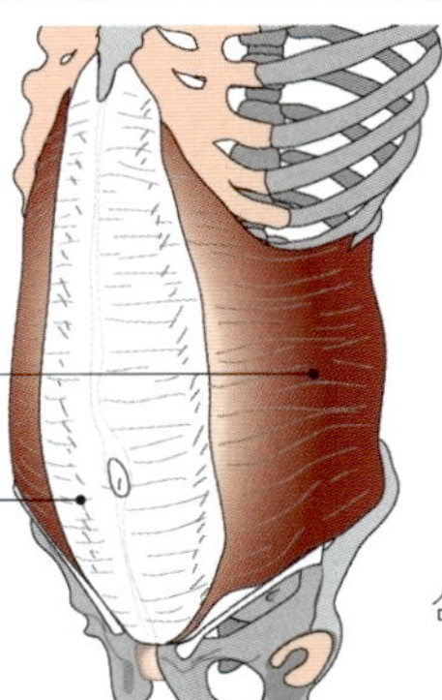

심층

※왼쪽으로 비스듬하게 복근운동을 하면 반대측의 복사근이 움직인다.

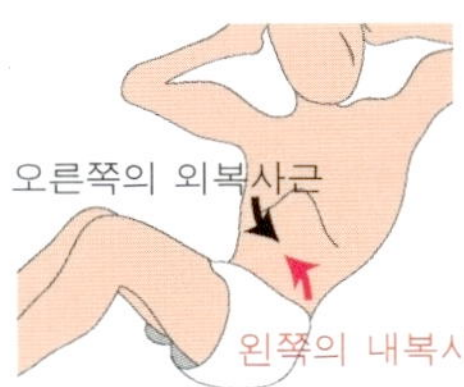

배꼽은 태아에게 산소와 영양을 보내며 노폐물을 배출하기 위한 동정맥과 제장관, 요막관이 통과하는 「제대(臍帶, 탯줄)」의 흔적. 출생 후 절단된 후에는 「제륜」에 의해 관은 폐쇄되고 구멍으로 남는다. 서혜륜과 제륜, 백선은 복벽 중에서도 압력에 약하고 헤르니아(일반적으로 「탈장」이라고 한다)가 생기기 쉽다.

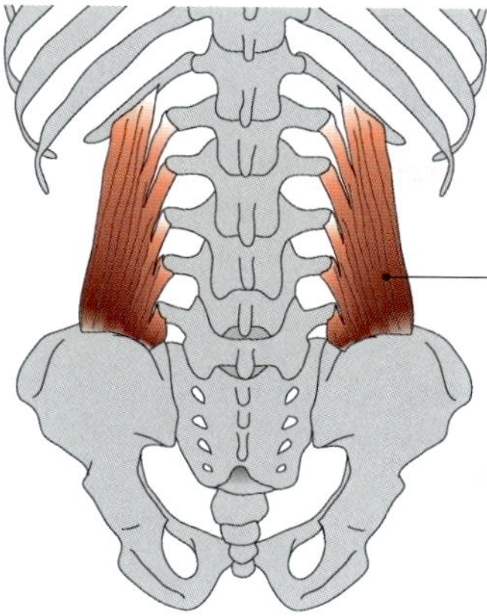

※체간의 측굴을 담당한다. 배부의 다른 척추 기립근 등이 척추신경 후지의 지배를 받는데 반해, 요방형근은 상위요신경 전지의 지배.

요방형근
허리네모근 I-11

서혜는 「복부와 대퇴의 결합부」. 한자로는 **鼠蹊**. **鼠**는 쥐를 뜻하는 「서」(우리말로는 「살」-역자주).

※샅굴은 복부의 근막을 하복부에서 관통하는 통로로 남성은 정삭이, 여성은 자궁원인대가 통과한다. 여기서 장기가 탈장하여 종류(腫瘤)가 생기면 「서혜헤르니아」가 된다.

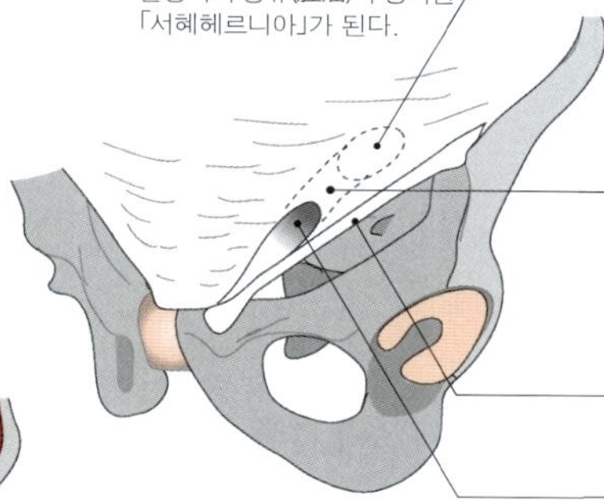

심서혜륜
깊은샅굴구멍 I-12

서혜관
샅굴 I-13

서혜인대
샅고랑인대 I-14

천서혜륜
얕은샅굴구멍 I-15

※서혜겸은 복횡근과 복사근의 공통된 건으로, 치골릉(恥骨稜)·치골극(恥骨棘)·장치선에 정지한다.

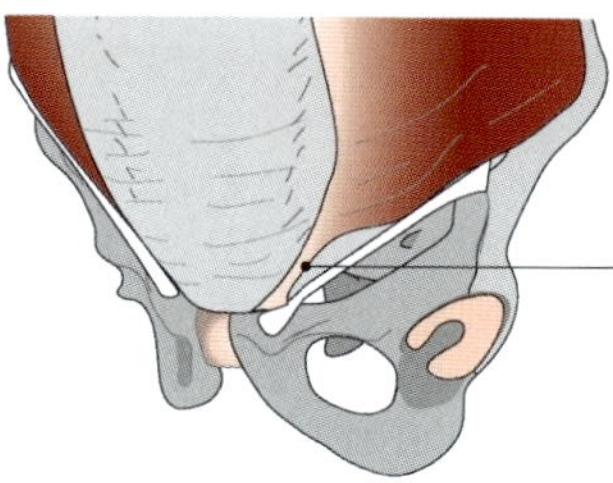

서혜겸(결합건)
샅고랑낫힘줄 I-16

횡근근막
가로근막 I-17

복직근초
배곧은근집 I-18

※복직근을 감싸는 근막.

(복직근초)후엽
뒤층 I-19

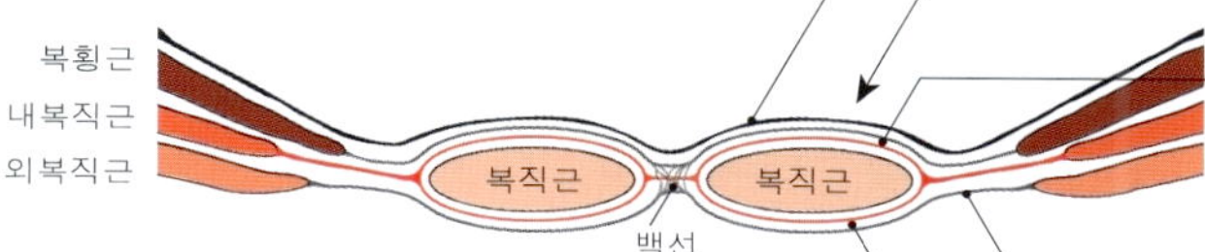

궁상선 위의 횡단면

(복직근초)전엽
앞층 I-20

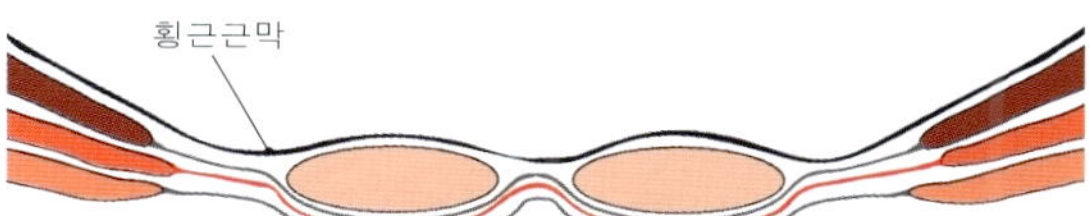

궁상선 아래의 횡단면

※궁상선 아래에는 복직근초의 후엽이 존재하지 않는다.

I Muscles of Abdomen

I-1 rectus abdominis◆

I-2 tendinous intersection◆

I-3 linea alba◆

I-4 umbilical ring◆

I-5 pyramidalis◆

I-6 external oblique◆

I-7 internal oblique◆

I-8 *arcuate line*

I-9 transversus abdominis

I-10 *semilunar line*

◆**rectus abdominis 腹直筋** 라틴어 rectus「곧바른, 직선의」. abdominis는 abdomen「배〔腹〕, 내장(内臟)」의 속격.

◆**tendinous intersection 腱画** tendinous는「腱(tendon)의」라는 형용사. inter-「안에」+ section「구분, 나누는 것」.

◆**linea alba 白線** 라틴어 linea「선(線)」 및 albus「희다」에서 유래. 영어로 white line라고도 한다. 영어의 유의어에는 line「선(線)」, linear「선형(線形)」이 있다. alba에 관해서는 오른쪽 칼럼 참조.

◆**umbilical ring 臍輪** 태아의 제혈관(臍血管)이 통과하는 백선내의 구멍. 성인이 되면서 이 구멍은 채워진다. umbilical는 라틴어에서 유래한 영어의 umbilicus「배꼽〔臍〕」의 형용사로「배꼽의」란 뜻(umbilical cord「탯줄, 제대〔臍帶〕」). 이 어휘로부터 고대의 방패 한가운데의 돌출부를 가리키는 umbo「방패 중앙의 돌기」라는 말이 생겨 해부학에서도 umbo of tympanic membrane「고막제(鼓膜臍)」 등에 이용된다. 참고로 우주 비행사나 잠수부가 붙이는 통신용 · 구명용의 탯줄과 같은 줄도 umbilical「생명줄」로 불린다.

◆**pyramidalis 錐体筋** pyramid는 그리스어 πυραμίς「피라미드」로부터 파생. 측두골의 pyramid「뿔끌」도 같은 근원을 갖는 어휘.

◆**external oblique 外腹斜筋, internal oblique 内腹斜筋** 라틴어의 형용사 externus「외측(外側)의」, obliquus「경사의, 기울어진」이 기원. oblique(또는 oblique section)는 정면이나 측면 이외의 비스듬한 방향으로부터 찍은 X선 상「오블리크」도 가리킨다. 또한 폐는 oblique fissure「사열(斜裂)」에 의해 폐엽으로 구분 된다. 영어의 oblique에는「경사의, 경사지다」라는 뜻 외에「완곡의(예: oblique accusation「완곡한 비난」)」, 「음험한, 부정의」라는 의미도 있다. 명사의 obliquity「경사, 경사도, 부정행위, 간악한 생각」은 산부인과에서는「부정축진입(不正軸進入), 경축진입(傾軸進入)(분만시 태아의 머리축이 골반 평면에 대해 올바른 방향으로 진입하고 있지 않는 것을 가리킨다), 천문학에서는「지축의 기울기, 경사각」을 가리킨다(tilt라고도 한다).

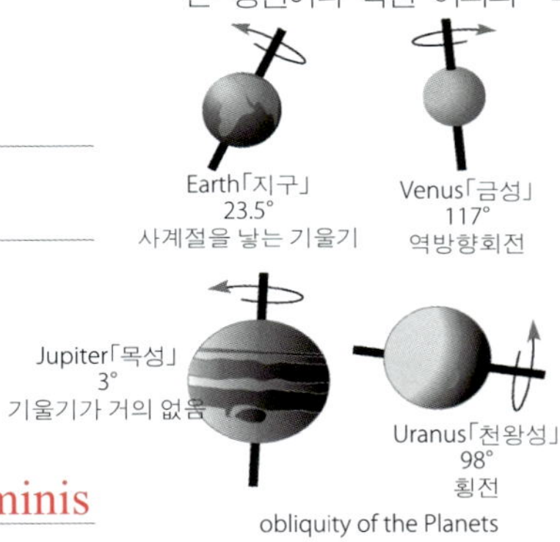

obliquity of the Planets

◆**quadratus lumborum 腰方形筋** 라틴어 quadra「사각형의 것, 네모진 케이크」에서 유래.

- **inguinal canal 鼠溪管** 라틴어 inguen「허벅다리의 뿌리, 서혜(鼠溪)부」에서 유래. Velpeau canal라고도 한다.
- **inguinal ligament 鼠溪靭帯** 별칭으로 crural arch(crural는 「다리〔脚〕의」), Fallopian arch, Poupart ligament 등이 있다.
- **inguinal falx 鼠溪鎌**. conjoint tendon「결합건(結合腱)」라고도 한다. 라틴어 falx「낫〔鎌〕」에서 유래. 이 falx로부터 falcon「(매사냥에 쓰는)매」가 생겼다는 설이 있다.
- **anterior lobe 前葉, posterior lobe 後葉** 그리스어 λoβóς「귓 불」에서 유래. 해부학에서 원형의 장기나 또는 그 부분, 혹은 귓 불과 같은 원형 돌출부를 가리킨다. lobes cerebrum「대뇌엽(大脳葉)」(전두엽, 측두엽 등), anterior lobe of hypophysis 「뇌하수체전엽(脳下垂體前葉)」. 참고로 trilobite「삼엽충(三葉虫)」은 몸이 세 개의 「잎」, 즉 「부분」으로 나누어지는 것에서 명명되었다.

quadratus lumborum◆ I-11

심서혜륜은 abdominal ring, anulus abdominalis로 불리기도 한다(anulus 는 「작은 구멍〔小輪〕」이란 뜻).

deep inguinal ring I-12

inguinal canal◆ I-13

inguinal ligament◆ I-14

superficial inguinal ring I-15

inguinal falx I-16

fascia transversalis I-17

rectus sheath I-18

posterior lobe◆ I-19

anterior lobe◆ I-20

백선(白線)과 알부민, 알버트로스와 앨범
ALB-「희다」

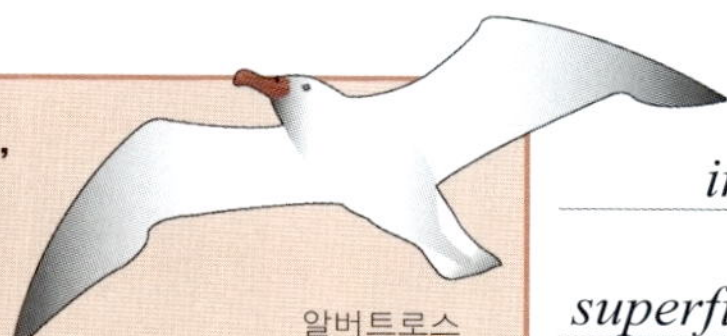
알버트로스

linea alba 백선(白線)에 사용되는 **alba**는 라틴어로 「희다」라는 뜻으로 이 말로부터 여러 어휘가 파생되었다.

동식물의 조직이나 체액에 넓게 분포하는 단백질인 albumin 「알부민」은 단백질, 즉 알의 흰자위로부터 최초로 추출된 것에서 유래한다.

albinism「백색증(白色症)(선천성 멜라닌의 결핍으로 인하여 모발, 피부 혹은 눈에 색깔이 없어 흰색으로 보이는 병)」, albino 「흰둥이, 백색」도 동근어(同根語). albino는 포르투갈어를 경유한 말로, 근세 포르투갈인이 아프리카의 서해안에서 본 흰 피부의 흑인을 albino라고 불렀던 것이 시초.

또한 album은 아무것도 적혀 있지 않은 「흰」타블렛 혹은 게시용의 흰 판에서 유래한다.

albatross「알버트로스」는 원래 스페인어나 포르투갈어의 alcatraz「펠리칸」에서 유래하였다(그리스어와 아라비아어도 관련이 있다). 그러나 영어에 대해서는 흰 날개의 색에 대한 연상으로부터 라틴어 alb-의 영향을 받아 albatross라는 철자로 바뀌었다. 참고로 Alcatraz「앨커트래즈섬」은 미국 San Francisco 만의 작은 섬으로 연방 교도소가 있었던 곳이다.

J 골반 근육

여기에서는 골반바닥 · 골반 안에 있는 배설 · 배뇨 · 생식에 관계하는 주된 근육을 제시한다. 내항문괄약근이나 배뇨근 등 일부 불수의근도 제시한다. 하지의 운동에 관여하는 골반을 기시로 하는 근육에 관해서는 하지대의 근육(p.76) 및 넓적다리근육(p.80)에서 다루기로 한다.

항문거근
J-1 **항문올림근**
※항문거근은 부착 부분에 따라 「치골 직장근, 치골미골근, 장골미골근」으로 구분된다. 아래의 항목에 장소를 제시한다.

내폐쇄근
J-2 **속폐쇄근**

내항문괄약근
J-3 **속항문조임근**
※직장근층의 내륜층 하단이 특히 두꺼운 부분. 따라서 자율신경 지배의 평활근.

외항문괄약근
J-4 **바깥항문조임근**
※특히 심부는 항문의 괄약에 중요.

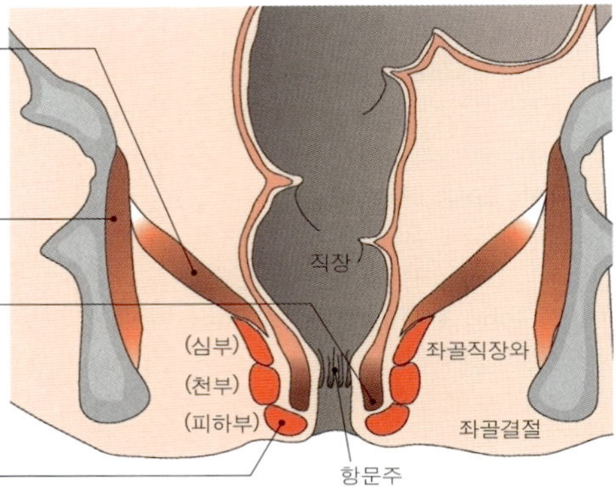

골반항문부의 전두단

J-5 **방광배뇨근** ※방광을 수축시켜 배뇨를 돕는 불수의근. 뇨가 일정 용량이 되면 반사성 수축을 실행.

직장방광근
J-6 **곧창자방광근** ※여성의 직장자궁근에 해당. 평활근.

치골전립선근
J-7 **두덩전립샘근** ※여성의 치골방광근에 해당. 평활근.

요도괄약근
J-8 **요도조임근** ※요도를 누르는 음부신경 지배의 수의근.

골반격막
J-9 **골반가로막**
※골반하구를 막으며 주로 항문거근과 미골근, 상하의 근막으로 이뤄지는 근판.

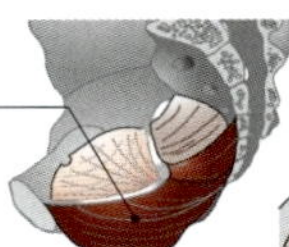

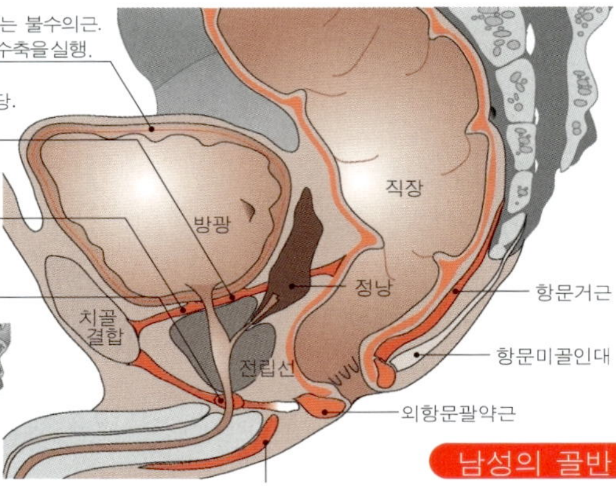

남성의 골반

미골근
J-10 **꼬리근** ※배뇨나 분만으로 뒤로 밀린 미골의 위치를 원래대로 되돌린다.

(아래는 항문거근을 구성하는 세 개의 근육)

장골미골근
J-11 **엉덩꼬리근**

치골미골근
J-12 **두덩꼬리근**

치골직장근
J-13 **두덩곧창자근**

항문거근건궁
J-14 **항문올림근힘줄활**

폐쇄근막
J-15 **속폐쇄근막**

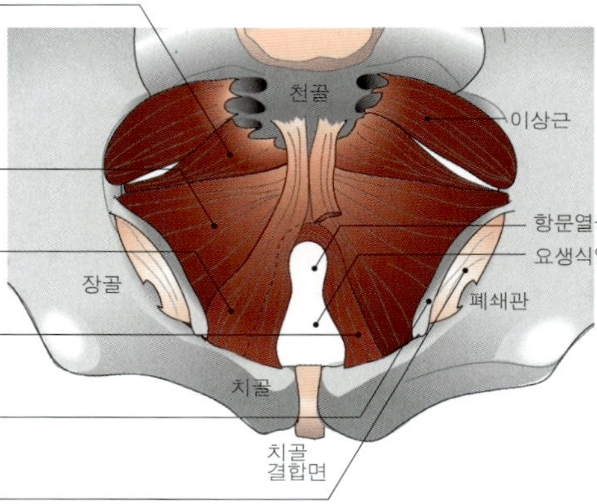

● 골반바닥은 골반격막(항문거근 · 미골근 · 이장근)과 요생식격막에 의해 폐쇄된다. 골반격막은 골반 내장의 무게를 지탱, 지지 한다. 또한 요생식열공과 항문열공의 열림을 보강하는 「요생식격막」은 골반격막의 하부에 붙어 있다. 항문거근은 출산시에 단열이 생기기도 한다(회음 열상).

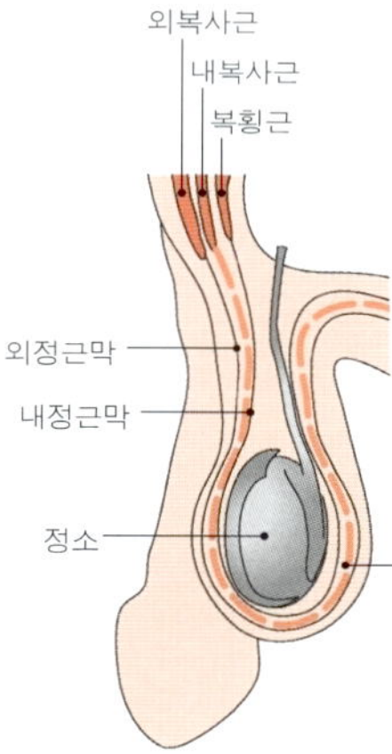

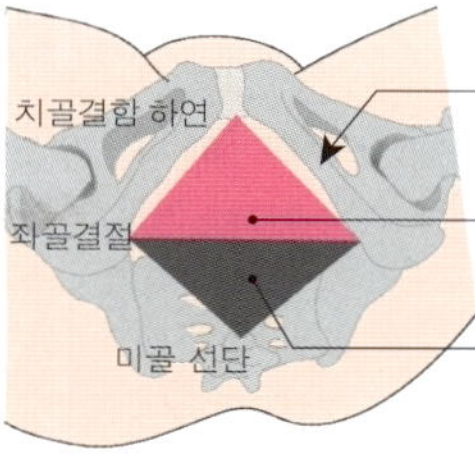

회음
샅 J-16

비뇨생식삼각 J-17

항문삼각 J-18

※회음을 앞과 뒤 두 개의 삼각형 부분으로 나눌 수 있는데 앞의 것을 비뇨생식삼각, 뒤의 것을 항문삼각이라고 부른다.

정소거근
고환올림근 J-19

※추울 때에는 정소거근과 육양막근이 수축하여 정소를 끌어올려 복벽에 부착시키고 음낭벽은 두껍게 주름이 형성되도록 하여 열손실을 최소화한다.

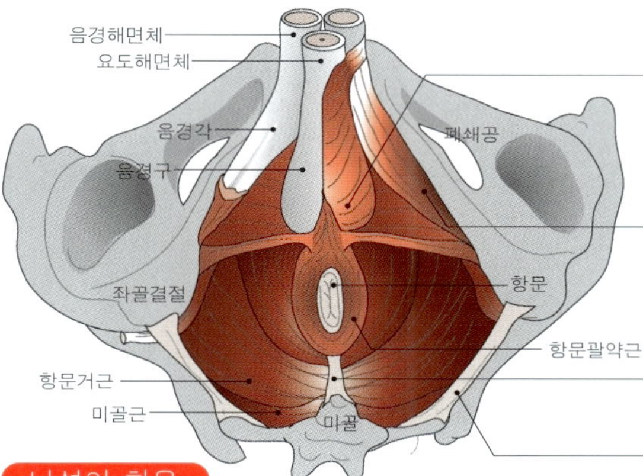

구해면체근
망울해면체근 J-20

※이전에 남성의 경우에는 「배뇨촉진근」으로, 여성은 「질팔약근」으로도 불리웠다. 남성은 사정시의 율동적 수축에 여성은 질구의 교액(絞扼)에 관여한다.

좌골해면체근
궁둥해면체근 J-21

※이전에 남성은 「음경발기근」으로, 여성은「음핵발기근」으로 불리웠다. 음경각(음핵각)을 압박하여 정맥에 의한 해면체의 혈액 환류를 지연시켜 발기의 지속을 돕는다.

항문미골인대
항문꼬리인대 J-22

천결절인대
엉치결절인대 J-23

남성의 회음

※외항문팔약근, 천회음횡근, 좌골해면체근, 구해면체근, 심회음횡근 및 요도팔약근 등 회음부의 근군을「회음근」이라고도 한다.

여성의 회음

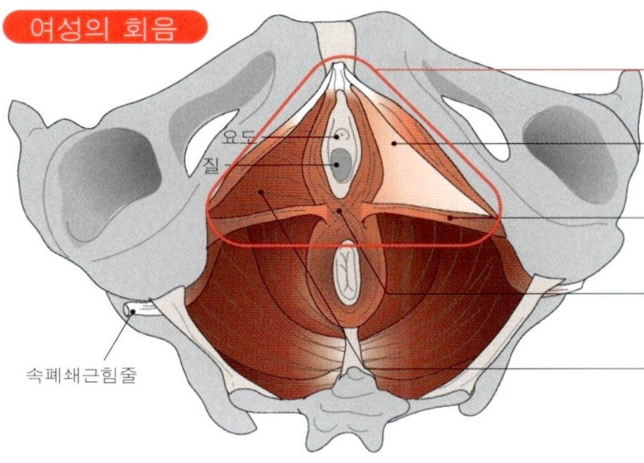

요생식격막
비뇨생식가로막 J-24

샅막 J-25

천회음횡근
얕은샅가로근 J-26

회음건중심
샅중심체 J-27

심회음횡근
깊은샅가로근 J-28

J Muscles of Pelvis

● pelvis「골반」은 라틴어 pelvis「수반(水盤, 물을 담아 꽃을 꽂거나 괴석을 넣어 두는 그릇-역자 주), 대야」에서 유래한다.

J-1 levator ani◆

J-2 *obturator internus*

J-3 *internal anal sphincter*◆

J-4 external anal sphincter◆

J-5 *detrusor*◆

J-6 *rectovesicalis*◆

J-7 *puboprostaticus*

J-8 sphincter muscle of urethra◆

J-9 pelvic diaphragm◆

J-10 coccygeus muscle

J-11 iliococcygeus◆

J-12 pubococcygeus◆

J-13 puborectalis

J-14 *tendinous arch of levator ani*

J-15 *fascia obturatoria*

◆**levator ani 肛門挙筋** ani는 영어 anus「항문(肛門)」의 속격. 라틴어 anus「항문, 고리, 반지」에서 유래.

◆**internal anal sphincter 内肛門括約筋, external anal sphincter 外肛門括約筋** 각각 internal sphincter muscle of anus, external sphincter muscle of anus라고도 한다. 어원에 관해서는 오른쪽의 칼럼을 참조.

◆**detrusor 排尿筋** 라틴어 detrudo「눌러서 짜내다」에서 유래.

◆**rectovesicalis 直腸膀胱筋** 라틴어 vesica「주머니, 자루, 방광(膀胱)」에서 유래. 영어 vesicant은 「발포제(發疱劑)」 즉 작은 거품을 일으키게 하는 것을 가리킨다.

◆**sphincter muscle of urethra 尿道括約筋** 영어의 urethra「요도(尿道)」는 urea「오줌[尿]」에서 유래. 거슬러 올라가면 그리스어 οὖρον「오줌」이 기원. uro-는 이 어휘의 조어형(造語形)으로, urokinase「우로키나아제(사람이나 동물의 피와 오줌에 있는 효소. 혈전용해약)」 등의 조어가 생겨났다.

◆**pelvic diaphragm 骨盤隔膜, urogenital diaphragm 尿生殖隔膜**의 diaphragm은 「횡경막(横隔膜)」과 같은 말이지만 여기에서는 「격막(隔膜)·격벽(隔壁)」이라는 의미로 사용되고 있다. 요생식삼각(尿生殖三角)의 부분은 이 이중의 격벽으로 채워진다.

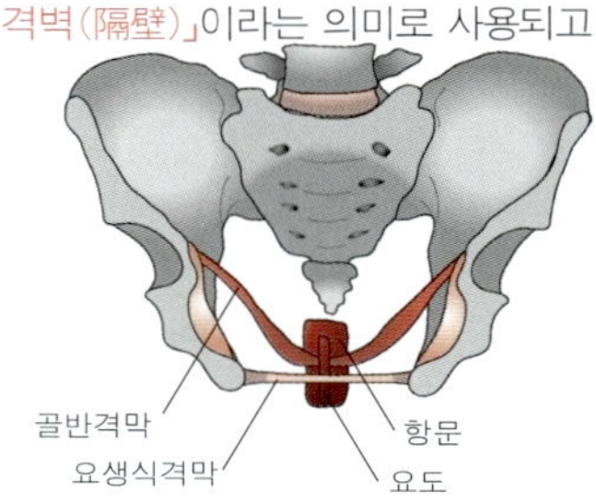

◆**iliococcygeus 腸骨尾骨筋** ilio-는 ilium 腸骨의 조어형.

◆**pubococcygeus 恥骨尾骨筋** pubo-는 pubis 恥骨의 조어형. 라틴어 pubes「사춘기의, 치부」에서 유래.

◆**cremaster 精巣挙筋(挙睾筋)** 그리스어 κρεμαστήρ「매다는 것, 해먹」에서 유래. cremaster는 흔히 클레마티스(으아릿속(屬)의 식물)와 같은 유래로 생각될지 모르지만, 클레마티스의 철자는 clematis로 L과 R의 차이가 있다. 클레마티스는 그리스어 κλῆμα「매달다」에서 유래. 우연히도 양쪽 모두 「매달다」라는 원래의 의미를 가진다.

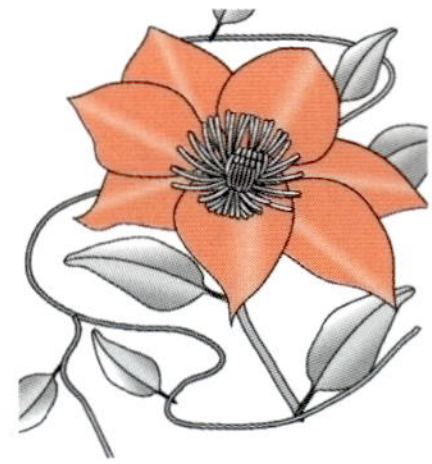

클레마티스
정소거근(精巣挙筋)과는 관련없다.

◆**bulbospongiosus 球海綿体筋** 라틴어 bulbus「구근(球根)」에서 유래. 이 말로부터 영어의 bulb「(양파 등의)구근(球根),

전구(電球), 안구(眼球), 벌브」 등 둥근 모양의 물체를 가리키는 어휘가 파생되었다.

◆ischiocavernous 坐骨海綿体筋 ischium 坐骨 라틴어 caverna「동공, 함몰」로부터 「동공투성이의, 해면상의 것」이 되었다. cave「동굴」도 유의어.

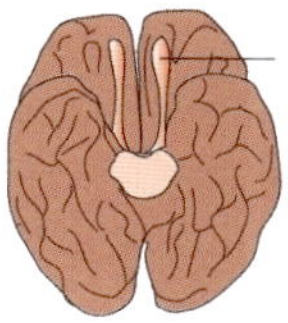

항문괄약근과 스핑고지질과 스핑크스

SPHIGO-「목을 조르다」

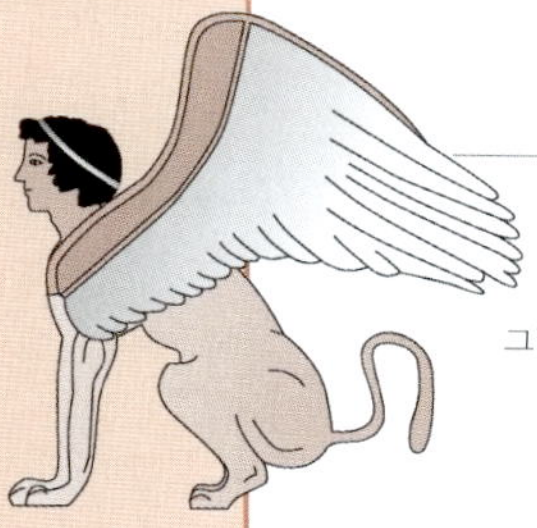

그리스신화의 스핑크스

anal sphincter 항문괄약근(肛門括約筋) 에 사용되는 sphincter는 그리스어의 σφίγγω「매달다」에서 유래. 이 어휘로부터 그리스신화에서 수수께끼를 내는 괴수 sphinx「단단하게 매는 사람, 교살, 스핑크스」라는 말이 생겼다고 한다. 인간의 머리, 사자의 몸에 날개를 가진 괴물. 그리스의 테베 근처의 언덕에 앉아 「목소리는 같지만 아침은 발이 4개, 낮은 2개, 밤은 3개가 되는 것은 무엇인가?」라는 수수께끼를 통행인에게 묻고 틀린 답을 말하는 사람을 교살하였다. 마침내 오이디푸스가 정답(유아기에는 4발로 기고 자라서는 2발로 걷고 노년기에는 지팡이에 의지하는 사람)을 맞추자 스핑크스는 바다에 몸을 던져 자결했다.

이 스핑크스는 원래는 이집트가 발상지로 sphinx도 「세스프 · 앙크「(왕의) 조형상」이란 뜻의 이집트어가 변화하여 그리스어풍이 의미가 부여되었다는 견해도 많다. 이집트의 스핑크스는 지금도 피라미드의 근처에 앉아 있다.

또한 독일의 생화학자 J.L.W.Tudicum가 사람의 뇌로부터 단리(單離)된 물질 sphingolipid「스핑고지질(-脂質)」도 스핑크스로부터 명명되었다. 그 기능이 「수수께끼」의 물질이었기 때문에. 또한 소수성(疎水性)의 지질부분에 친수성(親水性)의 수산기와 아미노기를 겸비하여 완전히 다른 두 성질이 하나의 분자가 되는 스핑고지질의 성질도 얼굴과 몸이 제각각인 스핑크스와 닮았다. 스핑고지질의 관련물질로는 스핑고지질의 구성 성분으로서 공통으로 존재하는 염기 성분의 총칭인 sphingosine「스핑고신」, 스핑고신에 지방산이 붙은 ceramide「세라미드」, 인산 화합물이 붙은 sphingomyelin「스핑고마이엘린」 등이 있다. 스핑고지질이 세포 내외의 인식 · 정보 전달에 있어 다양한 역할을 담당하는 것으로 알려져 있다. 이는 대사 · 전달계의 이상 및 자기면역질환, 암 등의 질병과 깊은 관련이 있으므로 그 「수수께끼」의 해법이 주목을 받고 있다.

「근육트레이닝의 메뉴」와 관련한 명칭의 유래

근육트레이닝의 종목명이나 머신의 이름은 영어를 그대로 사용하는 경우가 많다. 게다가 영어단어로서 익숙하지 않는 것도 적지 않다. 아래에 근육트레이닝의 명칭 중 몇 가지를 제시하여 그 유래에 대한 설명을 첨부하도록 한다. 기본적인 단어를 이해할 수 있다면 그 조합을 통하여 다른 명칭을 예상 혹은 이해하는데 도움이 될 수 있을 것이다.

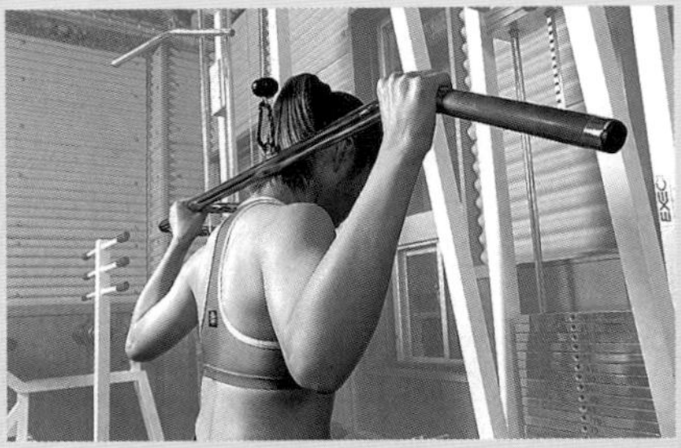

명 칭	영어명칭 · 유래
암 · 컬	Arm Curl 〔curl … 곱슬곱슬하게 하다, 컬하다〕
인클라인 · 벤치 프레스	Incline Bench Press 〔incline … 기울이다, 경사지게 하다〕
얼터네이트 · 프레스	Alternate Press 〔alternate … 번갈아 하는, 교대의, 교호(交互)의〕
카프 · 레이즈	Calf Raise 〔calf … 장딴지. p. 93의 해설 참조〕
쿼터 · 스쿼트	Quarter Squat 〔quarter … 1/4. 1/4정도 허리를 굽히는 엑서사이즈. squat … 웅크리다, 쪼그리고 앉다. 공유지에 무단정착하다란 뜻도 있다〕
굿 모닝 · 엑서사이즈	Good Morning Exercise 〔안녕하세요라고 인사를 하는 것 같은 모양〕
싯 · 업	Sit-Up 〔sit down은 「앉다」이지만, sit up은 「윗몸 일으키기, 복근(腹筋)운동」의 뜻〕
저크	Jerk 〔jerk … 갑자기 잡아당김, 반사 운동, 경련.(역도의)용상〕
숄더 · 슈러그	Shoulder Shrug 〔shrug … 어깨를 으쓱하다〕
스트래들 · 리프트	Straddle Lift 〔straddle … (의자 · 말 · 자전거에)걸터 타다〕
덤벨 · 스윙	Dumbbell Swing 〔dumbbell … 「아령」, dumb「말을 하지 않는, 말없는」+ bell「종」. 교회의 종을 울리는 연습용 도구로, 그 연습이 운동이 되었다.
치닝	Chinning 〔chin … 턱〕
트라이셉스 · 익스텐션	Triceps Extension 〔triceps … 상완삼두근(上腕三頭筋).〕
트렁크 · 트위스트	Trunk Twist 〔trunk … 여행용 큰 가방, 트렁크, 나무줄기〕
백 · 랫 풀 다운	Back Lat Pull Down 〔lat … latissimus dorsi「광배근(廣背筋)」의 약어〕
프론트 · 레이즈	Front Raise 〔raise … 「들어올리다」〕
프리처 · 컬	Preacher Curl 〔preacher … 「설교자, 전도자」. preacher bench를 사용한 훈련. 초대 미스터 올림피아의 랠리 스콧이 설교단상의 모양의 벤치를 이용하여 상완이두근을 단련했던 것에 연유〕
리스트 · 컬	Wrist Curl 〔wrist … 손목〕
원 암 · 로잉	One Arm Rowing 〔row … 「배를 젓다」〕

- Chapter 3 -

상지(上肢)의 근육
Muscles of Upper Limb

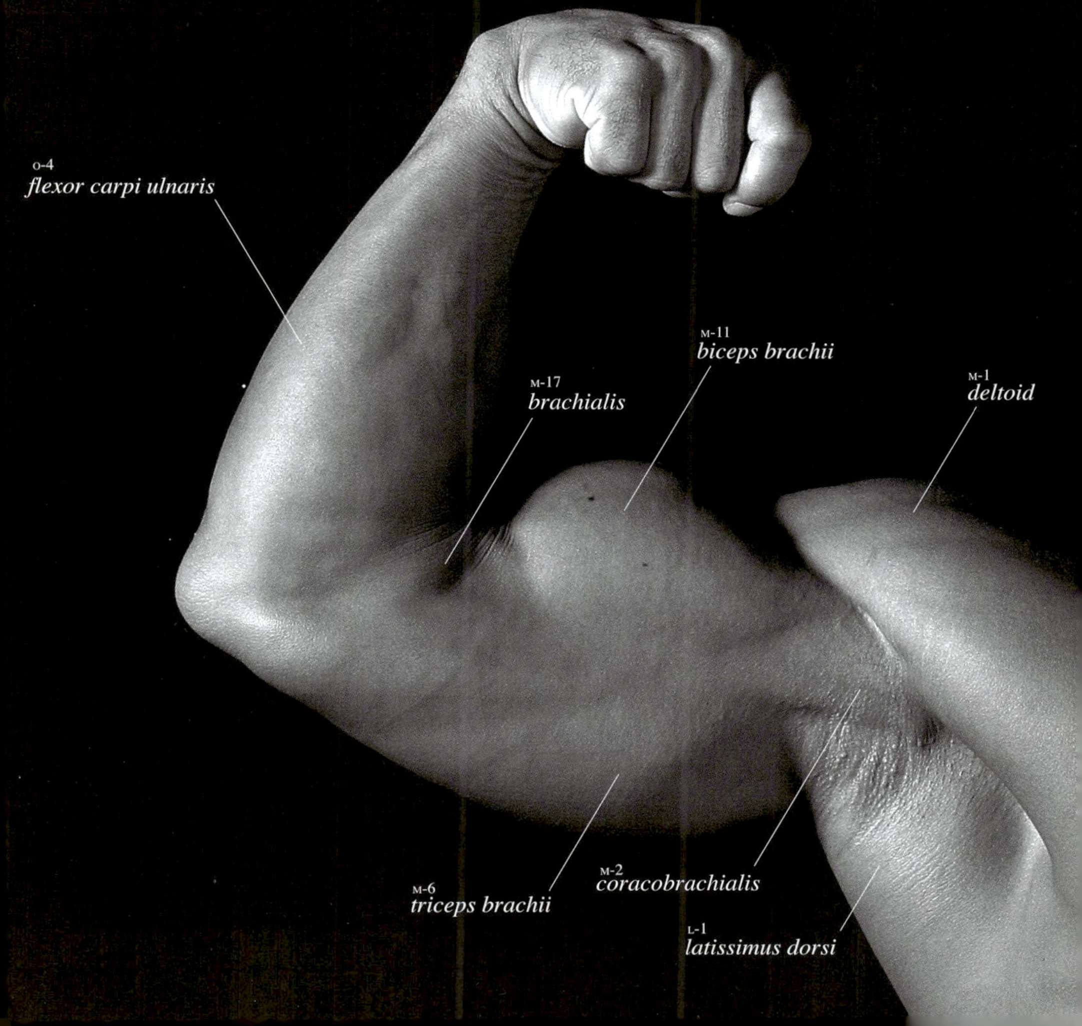

K 상지대 근육

여기에서는 특히 척주 혹은 몸통과 팔을 연결하는 근육에 대해 다루기로 한다. 상후거근과 하후거근은 p.29를 참조.

전거근

K-1 **앞톱니근** [전진·외전·상방회선]

※견갑골의 전진을 담당. 스트레이트 펀치의 경우 신속하게 견갑골을 전방으로 밀어 내야 하므로 전거근이 강하게 작용한다. 그 때문에 전거근은 「Boxer's muscle」라는 별칭을 가진다. 야구의 투구나 배구의 스파이크, 팔굽혀펴기에도 필요하다. 또한 전거근은 깊게 숨을 들이마실 때 늑골을 들어 올리므로 흡기근으로서도 작용한다.

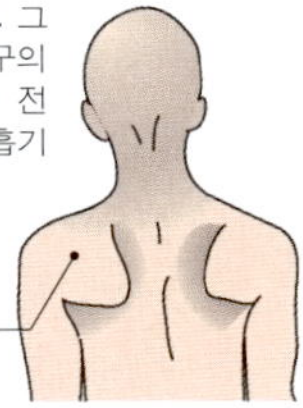

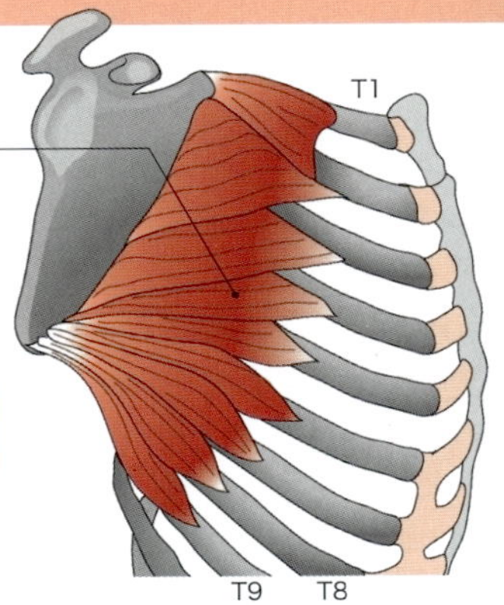

익상견갑

K-2 날개어깨

※전거근은 견갑골을 흉곽에 근접시키는 역할을 하므로 전거근을 지배하는 long thoracic nerve가 마비한다든지 전거근의 움직임이 약해지면 오른쪽 그림과 같이 견갑골이 돌출한다.

소흉근

K-3 **작은가슴근** [하강·외전·하방회선]

※견갑골을 내하방으로 당긴다. 전거근이 견갑골을 외전시키면서 상방회선시키는데 비해, 소흉골 외전에 더해 하방회선시킨다. 그러므로 전거근과 소흉골이 동시에 작용하면 상호 회선은 상쇄되어 외전만의 운동이 된다.

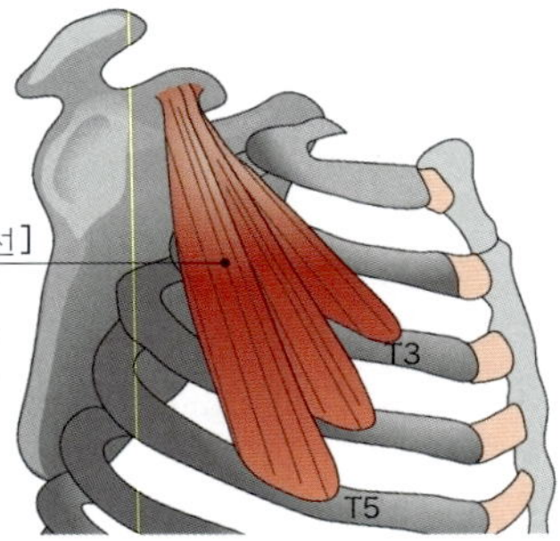

쇄골하근

K-4 **빗장밑근**

※쇄골을 내려 전방으로 당긴다. 상완 운동시 흉쇄관절을보호·안정시킨다.

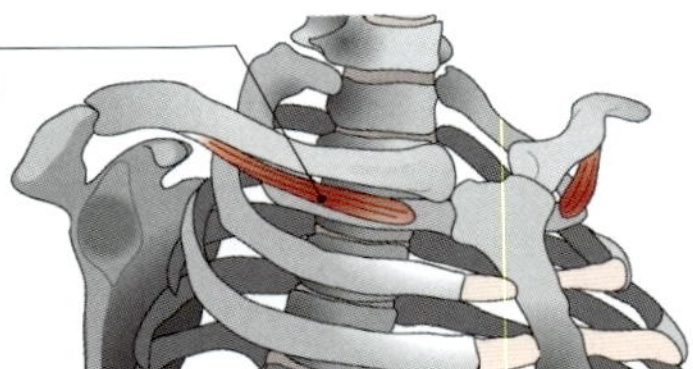

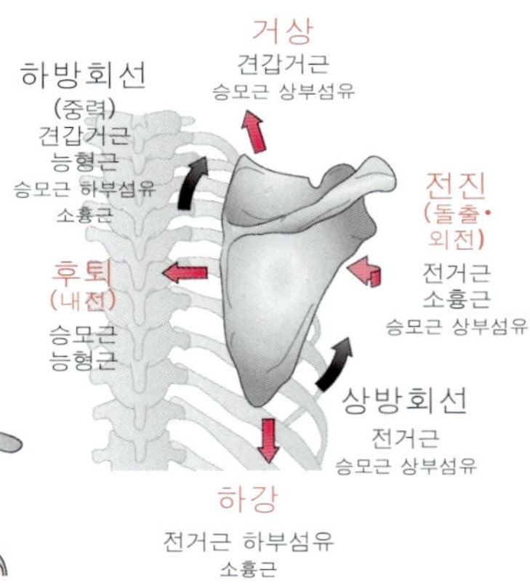

[흉쇄관절의 인대]

쇄골간인대

K-5 빗장사이인대

흉쇄인대

K-6 복장빗장인대 ※쇄골이 상방에 어긋나지 않게 지지한다.

늑쇄인대

K-7 갈비빗장인대

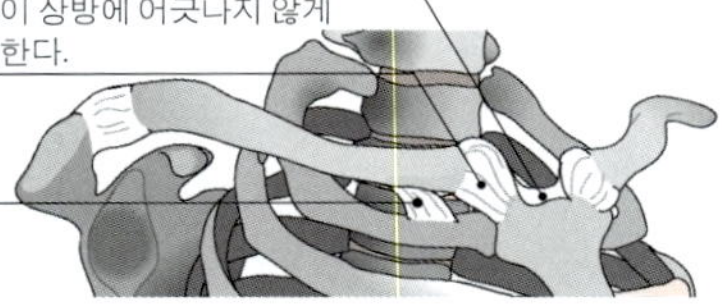

[견쇄관절의 인대]

견쇄인대

K-8 봉우리빗장인대

능형인대

K-9 마름인대

원추인대

K-10 원뿔인대

오훼쇄골인대

K-11 부리빗장인대 ※능형인대와 원추인대의 총칭.

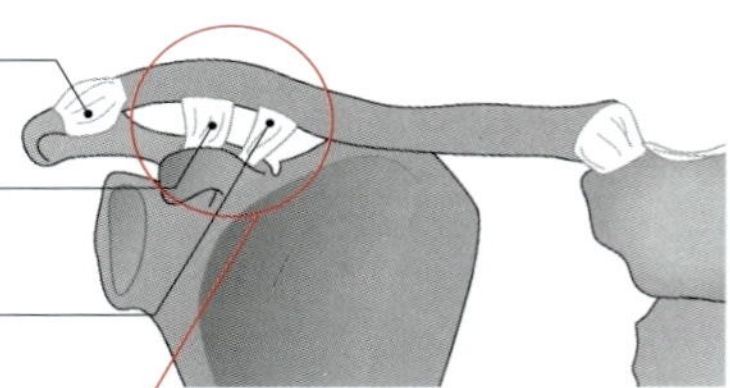

팔을 들어올릴 때 어깨관절의 외전(혹은 굴곡)만으로는 팔을 곧장 위로까지 들어올릴 수 없다. 전거근 및 승모근에 의해서 견갑골을 회전시켜야만 팔을 들어올릴 수 있다. 이것을 scapulohumeral rythm이라고 한다. 더 팔을 위로 늘릴 경우에는 척주가 약간 측굴하게 된다.

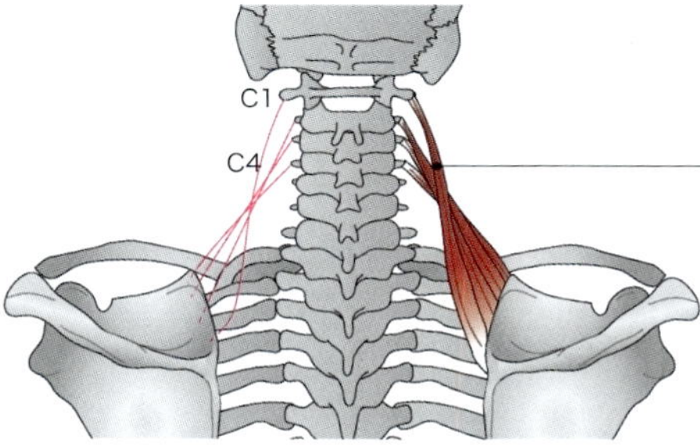

견갑거근
어깨올림근 K-12

※견갑골의 거상, 하방회선을 담당하며 「어깨를 움츠리게」한다. 「어깨결림」의 원인근의 하나.

소능형근
작은마름근 K-13

※견갑골의 미미한 거상을 동반하는 후퇴를 담당하며 견갑골을 흉곽으로 끌어당긴다.

거상

견갑거근

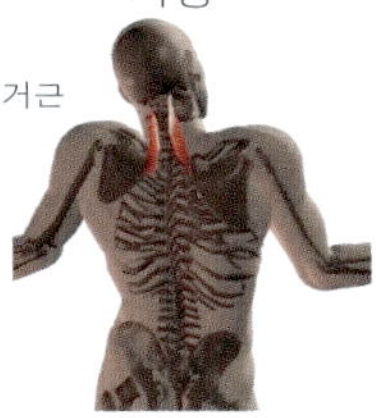

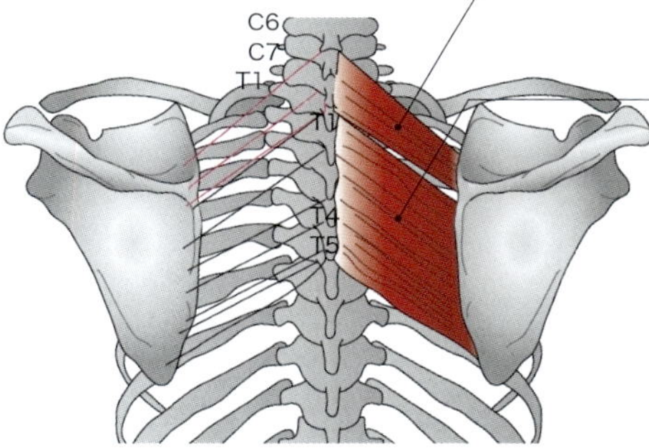

대능형근
큰마름근 K-14

※견갑골의 미미한 거상을 동반하는 후퇴를 담당. 대능형근과 소능형근은 같은 작용을 하며 때로는 이 둘이 융합되어 하나의 「능형근」이 된다. 기시를 T2-5 혹은 T1-4로 하는 문헌의 차이가 있다.

후퇴

능형근

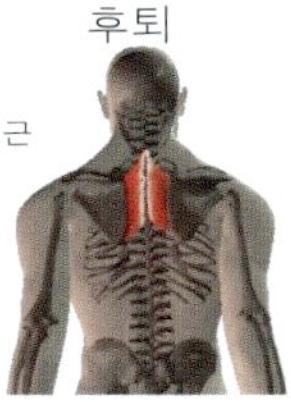

※승모근 상부섬유의 기시에 대해 상항선과 최상항선으로 기술하는 문헌이 존재한다.

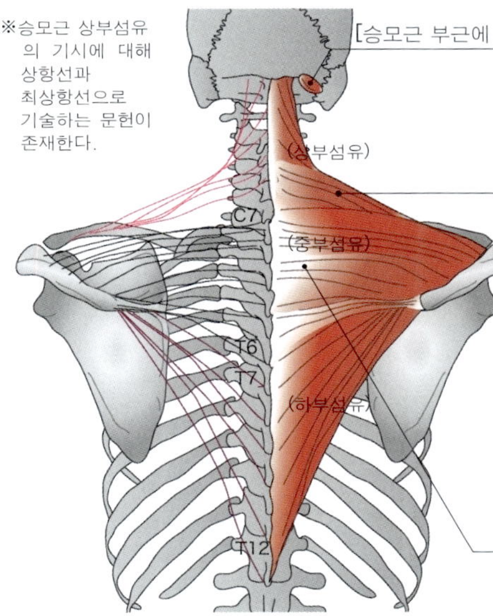

항횡근
[승모근 부근에 보이는 변이]목덜미가로근 K-15

※승모근 상부섬유 기시와 유양돌기 사이의 근육의 변이.

승모근
등세모근 K-16

※승모근은 상부섬유(하행부), 중부섬유(횡행부), 하부섬유(상행부)로 나뉘며 역할도 제각기 다르다. 특히 중부섬유는 폭이 두껍고 강력하다. 모든 부분이 함께 움직이면 견갑골을 후퇴시킨다. 승모근은 삼각근의 기능을 보조하여 견갑골을 안정시킨다. 무거운 것을 들 때 견갑골이 아래로 내려오는 것을 막는다. 승모근은 어깨결림의 주요한 원인근으로 영어로는 「Trapezius Myalgia」로 불린다.

건경
등세모근널힘줄 K-17

※승모근 중앙부의 건.

K Muscles of Pectoral Girdle

K-1 serratus anterior◆

K-2 *winged scapula*◆

K-3 pectoralis minor◆

K-4 subclavius

K-5 *interclavicular ligament*

K-6 *sternoclavicular ligament*

K-7 *costoclavicular ligament*

K-8 *acromioclavicular ligament*◆

K-9 *trapezoid ligament*◆

K-10 *conoid ligament*◆

K-11 *coracoclavicular ligament*◆

◆**serratus anterior 前鋸筋** 라틴어 serra「톱〔鋸〕」에서 유래. 전거근이 톱모양을 하고 있으므로, 톱니모양의 여러 명칭에 serra가 사용된다. 예를 들면 다년초인 *Chloranthus serratus*「쌍꽃대, 두사람꽃대」도 잎이 톱니모양을 하고 있으며, 하나의 꽃줄기에 두 개의 꽃이삭이 달린다. 그 밖에 홀아비꽃대(*Chloranthus japonicus*)라는 풀도 있지만 쌍꽃대와는 별로 비슷하지 않다.

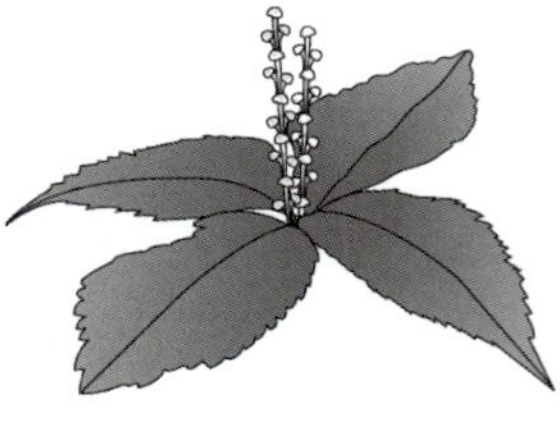

꽃대 *Chloranthus serratus*

◆**winged scapula 翼狀肩甲** scapula alata라고도 한다. alata는「날개〔翼〕」를 뜻하는 라틴어 ala의 형용사형인 alatum「날개모양〔翼狀〕」의 여성형. 「날개모양을 한」견갑골(肩甲骨)이므로 형용 사가 사용된다. 「날개의～」, 「날개에 속한다」라면 ala의 속격인 alae가 사용된다. 예 : levator alae nasi 비익거근(鼻翼擧筋). 이 경우의 alae는 「비익의, 비익에 속한다」라는 의미이므로 형용사 alatum가 아닌 명사의 속격이 사용된다(물론 이 규칙에도 예외는 있다).

◆**pectoralis minor 小胸筋** 라틴어 pectus「가슴〔胸〕」에서 유래.

◆**acromioclavicular ligament 肩鎖靭帶 acromio-**은 **「견봉(肩峰)(acromion)」**의 조어형(造語形). 그리스어 ἄκρος「정점의, 첨단의, 날카로운」+ ὦμος「어깨〔肩〕, 상완(上腕)」.

◆**trapezoid ligament 菱形靭帶, trapezius 僧帽筋** 그리스어 τράπεζα「책상, 사다리꼴」에서 유래. trapezium 대능형골, trapezoid 소능형골과도 같은 어원. 이그리스어 τράπεζα「책상」과 τετρα-「4」에 ποῦς「발」을 더한 것으로「네 발」이란 뜻. 방파제의 tetrapod도 동근어(同根語). 덧붙여 고대 그리스에서는 「은행가, 환전상」을 τραπεζίτης 「책상가게」라 불렀다. 그 당시 「책상」 하나만으로도 시장이 서는 광장 등에서 장사가 가능했던 것을 이 말을 통해 알 수 있다.

◆**conoid ligament 圓錐靭帶** 그리스어의 κῶνος「솔방울」에서 유래하여 「원추형」의 인대를 나타낸다. 이 말로부터 cone 「원추」라는 어휘가 파생되었다. conoid tubercle은 「원추인대결절(圓錐靭帶結節)」.

◆**coracoclavicular ligament 烏喙鎖骨靭帶 coraco-**는 **coracoid process** 오훼돌기(烏喙突起). 그리스어 κόραξ「철새까마귀」에 eidos(～와 유사한)이 붙은 것이 어원.

돌기의 형상이 까마귀의 부리에 비슷한 것에 기인한다.

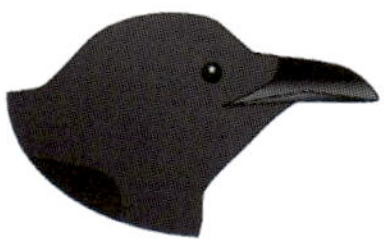

철새까마귀의 두부

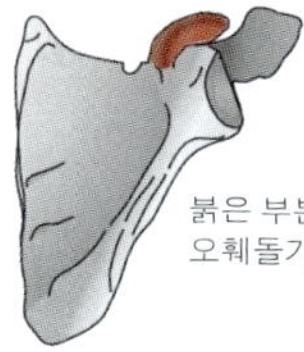

levator scapulae κ-12

rhomboid minor◆ κ-13

rhomboid major◆ κ-14

능형근(菱形筋)과 팽이와 능뇌(菱腦)

RHOMB-「마름모꼴」

rhomboid 능형근은 그리스어 ῥόμβος「마름모꼴〔菱形〕」에서 유래하며, 다양한 마름모꼴의 과학용어에 사용되어진다. rhombencephalon「능뇌(菱腦, 태생기 신경관의 세 개의 1차 뇌포의 후부에서 발달하는 뇌의 부분)」, rhombendodecahedron「사방12면체(12개의 마름모꼴 결정 면을 가진 결정체), garnet「석류석(石榴石)」 등이 있다」.

이 ῥόμβος는 더 거슬러 올라가면 고대 그리스의 장난감 팽이나 Bullroarer「의식용 악기의 일종」 등 빙빙 도는 것을 지칭하였다. 빙빙 돌리면서 날리면 마치 동물이나 혼령의 울음소리와도 같은 소리가 난다. 이 악기는 세계 각지에 존재하며 호주 원주민인 Aborgin의 Bullroarer는 선물용으로도 팔리고 있다.

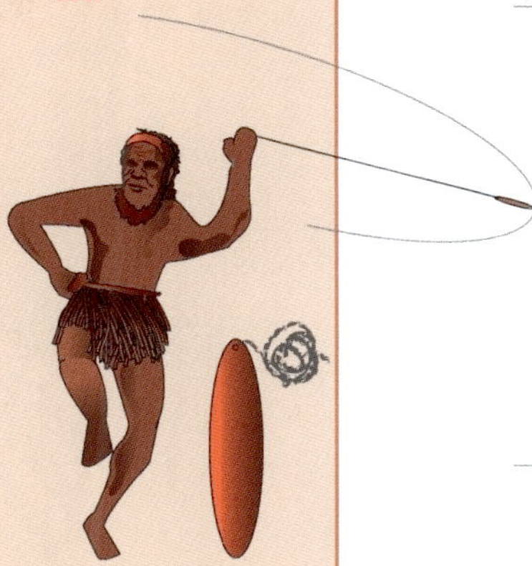

Aborgin의 Bullroarer

그리고 이 팽이를 측면에서 본 형태가 마름모꼴이어서 「능형의」라는 뜻으로 변했다고 생각된다. 참고로 영어에서 rhombos와 같이 r 다음에 h가 붙는 것은 고대 그리스에서는 이 r은 「강한 음」 또는 「대기음(帶氣音, 有氣音이라고도 하며 한국어 음운론에서는 격음(激音), 거센소리라고도 한다-역자 주」이었기 때문에, 영어에서는 이것을 표현한 것이 wr-에 해당한다. 이와 같이 그리스어에서 유래하며 어두에 오는 r은 대체로 rh-로 표기된다(예 : rheumatism「류머티즘」, rhino「(동물의)무소」 등). 이 철자를 보면 그리스어에서 유래한 것을 한 눈에 알 수 있다.

transversus nuchae κ-15

trapezius◆ κ-16

건경에 정확히 해당하는 어휘가 영어에는 없다. 그래서 「건경」에 해당하는 독일어를 제시한다. 건경을 굳이 영어로 말한다면 **aponeurosis of trapezius**가 된다. 독일어의 **Spiegel**는 「거울」이란 뜻. 일본어의 건「경」은 독일어에서 유래한다.

Sehnenspiegel κ-17

L 어깨관절 근육

여기에서는 몸통과 위팔을 연결하는 근육에 두 개의 근육(대 흉근, 광배근) 및 어깨관절의 관절주머니, 그리고 어깨관절 근육 중에서 근육둘레띠를 구성하는 네 개의 근육에 대해 설명한다.

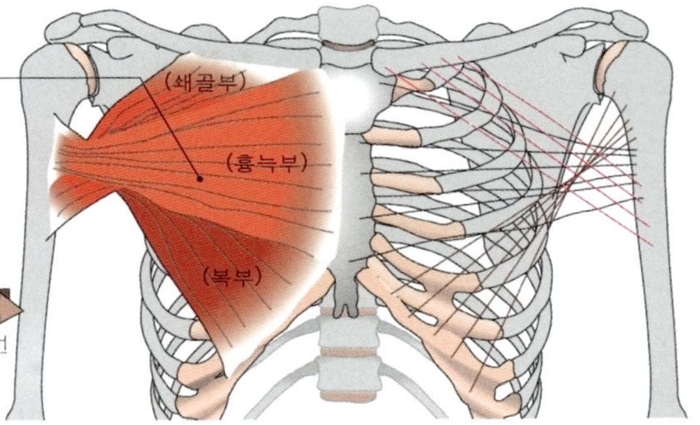

대흉근

L-1 큰가슴근

※흉부 표층의 강력한 근육. 어깨관절의 내전, 굴곡, 수평 굴곡, 내선을 담당하며 물건을 껴안을 때에 움직인다. 팔을 이용하는 모든 경기에 있어 중요한 역할을 완 수한다. 때때로 선천적으로 전부 내지는 일부가 결손하기도 한다.

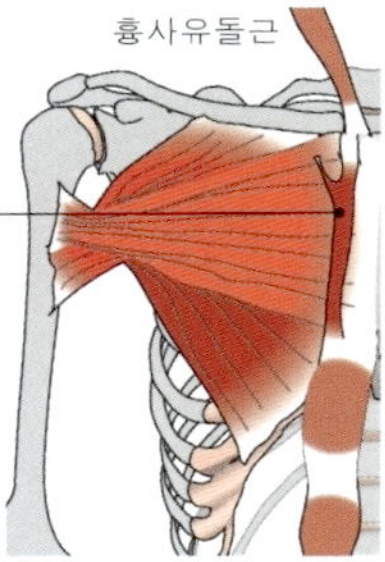

흉골근

L-2 복장근

※흉골 부근에 나타나는 변이. (출현율 약 4%).

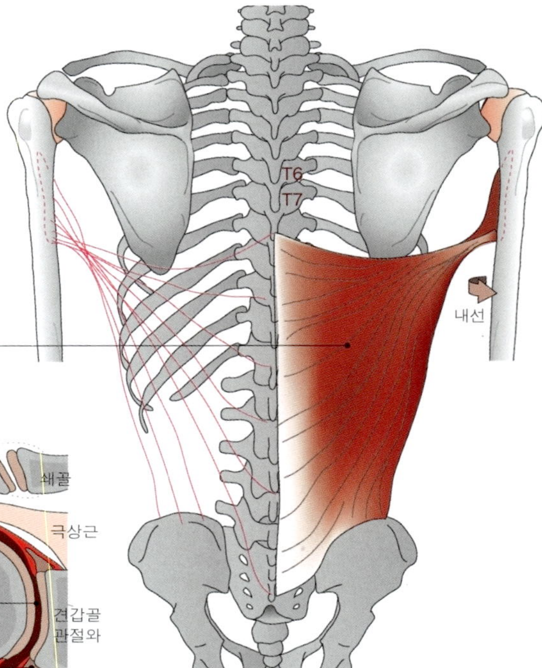

광배근

L-3 넓은등근

※인체에서 가장 면적이 「넓은」 근육. 견관절의 신전, 내전, 내선을 담당. 강제적인 호기에 작용하여 기침을 할 때에도 관여. 손을 뒤로 감을 때도 사용.

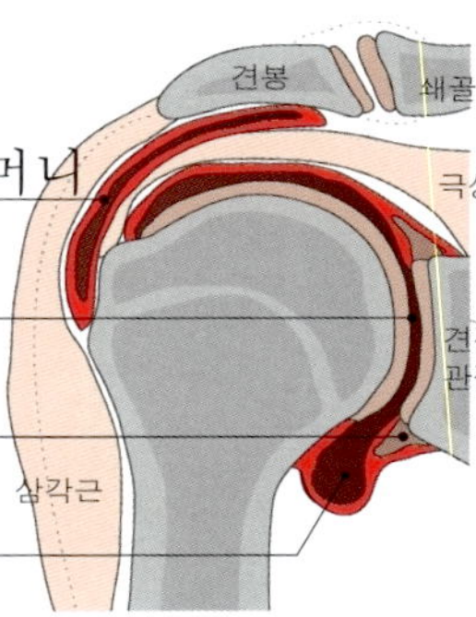

삼각근하낭

L-4 어깨세모근밑주머니

L-5 관절주머니

관절순

L-6 관절테두리

L-7 겨드랑오목

액와

L-8 겨드랑

※액와는 겨드랑이의 움푹한 곳. 전벽은 대흉근으로, 후벽은 광배근으로 이뤄진다. 상벽은 위팔뼈로 이뤄진다.

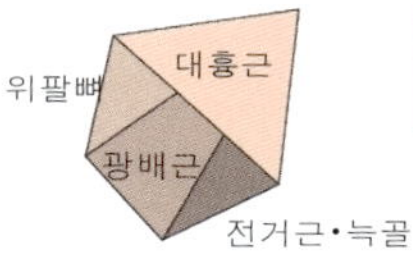

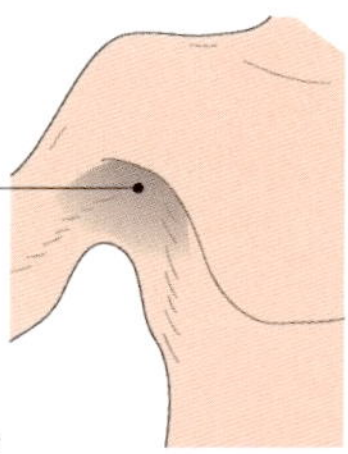

어깨관절은 인체의 관절 중에서 가장 가동 범위가 큰 반면 관절와가 작아 안정성이 부족한 이유로 탈구를 일으키기 쉽다. 그 때문에 오른쪽 페이지에 제시한 근육둘레띠라 불리는 네 개의 근육, 즉「견갑하근(내선)」,「소원근(외선)」,「극상근(외전)」,「극하근(외선)」의 건이 관절포와 연결되어 상완골두를 감싸서 견관절을 보강하고 있다.

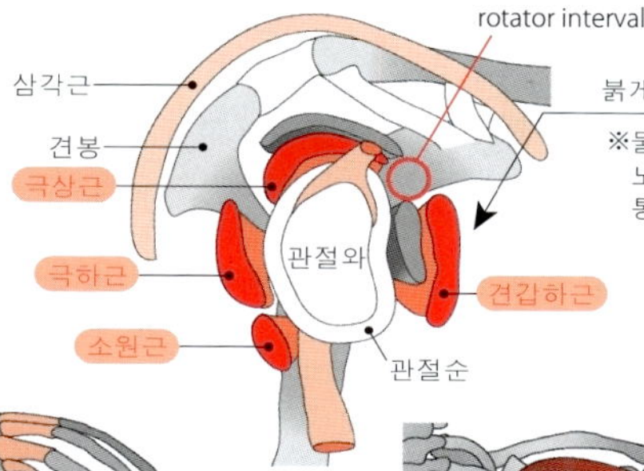

회선건판
근육둘레띠 L-9

※둘레띠는 평균 6~7mm의 두께로 강력하고 혈류 또한 풍부하다. 이 건판이 노화로 변성을 일으키면 흔히 말하는「오십견」즉, 견관절 주위염이 생겨 통증과 함께 위팔의 거상이 곤란해진다.

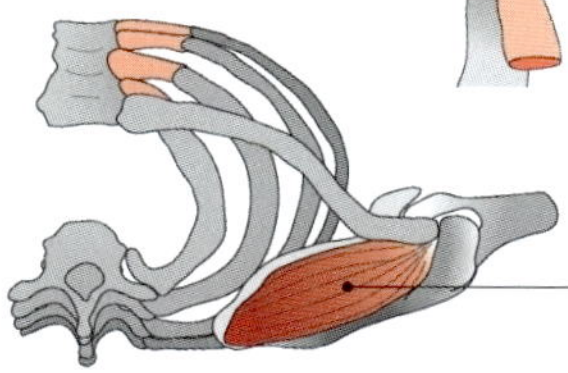

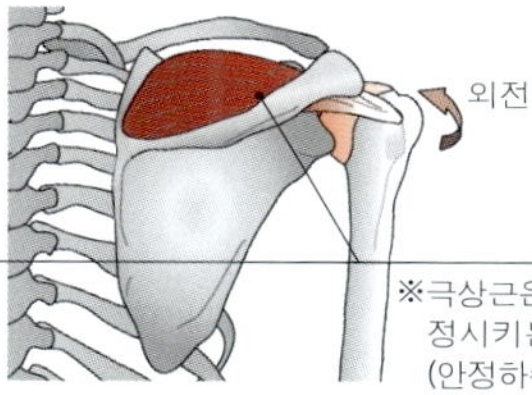

극상근
가시위근 L-10

※극상근은 위팔의 외전 및 관절와에 위팔뼈머리를 끌어당겨 안정시키는 기능이 있다. 힘을 쓰지 않고 팔을 축 늘어뜨렸을 때(안정하수시)에도 이 극상근계만은 항상 어깨관절 안정을 위해 긴장하고 있다. 극상근은 회선건판 중에서도 가장 부담이 크고 손상을 받기 쉽다.

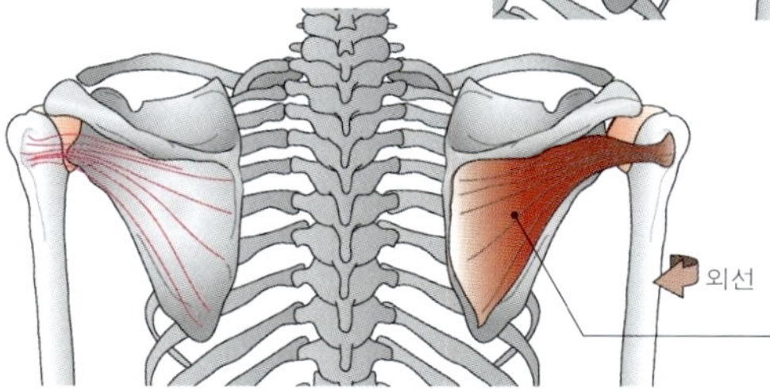

극하근
가시아래근 L-11

※위팔뼈의 외선근으로서는 가장 강력하며 어깨관절의 후방의 안정화를 위해 중요한 근육이다. 회선간판 중에서는 극상근 다음으로 손상을 받기 쉽다.

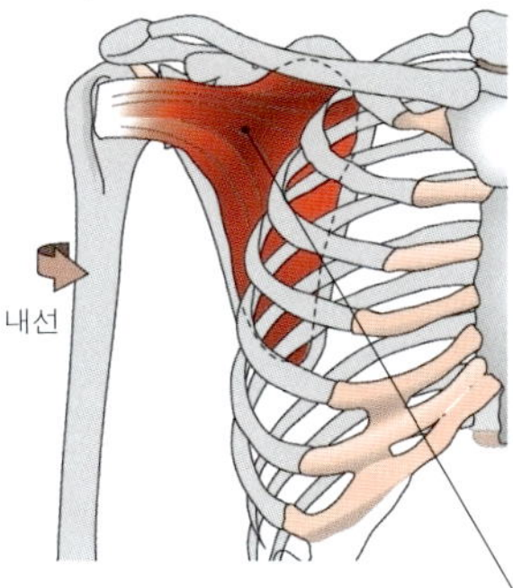

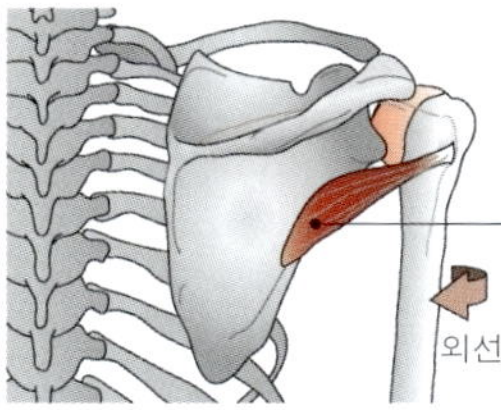

소원근
작은원근 L-12

※극하근과 소원근의 기능은 비슷하여 극하근의 기능을 돕는다. 두 개의 근육은 동시에 움직인다. 대원근의 경우 기능도 지배신경도 다르다(대원근은 견갑하신경, 소원근은 액와신경후지).

견갑하근
어깨밑근 L-13

※위팔의 내선, 내전, 신전을 담당한다. 광배골이나 대원근과도 기능은 비슷하지만 정지가 어깨관절에 더 가깝기 때문에 그다지 큰 힘을 낼 수는 없다.

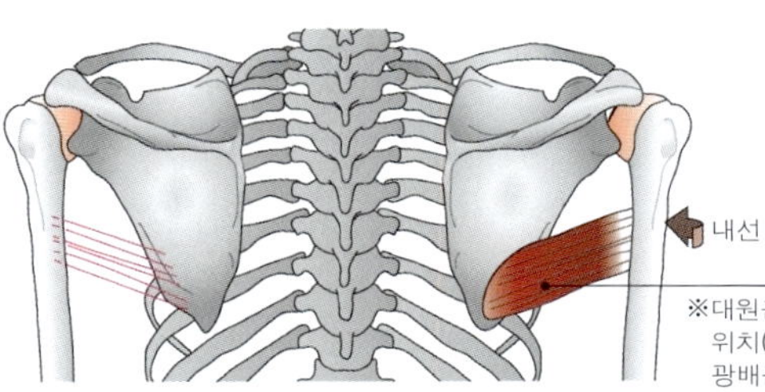

대원근
큰원근 L-14

※대원근은 견관절의 신전, 내전, 내선를 담당한다. 광배근과는 기능도 정지의 위치(위팔의 소결절릉)도 같아 광배근의「little helper」라 불리기도 한다. 광배근은 발생학적으로도 같은 기원.

L-1 pectoralis major◆

L-2 *sternalis*

L-3 latissimus dorsi◆

bursa는 「낭」. 활막으로 싸인 입구가 없는 주머니. 「활액낭」은 synovial bursa라고도 한다.

L-4 *subdeltoid bursa*◆

L-5 joint capsule◆

L-6 articular labrum, (복) labra◆

L-7 *axillary arch (recess)*

L-8 axilla◆

◆**pectoralis major 大胸筋** 라틴어 pectus「가슴(胸)」에서 유래.

◆**latissimus dorsi 廣背筋** dorsi「등쪽(背側)의」는 라틴어 dorsum「등(背)」의 속격. latissimus는 라틴어 latus「넓다」의 최상급. latus는 fascia lata「대퇴근막(大腿筋膜)」(철자의 의미로는 「넓은 근막」) 등의 「넓다」라는 뜻의 해부학 용어에 이용된다. 영어의 latitude「위도, 허용범위」, dilator「확장근」도 같은 어원.

◆**subdeltoid bursa 三角筋下囊** bursa의 복수형은 bursae. bursa는 라틴어로 「지갑, 봉투」의 뜻. 영어의 purse「지갑」도 b가 p로 변화한 파생어. 또한 이 의미로부터 bursar「대학 등의 회계담당, 출납계」나, purser「(여객선이나 여객기의 회계 · 수화물 · 표 등을 담당하는) 사무장, 남자 객실 승무원」이라는 말이 파생되었다. bursa는 거슬러 올라가면 그리스어 βύρσα「가죽주머니, 가죽으로 된 포도주를 넣는 주머니」가 기원.

◆**joint capsule 關節囊** articular capsule라고도 한다(p.60 칼럼 참조).

◆**articular labrum** labrum 단독으로도 「관절순(關節唇)」을 나타낸다. 라틴어 labrum「입술, 가장자리」에서 유래.

◆**axilla 腋窩** armpit 혹은 axillary fossa라고도 한다. 라틴어 axilla「어깨, 상완, 겨드랑이」에서 유래.

rotator cuff와 소맷부리, 커프스보턴과 혈압계 커프스

CUFF「소맷부리」

rotator cuff 회선건판(回旋腱板)에 사용되는 cuff란 「소맷부리, 커프스」의 뜻. 「선회근판」이 마치 소맷부리처럼 상완골 두를 싸고 있는 모양에서 연유한다. cuff라는 말 자체의 유래는 확실하지 않다. cuff link나 cuff button은 「커프스 버튼(영어에서 커프스의 스는 붙지 않는다)」. 소맷부리에 커프스(cuffs)를 붙이는 패션은 17세기 프랑스 궁정 귀족으로부터 시작되었다. 장식적인 커프스의 유행과 더불어 커프스를 고정하는 장식 버튼이 보급되었다고 한다.

또한 영어의 cuff에는 「바지의 접단, 수갑, 혈압계의 밴드」라고 하는 뜻도 있다.

참고로 cuffing이란 「소맷부리모양 백혈구 집합(감염이나 염증시 혈관 주위에 백혈구가 집합하는 것)」을 가리킨다.

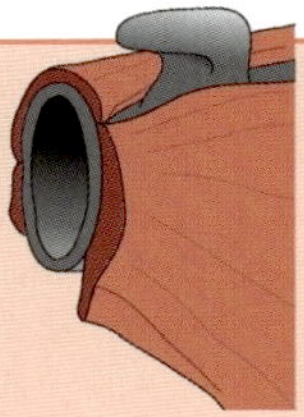
회선건판

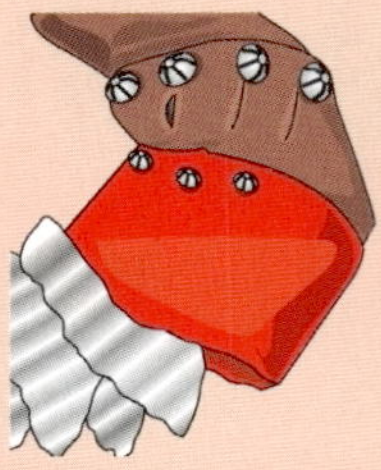
프랑스 귀족의 커프스 (프랑스어로는 커프스를 manchette라 한다)

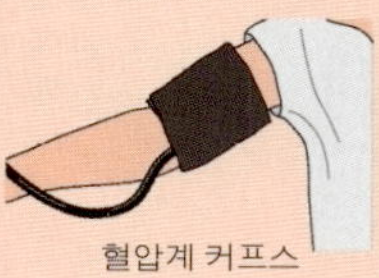
혈압계 커프스

어깨를 의미하는 shoulder는 게르만어 계통의 말로 「평평한 것」, 즉 「견갑골」에서 유래하는 것으로 추측되어진다. 영어의 shall의 과거형인 should의 경우 철자는 shoulder와 비슷하지만 발음도, 그 기원도 완전히 다르다. 그러나 should도 중세영어에서는 shoulde 슈우르드로 발음되었지만 시간이 지나면서 점차 슈우르드→슈르드→슈드와 같이 발음만 약해짐으로 인해 철자와 발음의 엇갈림이 발생하게 되었다.

- **rotator cuff 回旋腱板** musculotendinous cuff(musculo-「근육의」+tendinous「힘줄의」, 즉 「근육와 힘줄의 소맷부리」라는 뜻)라고도 한다. 영어 rotator는 「회전시키는 것」이란 뜻. 외선이나 내선을 실행하는 선회관계를 가리킨다. 영어의 rotation「회전, 교체, 로테이션」이나 rotary「회전식, 로터리(엔진)」 등도 유의어. cuff ⇒왼쪽 페이지의 칼럼을 참조.
- **teres major 大圓筋, teres minor 小圓筋** 라틴어 teres「둥글다」에서 유래. 하지만 대원근, 소원근 둘 다 외형도 단면도 둥글지 않다. 그러므로 teres가 tero「매끄럽게 하다, 닦다, 탈곡하다」에서 유래하는 탓에 「매끄러운」 표면의 근육으로 보는 견해도 있다. 덧붙여 성어(成魚)의 몸 단면이 둥근 「눈퉁멸」의 학명은 *Etrumeus teres* 이다.

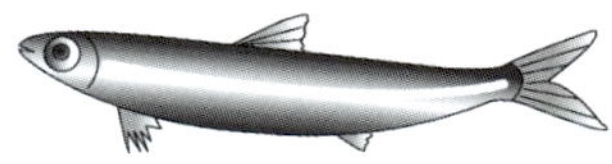

눈퉁멸
Etrumeus teres
눈의 표면은 투명한 막인 기름눈꺼풀로 덮여 있다.

rotator cuff (of shoulder)◆ L-9

supraspinatus L-10

supraspinatus 棘上筋은 肩甲棘 **spine of scapula**의 위(supra-)에 있는 근육이란 뜻. **infraspinatus 棘下筋**은 그 밑(infra-)에 있는 근육이란 뜻.

infraspinatus L-11

teres minor◆ L-12

subscapularis L-13

teres major◆ L-14

아우터 머슬과 이너 머슬

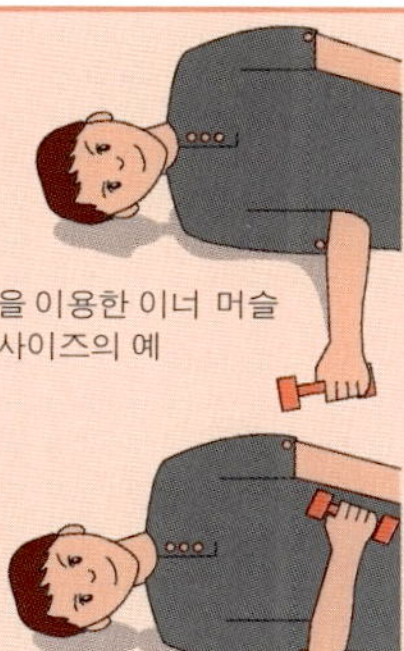

덤벨을 이용한 이너 머슬 엑서사이즈의 예

표층에서 만질 수 있는 근육을 아우터 머슬, 몸의 심층에 있는 근육을 이너 머슬로 분류하기도 한다. 견관절에서는 삼각근이나 대흉근이 아우터 머슬이며, 회선근판이 이너 머슬에 해당한다. 아우터 머슬이 큰 동작이나 파워를 발휘하는 직선적인 데 비해, 이너 머슬은 스핀의 동작 및 어깨로부터 팔이 빠지지 않게 지지하는 관절의 안정장치 stabilizer로서의 기능을 담당한다. 부하가 큰 아우터 머슬의 트레이닝은 가시적으로 근육이 발달함에 따라 그 효과가 쉽게 나타나지만 아우터 머슬만 단련하게 되면 근육의 불균형으로 인해 질병의 원인이 되기도 한다.

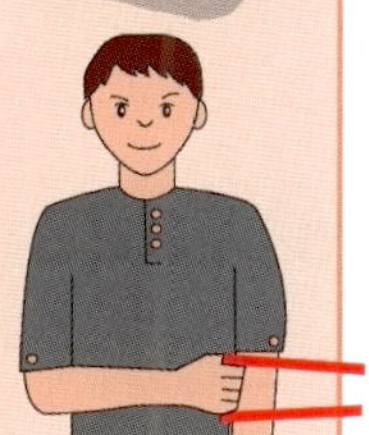

튜브를 이용한 엑서사이즈의 예

또한 어깨의 과도한 사용으로 인해 일어나는 증상의 하나로 impingement syndrome「어깨충돌증후군」이 있다. 어깨 충돌증후군이란 회전근개가 오구견봉궁의 앞쪽 구조인 견봉의 1/3, 오구견봉인대 및 견봉쇄골관절에 의해서 병적으로 눌리는 임상 현상을 가리킨다. 어깨 충돌증후군이 진행되면 견봉쇄골 인대와 견봉의 앞 1/3 하면에 골극이 형성되어 견봉하 출구를 더욱더 좁게 만든다.

이너 머슬의 트레이닝은 어깨 충돌증후군의 예방이나 재활요법, 그리고 배팅 · 피칭 등 선회의 움직임이 많은 야구와 같은 종목에 있어 균형 잡힌 근력 강화를 위해 이용된다. 흔히 근육 트레이닝 튜브와 고무 튜브를 이용하는 방법과 가벼운 덤벨을 사용하여 실행한다. 어깨의 이너 머슬의 하나인 극상근(棘上筋)은 노화와 더불어 쇠약해지기 쉬운 근육 중의 하나로 이 근육을 단련하는 것은 어깨 통증에 대한 예방 효과를 가진다.

M 위팔근

● 여기에서는 위팔의 근육 및 어깨관절의 인대에 대해서도 소개한다.
위팔근은 근간중격에 의해 복측근군(상완근, 상완이두근)과 배측(상완삼두근, 주근)으로 나눌 수 있다. 위팔근은 위팔뼈뿐 아니라 이 근간중격에서도 기시한다.

삼각근
M-1 어깨세모근

※어깨관절 중 가장 강력한 외전근. 물건을 들어올릴 때 중요한 역할을 담당. 삼각근은 기시·기능의 차이에 따라
쇄골부(전부)…굴곡, 수평굴곡, 내선
견봉부(중부)…외전
견갑극부(후부)…신전, 수평신전, 외선
으로 분류된다.
팔을 수평위로 들어 올릴 때에는 외전근으로서 움직이지만, 팔을 아래로 내릴 경우 내전근이 되기도 한다⇒p. 100「근육의 여러 작용」.
삼각근의 부착은 쇄골로부터 견갑골의 견봉, 견갑극을 걸쳐, 승모근의 부착 위치와 같다.
삼각근이 위팔을 외전시 승모근이 견갑골을 고정하여 무거운 물체를 들어 올리는 것이 가능해진다.
삼각근은 어깨관절을 감싸 충격을 흡수하는 보호의 역할도 한다.

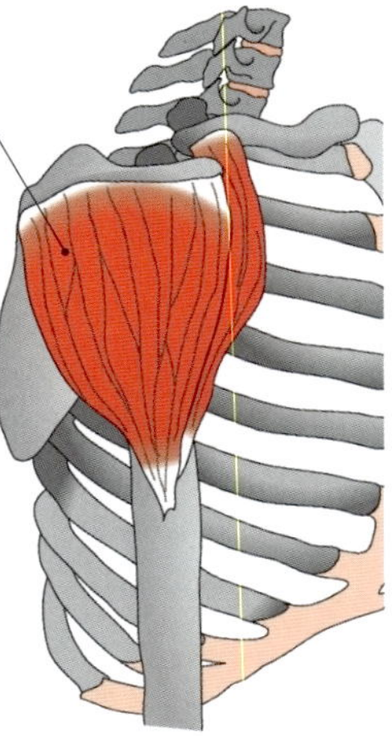

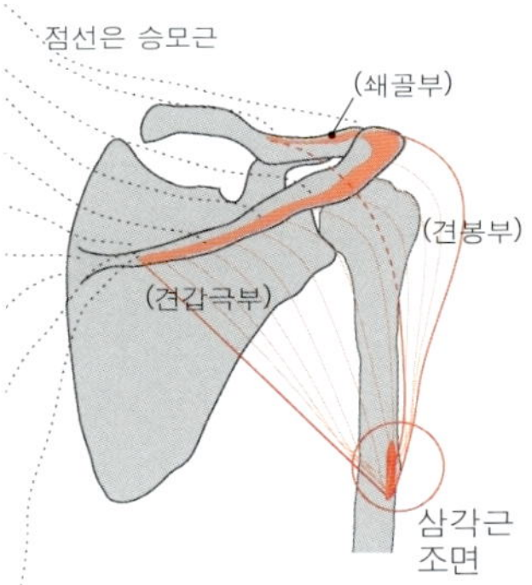

오훼완근
M-2 부리위팔근

※오훼완근은 비교적 작은 근육으로 견관절의 굴곡과 내전을 보조한다.

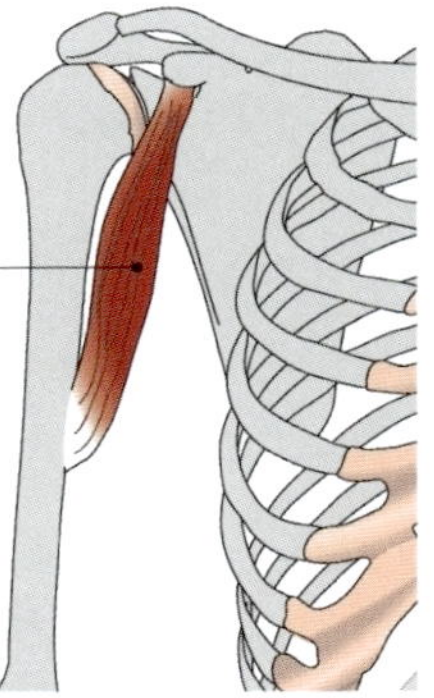

(상완삼두근)장두
M-3 (위팔세갈래근)긴갈래

(상완삼두근)외측두
M-4 (위팔세갈래근)가쪽갈래

(상완삼두근)내측두
M-5 (위팔세갈래근)안쪽갈래

상완삼두근
M-6 위팔세갈래근

※주관절에서 주요한 신근으로서 작용한다. 세 개의 근두로 구성되며, 이들은 공통의 건판을 만들어 척골주두에 정지한다.
상완삼두근은 팔굽혀펴기 동작에서 팔을 뻗을 때와 무언가를 팔로 누르는 동작을 할 때에 강력하게 움직인다.

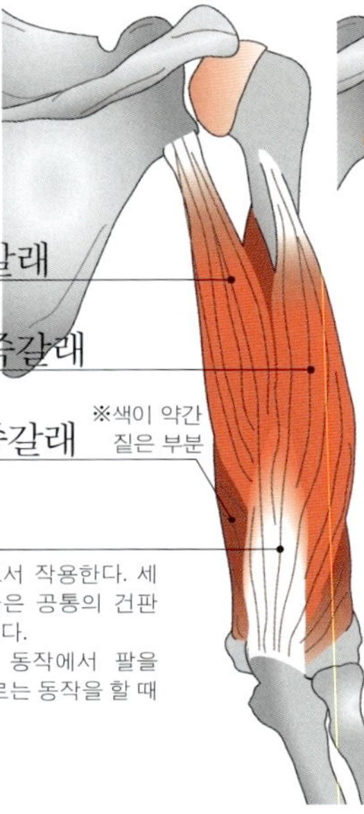

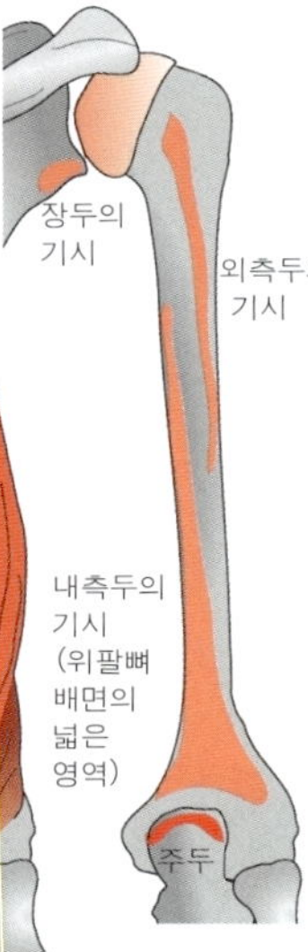

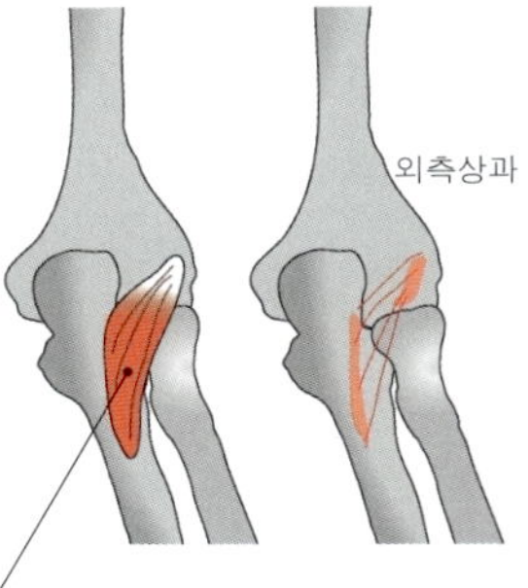

주근
M-7 팔꿈치근

※위팔의 신전을 담당하며 상완삼두근을 보조한다. 또한 관절포를 긴장시킴으로서 신전 중 관절포가 관절을 끌어들이지 않도록 한다.

주관절근
M-8 팔꿉관절근

※상완삼두근에서 관절포로 뻗는 섬유속.

상완이두근은 대퇴이두근(햄 스트링)처럼 근육 파열이나 단열을 일으키기 쉽다. 상완이두근은 팔꿈치를 굽힐 때, 상완삼두근은 펼 때 사용되므로 길항근의 관계이다. 길항근은 한 쪽이 수축할 때 완전히 이완하는 것이 아니라 다른 한 쪽도 반드시 움직이 고 있어 동작의 밸런스를 유지한다. 그러나 길항근과의 근력차가 크면 약한 쪽이 손상을 받기도 한다.

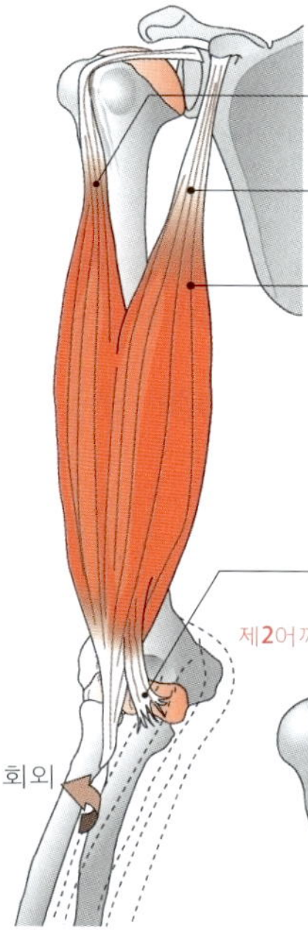

(상완이두근)장두
(위팔두갈래근)긴갈래 M-9

(상완이두근)단두
(위팔두갈래근)짧은갈래 M-10

상완이두근
위팔두갈래근 M-11

※주관절 중에서 가장 강력한 굴근으로 「알통」을 만드는 근육. 주관절의 굴곡시에는 전완의 회외근으로서 작용하기도 한다. 반대로 전완회내시에는 요골이 회전하여 정지부의 요골조면이 어긋나므로 굴곡력이 약해진다. 위팔에서 시작되어 전완을 회선하는 근육에서 상완이두근과 같이 강력한 회외근은 있어도 강력한 회내근은 없다. 상완이두근은 그 부착 위치로부터 위팔근과 함께 스피드에 유리한 근육 spurt muscle로 분류된다.

상완이두근건막
위팔두갈래근널힘줄 M-12

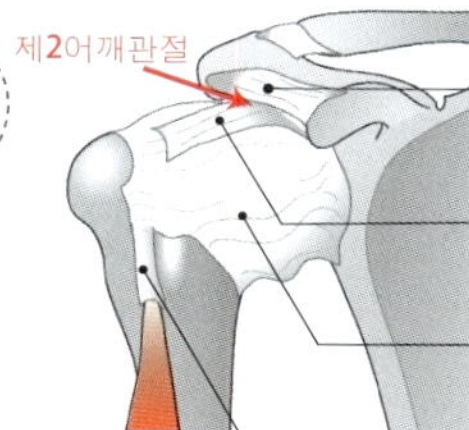

오훼견봉인대
부리봉우리인대 M-13

오훼상완인대
부리위팔인대 M-14

관절상완인대
오목위팔인대 M-15

결절간활액초
결절사이힘줄집 M-16

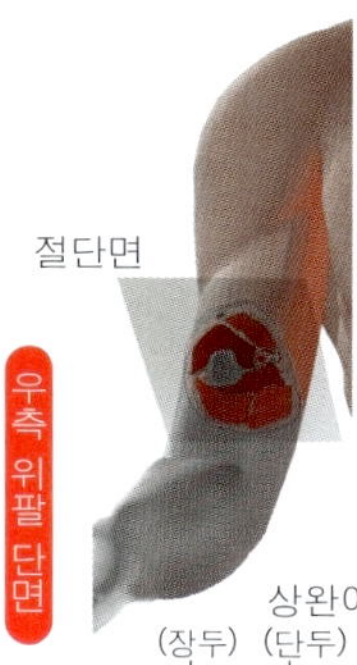

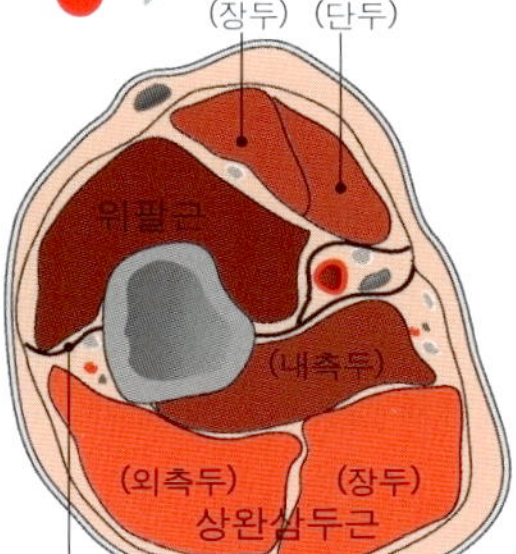

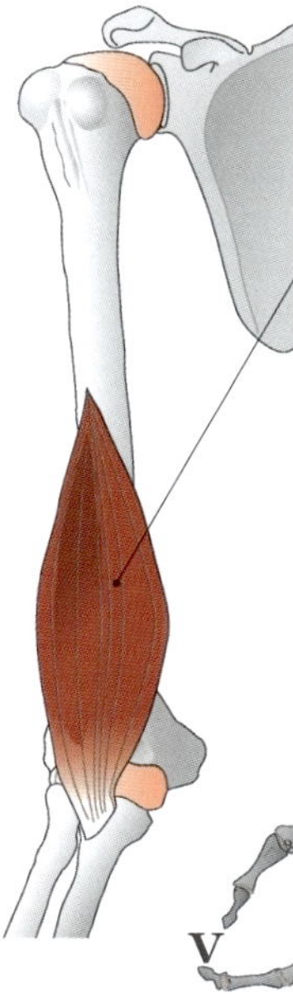

상완근
위팔근 M-17

※주관절의 굴근. 전완을 회외 · 회내시켜도 그다지 움직이지 않는 척골에 부착되어 있어 상완이두근과는 달리 회내시에도 굴곡력이 약해지지 않는다.

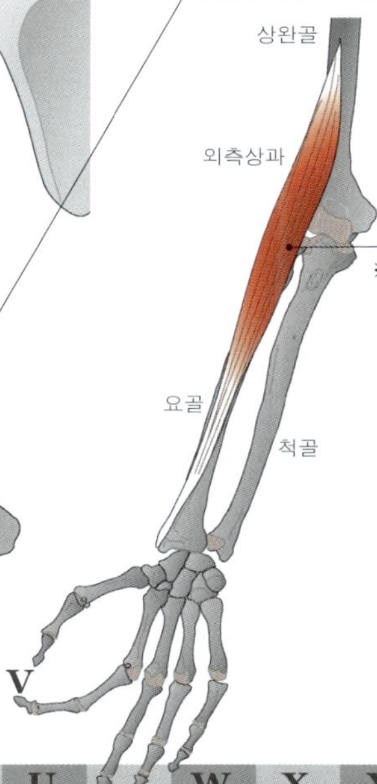

완요골근
위팔노근 M-18

※뼈의 원위단에서 시작되어 다른 뼈의 원위단에 정지하는 유일한 근육. 상완골외측이 기시라면 보통 신근이지만 이 근육만은 예외적으로 굴근이 된다. 또한 외측상과로부터 요골에 정지하는 위치 관계인 탓에 전완회외위에서는 회내운동, 전완회내위에서는 회외운동을 담당한다.

순발력이 강한 spurt muscle(상완이두근과 상완근이 포함된다)에 비해 완요골근은 역학적 관점에서 효율적으로 작용하는 shunt muscle로 분류된다. 또한 부하가 걸리지 않는 주관절의 굴곡에서는 거의 움직이지 않고 오히려 부하가 걸리는 긴급시에 활동하기 때문에 emer gency muscle로도 불린다.

V

M Muscles of Arm

● arm은 일반적인 영어로 아래팔이나 위팔 양쪽 모두를 가리키지만, 해부학적으로는 어깨로부터 팔꿈치까지의 사이 부분을 가리킨다.

M-1 deltoid◆

M-2 coracobrachialis

M-3 *long head*

M-4 *lateral head*

M-5 *medial head*

M-6 triceps brachii◆

M-7 anconeus◆

M-8 *articularis cubiti*

◆**deltoid 三角筋** 그리스어 문자Δ델타에 eidos(∼와 유사하다)가 붙은 것. 델타는 과학 용어로서는 α, β, γ, δ…처럼 차례를 붙이는 명칭에서 흔히 볼 수 있다. 예: delta rhythm「δ(델타)파」(뇌파의 일종), delta fibers「델타 섬유」(신경 섬유의 일종), delta cell of pancreas「D세포)」 등이 있다.

◆**coracobrachialis 烏喙腕筋, coracoacromial ligament 烏喙肩峰靭帶** coraco-는 **coracoid process** 오훼돌기(**烏喙突起**)를 가리킨다. p.48「오훼쇄골인대(烏喙鎖骨靭帶)」의 항목을 참조.

◆**triceps brachii 上腕三頭筋, biceps brachii 上腕二頭筋** tri-는 3을, bi-는 2를 나타내는 접두사. ceps는 라틴어의 caput「머리〔頭〕」. brachii는 라틴어 brachium「팔뚝〔腕〕」의 속격.

◆**anconeus 肘筋** 그리스어의 ἀγκών「구부러진 것, 팔꿈치〔肘〕」의 뜻. 영어의 anchor「닻」도 동근어(同根語)로, 닻은 구부러짐이 확연하다.

상완근과 브라키오사우르스 교정기구와 bracelet

BRACHIO-「팔뚝〔腕〕」

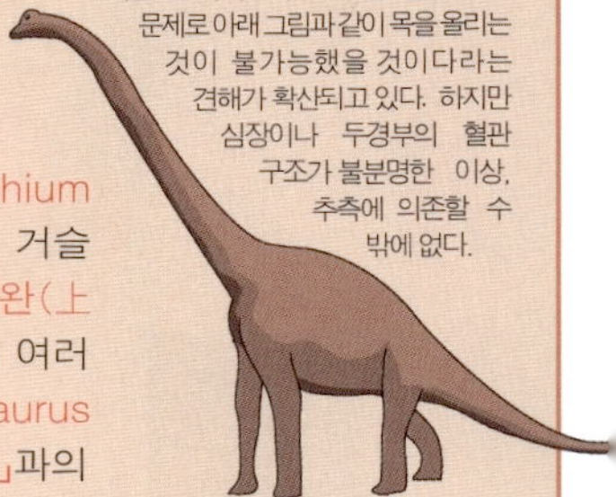

브라키오사우르스

※최근 브라키오사우르스는 혈압 등의 문제로 아래 그림과 같이 목을 올리는 것이 불가능했을 것이다라는 견해가 확산되고 있다. 하지만 심장이나 두경부의 혈관 구조가 불분명한 이상, 추측에 의존할 수 밖에 없다.

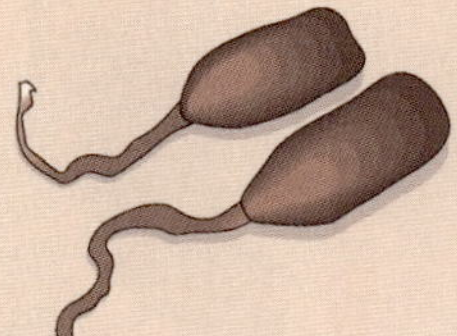

개맛

brachialis 상완근은 라틴어 brachium「팔뚝〔腕〕」으로부터 파생한 말이지만, 거슬러 올라가면 그리스어의 βραχίων「상완(上腕), 어깨」에 다다른다. 이 어휘로부터 여러 가지 과학용어가 생겨났다. brachiosaurus「브라키오사우르스」는 σαῦρος「도마뱀」과의 합성어인 「팔도마뱀」이란 뜻으로, 앞다리(바꿔 말하면 팔)가 뒷다리보다 긴 것에서 연유한다. 이것은 용각류(龍脚類)에서는 드문 경우이다. 덧붙여서 그리스어의 βραχίων는 그리스어 βραχύς「짧다」에서 유래한다(팔뚝과 비교해서 위팔이 짧기 때문이라는 설도 있지만, 브라키오사우르스의 명명자는 그 유래까지 고려하지는 않았을 것이다).

또한 brachiopod「완족류(腕足類)」는 개맛, 꽈리조개를 가리킨다. 이름은 '맛'이지만 조개와는 전혀 다른 종으로, 지금은 종류도 적지만 고생대에는 이매패류보다 더 번창하였다. 이매패류가 몸의 좌우에 껍질을 갖는데 비해, 완족동물은 몸의 전후(배 · 등)에 비대칭의 껍질을 가진다.

라틴어 brachium이 프랑스어 bras를 거쳐 영어로 정착한 것이 brace「버팀대로 받치다, 버팀대」로 「(정형외과용)교정기구」나 「수평직 교재의 각도 변형을 막기 위하여 그 귀에 빗대는 짧은 수평사재」라는 의미도 생겨났다. 또한 bracelet「팔찌」도 같은 파생어이다.

arm이 해부학적으로는 어깨로부터 팔꿈치까지의 사이 부분을 가리키기 때문에 팔꿈치로부터 손목관절부까지는 해부학적으로 forearm「전완(前腕)」이라고 한다. 상완 즉 위팔의 한정적 표현은 upper arm이며, 전완 즉 아래팔은 lower arm이라 한다.

◆**glenohumeral ligaments 關節上腕靭帶** 그리스어의 γλήνη는 「안구(眼球)」의 뜻. 「얕고 움푹한 곳」, 그리고 「관절와(關節窩)」로 바뀌었다.

◆**brachioradialis 上腕橈骨筋** 라틴어 radius「한 점에서 발사되는 빛, 방사선, 차바큇살」→「요골(橈骨)」에서 연유.

팔과 스페인 무적함대, 경보와 아르마딜로와 콩벌레

ARM「팔」

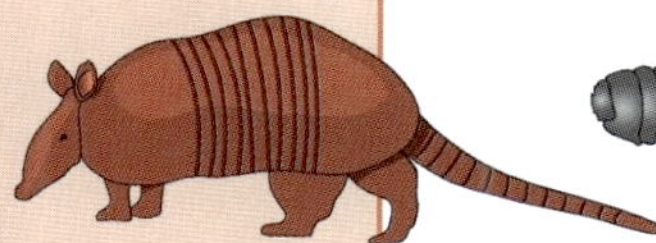

아르마딜로

arm은 게르만계의 어휘로, 거슬러 올라가면 인도유럽조상어인 *armo-「모두 연결시키다, 맞추다」에서 유래한 것으로 짐작된다. 이 같은 인도유럽조상어로부터 라틴어의 armus「어깨」, 즉 「신체의 이은 부분」이 생겨났고, 신체를 보호하기 위해 딱 맞추는 것으로 arma「무기, 갑옷」, 그리고 「전쟁」이란 의미로 발전되었다. 그리고 이 라틴어로부터 영어의 arms「무기」가 파생되었다. 영어의 arm「팔」과 arms「무기」는 별도의 경로이지만 기원은 같다. 「무기」의 arms가 항상 복수형인 것은 옛날 라틴어의 arma 자체가 복수 중성명사로 사용되었던 것에 기인한다고 추측할 수 있다. 그러나 후기 라틴어에서의 arma는 단수 여성명사로 취급되었다(이것은 어미가 -a이므로 혼동되었기 때문이라 여겨진다). 영어의 arms에도 단수형이 18세기 무렵 나타났지만 결국 정착되지 않았다.

덧붙여 남미의 armadillo「아르마딜로」도 라틴어 arma의 축소사(縮小詞)가 스페인어를 경유한 말. 「작은 갑옷으로 무장했다」라는 뜻. 또한 아르마딜로와 같은 형태를 한 콩벌레의 학명도 ***Armadillidium***라 한다. armada「함대」도 스페인어를 경유한 말. 특히 the Armada라 하면 「스페인 무적함대, 아르마다」를 가리킨다. 또한 프랑스어를 거친 말로는 영어의 armor「무기, 갑옷」, army「육군」이 있다. 또한 alarm「경보, 경종, 놀라움」은 원래 이탈리아어로 a「~에」+le(정관사)+arme「무기」→all'arme! 「무기를 쥐어라! 전투준비!」라는 뜻. 여러 나라를 거치면서 여러 가지 영어 어휘를 낳았다.

그 외에 인도유럽조상어인 *armo-로부터 그리스어의 ἁρμός「이은 곳, 결합, 관절」이 생겨났고 harmony「조화, 하모니」라는 말로 발전하게 되었다. 여기에 φιλία「사랑, 애호」가 붙으면 philharmonic「음악 애호의, 교향악단의」라는 영어가 된다.

long head M-9

short head M-10

biceps brachii◆ M-11

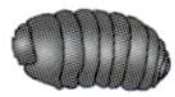

콩벌레
Armadillidium vulgare

bicipital aponeurosis M-12

coracoacromial ligament◆ M-13

coracohumeral ligament M-14

(복)*glenohumeral ligaments*◆ M-15

intertubercular tendon sheath M-16

brachialis◆ M-17

brachioradialis◆ M-18

규칙 파기의 상완요골근

BrachioRadialis

이 근육은 아래팔의 굴근이지만 외측 상과가 기시로, Breaking Rule muscle「규칙 파기의 근육」이라 할 수 있다. 또한 전완의 회외(回外)·회내(回内)의 중간위치, 즉 엄지가 위를 향할 때에 강력하게 움직이는 굴근 이므로 Beer Raising muscle 「맥주를 들어 올리는 근육」이라는 별칭이 있다.

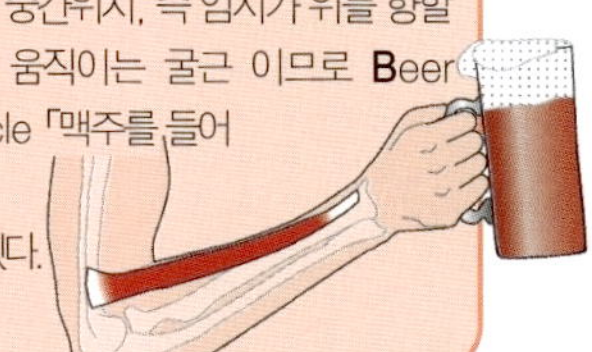

N 아래팔근〈회외 · 회내근〉

● 여기에서는 아래팔근육 중에서 회외·회내에 관련한 근육을 다룬다. 또한 주관절의 인대에 관해 도시한다.

방형회내근

N-1 네모엎침근

※아래팔을 회내시킨다. 드라이버로 나사를 빼낼 때에 방형회내근이 움직인다. 또한 투수가 슈트볼을 던질 때에도 이 근육이 활약한다.

회내근

N-2 손뒤침근

※아래팔을 회외시킨다. 드라이버로 나사를 끚을때에 사용된다. 주관절 굴곡시 아래팔이 회외할 때에 회외근은 움직이지 않고 오히려 상완이두근이 움직인다.

원회내근

N-3 원엎침근

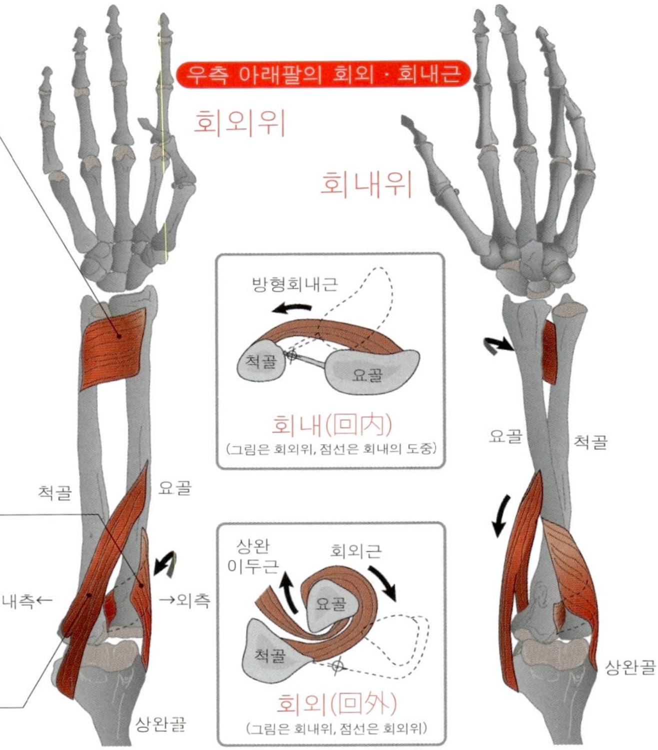

전완골간막

N-4 아래팔뼈사이막

※요골과 척골의 골체를 연결하고 요골의 골간연에서 척골의 골간연으로 통과하는 얇은 섬유성 막.

사삭

N-5 빗근

〔주관절을 구성하는 세 개의 관절〕

완척관절

N-6 위팔자관절

※상완골과 척골 상이의 관절.

완요관절

N-7 위팔노관절

상요척관절

N-8 몸쪽노자관절

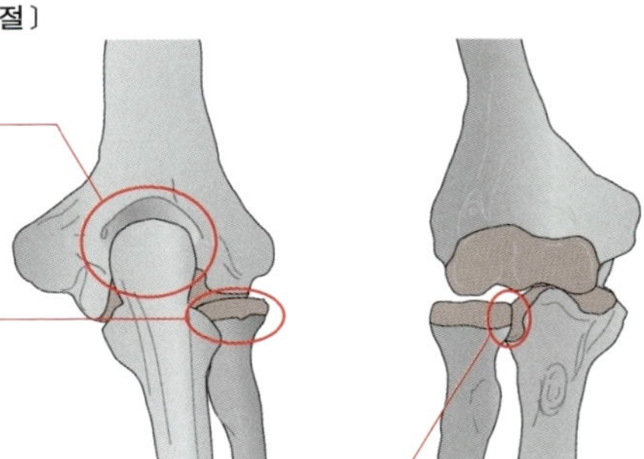

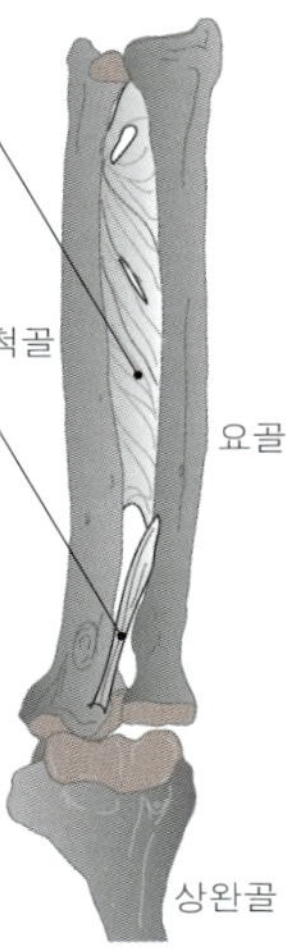

주관절 반대측의 외측측부인대는 그다지 손상을 받지 않는다. 차축관절로 요골두가 요골윤상인대내에서 회전한다. 「경첩관절」로 굽힘과 펴는 운동만을 행한다. 아래팔이 외측으로는 굽혀지지 않도록 외전을 막는 역할을 내측측부인대가 담당. 투구 동작을 반복하는 스포츠에서는 이 인대에 손상이 가해지는 경우가 많다.

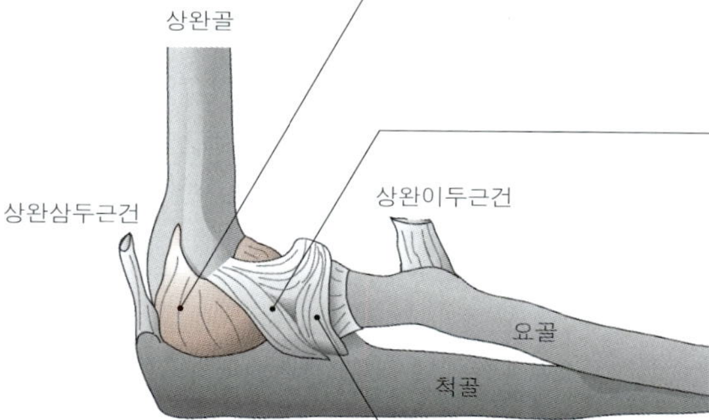

관절낭
관절주머니 N-9

※관절을 감싸는 주머니. 내부는 「활액」으로 차 있다.

외측측부인대
가쪽곁인대 N-10

※주관절의 외측 인대. 「외측측부인대」라는 명칭은 슬관절 인대에도 사용된다.

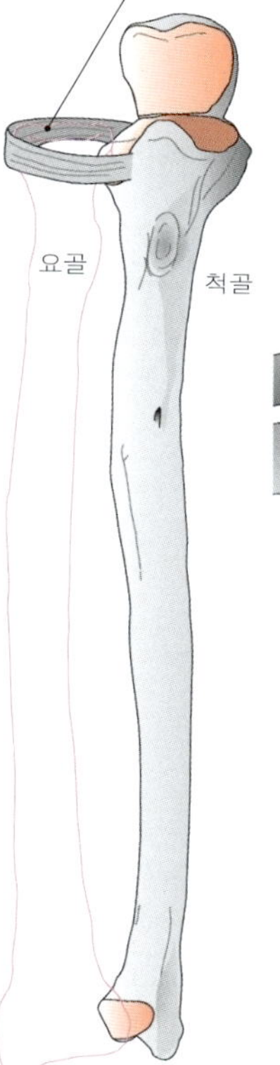

요골윤상인대
노뼈머리띠인대 N-11

※요골의 회외 · 회내시에 요골두는 요골윤상인대내를 회전한다. 유아의 손을 갑자기 당기거나 비틀 때 생기는 「팔이 빠진 상태」는 「요골윤상인대로부터 요골두가 벗어난 것(아탈구).

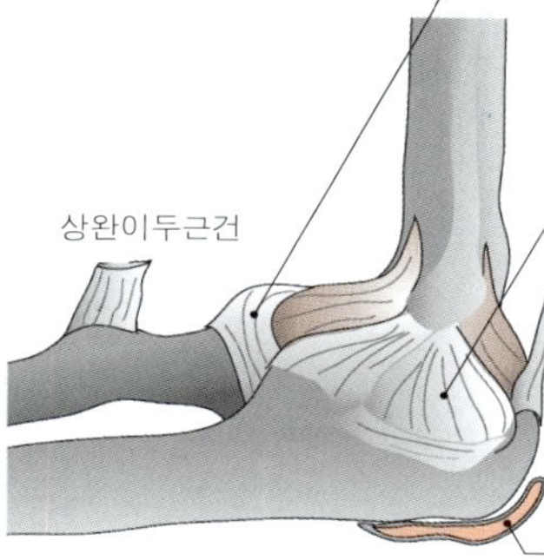

내측측부인대
안쪽곁인대 N-12

※주관절의 내측의 강한 인대. 투구동작의 과도한 반복으로 인해 이 인대에 미세한 단열이 생기고 염증을 일으키기도(내측측부인대염) 한다. 이른바 「야구투수팔굼치」의 원인의 하나.

주두피하낭
팔꿈치피부밑주머니 N-13

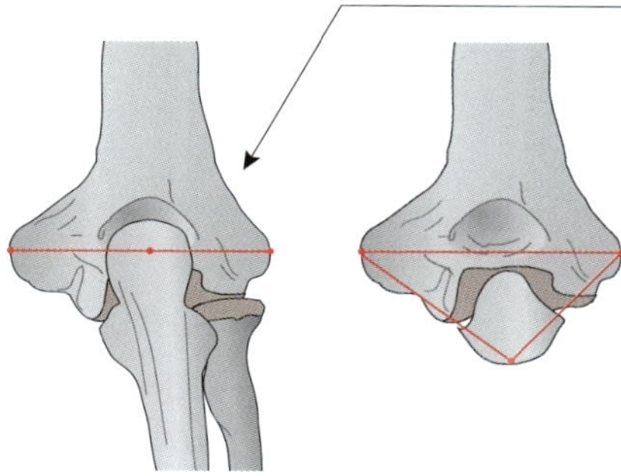

휴터선 N-14

※위팔을 신전시켰을 때 상완골 상과와 주두의 첨을 잇는 직선. 휴터(독일의 외과의사, 1838~1882-역자주)

휴터삼각 N-15

※90° 굴곡위에서 내 · 외측상과와 주두와의 사이에 생기는 이등변 삼각형.

Muscles of Forearm <rotator>

N-1 pronator quadratus◆

요골(橈骨)의 橈는 「휘다」란 의미. 이 「휨」은 회내시 척골에 부딪히지 않기 위해 중요하다. 만약 직선모양이라면 회내가 불가능하다.

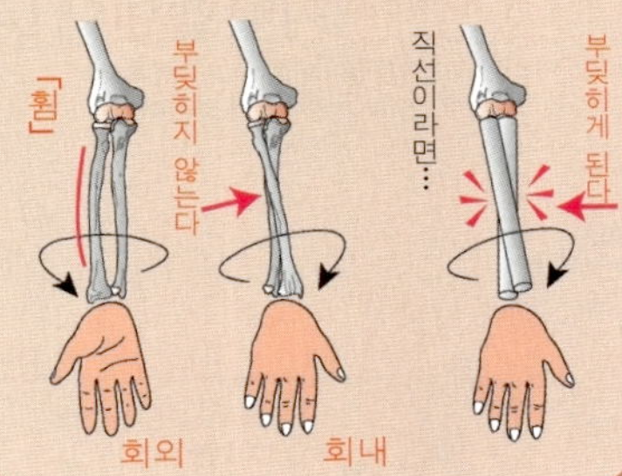

N-2 supinator◆

N-3 pronator teres

※of forearm는 antebrachial라는 형용사로 바꿀 수도 있다.

N-4 interosseous membrane of forearm

N-5 *oblique cord*◆

N-6 *humeroulnar joint*◆

N-7 *humeroradial joint*

N-8 *proximal radioulnar joint*◆

◆**pronator quadratus 方形回内筋, pronator teres 円回内筋** pronator 회내근(回内筋)은 라틴어 prono「앞으로 굽히다」에서 유래한다. 영어의 prone「~하는 경향이 있는, 엎드린, 내리막의」도 동근어(同根語).

◆**supinator 回外筋** 라틴어 supino「뒤로 굽히다」. 이것은 sub-「아래에」에서 유래한다. 영어의 supine「반듯이 드러누운, 손바닥을 위로 향한」도 동근어(同根語). 영어의 spin「젓다, 돌리다」는 게르만어계의 어휘로 유래가 전혀 다르다.

◆**oblique cord 斜索** cord는 라틴어 chorda「선, 로프」에서 유래. 영어의 chord「현, 화음」과 cord는 약간 쓰임새가 다르지만 동근어(同根語). 사삭은 Weitbrecht cord라고 부르기도 한다.

◆**humeroulnar joint 腕尺関節, proximal radioulnar joint 上橈尺関節** ulnar는 「척골의」라는 의미의 형용사. 그리스어 ὠλένη「팔꿈치, 팔꿈치에서 손까지의 팔」에서 유래한다. olecranon「주두(肘頭)」도 유의어.

◆**joint capsule 関節嚢** 라틴어 capsula「작은 용기」에서 유래.

◆**lateral(radial) collateral ligament 外側側副靭帯, medial (ulnar) collateral ligament 内側側副靭帯** collateral은 라틴어 col-「모두」+latus「측면의」. 해부학 용어에서 「부행(副行)의」, 「측부(側副)의」라는 의미로, 그리고 부행하는 혈관이나 신경의 「측부지(側副枝)」를 가리킨다. 영어로 collateral은 「부수적인, 보조적인, 2차적인」라는 형용사와 「근저당, 담보 물건」이라는 의미의 명사로 사용되고 있다.

관절낭과 캡슐, 잡다

CAPSA「상자」

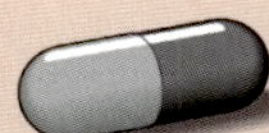

joint capsule 관절낭의 capsule 「캡슐」은 라틴어 capsula「작은 용기」에서 유래. capsule는 「피막, 칼집, 주머니」를 가리키는 여러 가지 명칭에 사용된다 (Bowman capsule「보우만주머니」 등).

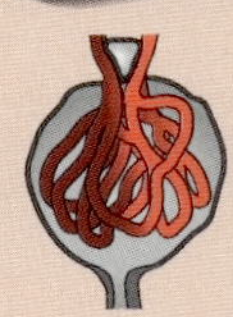
보우만주머니

capsule은 라틴어 capsa「상자」의 축소사. 이 단어로부터 영어의 case「상자, 케이스」, casement「테두리가 붙은 열림창」이 생겨났다. 또한 capsa는 라틴어 동사인 capio「잡다」가 명사화한 것으로, 이 capio로부터 capacity「여유, 용적, 용량」이라는 말과 capacitor 「축전지, 콘덴서」가 파생되었다.

elbow「팔꿈치」의 el-은 그리스어의 「팔꿈치」와 같은 기원이다. bow는 「활」이지만 원래 「구부리다」라는 의미가 있으며 팔꿈치도 팔을 굽히는 곳이다. 「머리를 숙이다, 절」의 bow와도 동근어(同根語). bowl「사발」은 철자가 비슷하지만 어근은 달라 「부풀다」라는 뜻을 가진다. bowl은 ball과 동근어(同根語).

테니스 팔꿈치, 골프 팔꿈치, 야구 팔꿈치

각종 팔꿈치의 상해

팔의 운동이 중요한 역할을 하는 스포츠 종목의 경우 팔꿈치의 과로로 인한 상해가 발생하기 쉽다. 스포츠에 따라서 테니스 팔꿈치, 골프 팔꿈치, 야구 팔꿈치, 투창 팔꿈치 등으로 불리며 다양한 원인을 내포하고 있다.

그 원인 중의 하나인 상완골 내측상과염은 전완의 굴근과 회내근의 과도한 사용으로 인해 팔꿈치 내측상과 부근의 힘줄과 활막의 염증을 유발하여 팔꿈치 안쪽에 통증을 느낀다. 전완의 굴근을 혹사시키는 스포츠에서 흔히 볼 수 있다. 「골프 팔꿈치」나 「야구 팔꿈치(내측형)」, 포핸드가 잦은 테니스 플레이어에게 자주 발생하기 때문에 「포핸드 테니스 팔꿈치」로도 불린다.

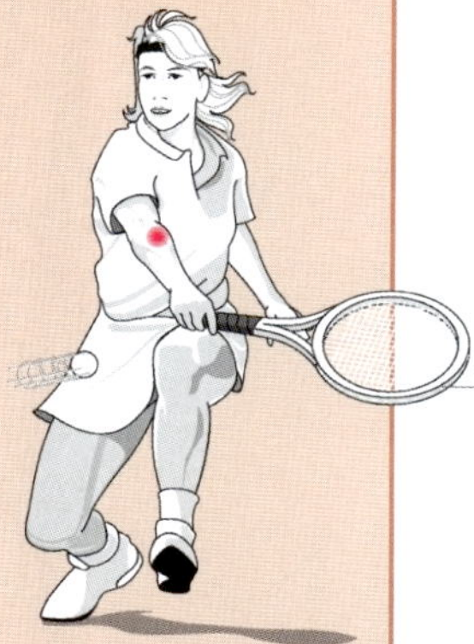

테니스 팔꿈치

백핸드의 사용과다로 발생하는「테니스 팔꿈치」는 상완골 외측상과염으로 팔꿈치 바깥쪽에 통증을 느낀다. 전완의 신근과 회외근의 과도한 사용으로 인해 외측상과 부위에서 힘줄 등이 염증을 일으키는 질환이다. 수작업이 많은 직업에서 흔히 나타난다.

일반적으로 상완골 내측상과염을 「골프 팔꿈치」, 상완골 외측상과염을 「테니스 팔꿈치」라 부르기 때문에 골프로 상완골 외측상과염에 걸려도 「테니스 팔꿈치」라 한다.

예방책으로는 과로를 피함과 동시에 팔뚝의 스트레치나 근력 강화, 팔뚝의 테이핑도 유효하다. 야구 팔꿈치는 잘못된 폼에서 그 원인을 찾을 수 있으며, 테니스의 경우 맞지 않는 무거운 라켓도 원인의 하나이다.

또한 뼈가 성장 단계인 아이가 무리한 폼으로 투구하거나 과잉 투구를 반복할 경우 내측 상과 부근의 성장 연골에 금이 가거나 박리 골절이 생기기도 하는 데 이를 「리틀리그 팔꿈치」라 하며, 이때 분리된 뼈를 「관절내 유리체」라 한다. 리틀리그 팔꿈치의 증상이 나타나면 무리하지 않고 조기에 치료하는 것이 중요하다.

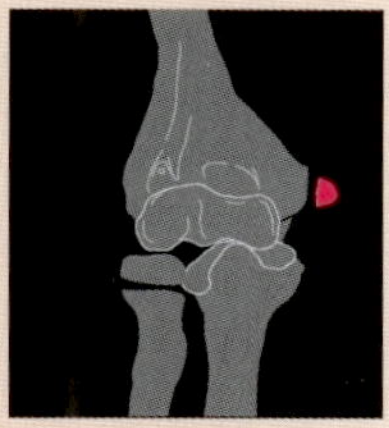

관절내 유리체(붉은 부분)

joint capsule◆ N-9

※joint는 articular 로 바꿀 수 있다.

lateral collateral ligament N-10

※별칭 radial ～

anular ligament of radius N-11

medial collateral ligament◆ N-12

※별칭 ulnar ～

bursa of olecranon N-13

Hüter's line N-14

Hüter's triangle N-15

아래팔〈굽힘근(굴근)〉

일반적인 해부도의 경우 손목은 아래를 향하지만 아래 장측의 전완 그림은 자신의 팔과 비교하기 쉽게 상방으로 나타내었다.

요측수근굴근

o-1 노쪽손목굽힘근

※손목 중에서 가장 강력한 굽힘근. 특히 전완의 회외시 작용한다. 또한 손목의 요굴도 실행. 바벨이나 덤벨로 굽히고 펴는 「리스트컬(Wrist Curl)」 운동은 이 근육의 훈련에 적합하다.

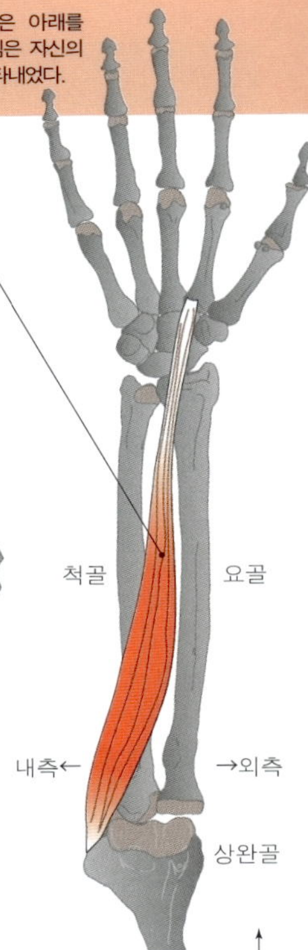

수장건막

o-2 손바닥널힘줄

※장장근의 건으로 손바닥에 부채꼴모양으로 퍼져있다. 손바닥의 혈관과 신경은 모두 수장근막의 안쪽을 지나므로 물건을 쥐어도 직접적으로 혈관 등이 압박받지 않는다.

장장근

o-3 긴손바닥근

※주먹을 쥘 때에 손목에서 가장 눈에 띄는 건이 장장근의 건. 장장근은 빈번하게 결여하거나 반대로 중복이 생기기도 한다. 결손되더라도 다른 굽힘근이 있기 때문에 지장은 없다. 또한 장장근이 결손해도 수장건막은 존재 한다.

야구선수의 과도한 피칭으로 인해 주관절의 내측측부인대(⇒ p. 59)에 단열이 생기기도 한다. 이러한 경우 본인의 장장근건을 내측측부인대에 이식하는 수술을 통해 선수 생명을 연장할 수가 있다. 이 수술은 1974년 당시 LA다저스의 토미 존이라는 투수에게 최초로 시술되어 「Tom- my John surgery」로도 불린다.

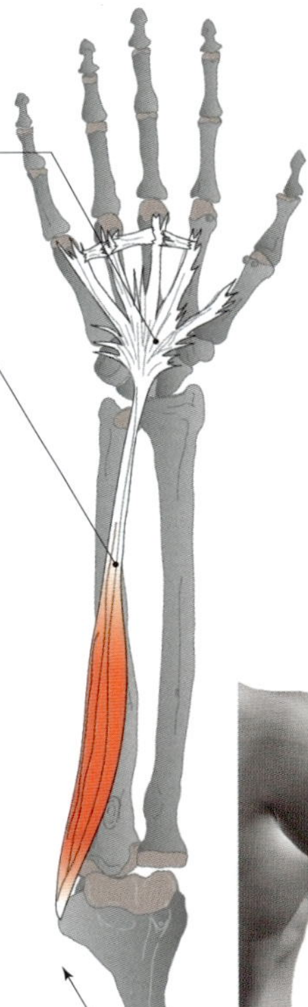

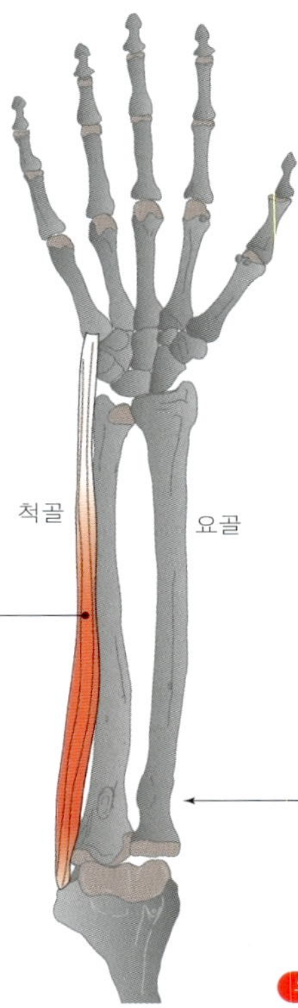

척측수근굴근

o-4 자쪽손목굽힘근

※손목의 굴곡 및 손목의 척굴도 담당한다. 척측수근굴근은 전완표층의 가장 안쪽에 있어 전완의 전면에서도 관찰 가능.

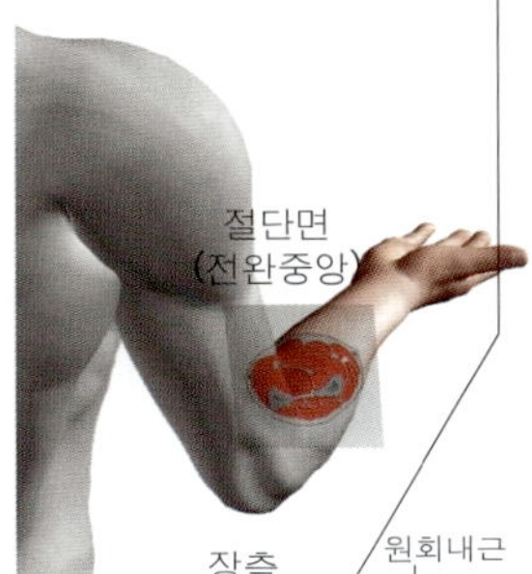

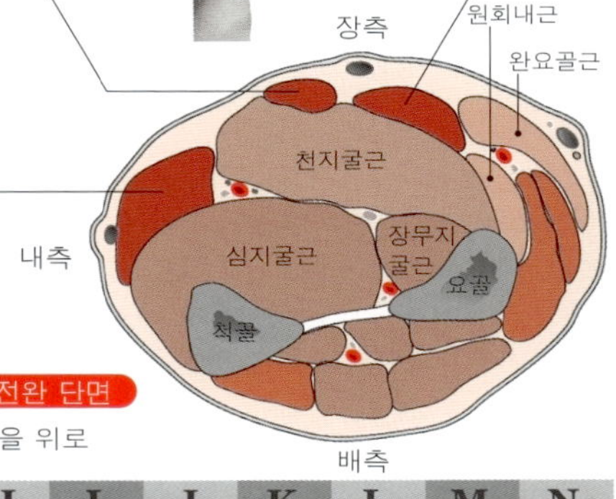

우측 전완 단면

장측을 위로

손목을 움직이는 외재성의 근육에는 굽힘근이 3개, 폄근이 3개 모두 6개의 근육이 있다. 굽힘근은 모두 상완골의 내측상과에, 폄근은 외측상과에 근육의 기시가 있다. 또한 손가락을 움직이는 외재성의 근육도 손목을 통과하기 때문에 약하기는 해도 손목의 움직임에 관여하고 있다.

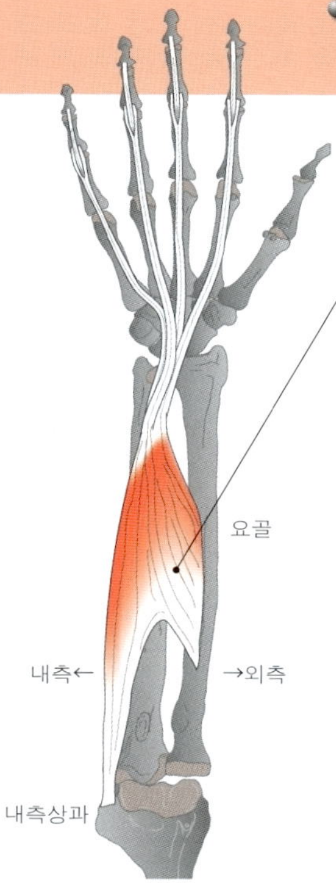

천층

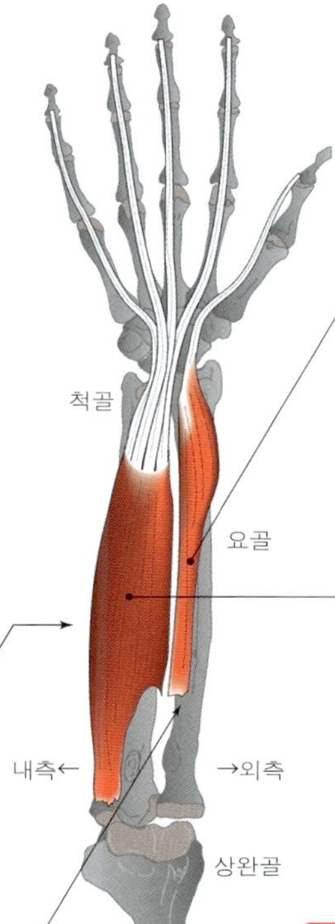

심층

천지굴근

얕은손가락굽힘근 o-5

※손가락의 굴근은 천지굴근과 심지굴근뿐이다. 손목의 굴근에도 기능한다. 물건을 잡을 때에 강력하게 작용한다.

장무지굴근

긴엄지굽힘근 o-6

※엄지손가락의 굴근.

심지굴근

깊은손가락굽힘근 o-7

※손가락의 굴근 및 손목의 굴근으로도 작용한다. 물건을 잡을 때에 강력하게 움직인다. 이 근육은 천지굴근의 건을 관통하기 때문에 「관통근」으로도 불린다.

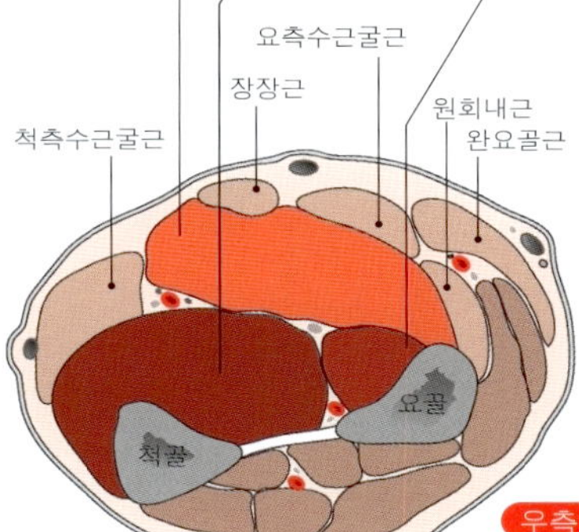

우측 전완 단면

우측 손목의 수근관

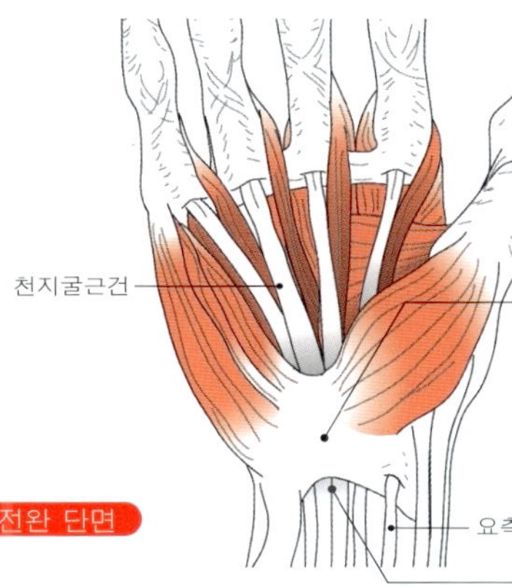

굴근지대 아래의 터널을 「수근관」이라고 하지만, 건에 의한 압박이 생길 가능성이 있어 동맥·정맥은 여기를 통과하지 않는다. 그러나 정중신경은 모두 여기를 통과하므로 염증 등으로 압박을 받으면 손의 저림을 초래하는 「수근관증후군」에 걸리기도 한다.

굴근지대

굽힘근지지띠 o-8

※대능형골, 주상골 및 유구골, 두상골과의 사이에 걸친 결합조직성의 막을 「굴근지대」 혹은 「횡수근인대」라 한다.

수근관

손목굴 o-9

O Muscles of Forearm <flexor>

o-1 flexor carpi radialis◆

o-2 palmar aponeurosis◆

o-3 palmaris longus◆

o-4 flexor carpi ulnaris◆

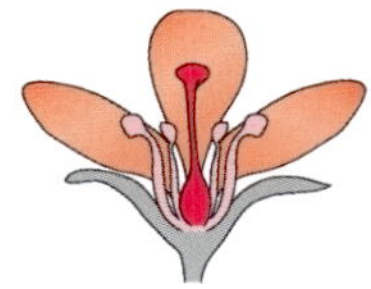

심피(붉은 부분)

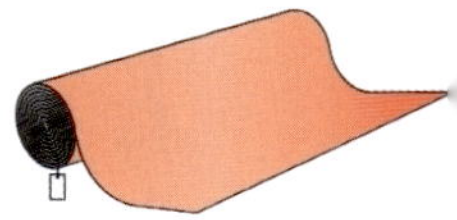

카펫

◆**flexor carpi radialis 撓側手根屈筋** flexor「굴근(屈筋)」은 라틴어 flecto「구부리다」에서 유래한다. carpi는 carpus「수근(手根)」의 속격으로, 그리스어 καρπός「손목, 열매, 과실, 곡물」에서 유래한다. 수근골을 작은 열매에 비유했다는 설도 있다. 이 그리스어로부터 carpel「심피(心皮)」(종자식물에서 암꽃술의 벽을 만드는 잎)라는 어휘도 생겨났다. 영어의 harvest「수확」도 게르만어를 경유한 먼 동근어(同根語). 또한 carpet「카펫, 양탄자」도 라틴어의 carpo「털을 잡아 채다, 베다, 열매를 따다」에서 유래한 동근어(同根語). carp「잉어」 또한 라틴어 carpa부터 연유한 탓에 관련이 있어 보이지만 기원 미상으로 「열매」와 관계가 있는지에 대해서는 확실하지 않다.

◆**palmar aponeurosis 手掌腱膜** aponeurosis는 그리스어 νεῦρον「건(腱)」에 접두사 apo-「떨어진」이 붙은 것. 즉 건과는 떨어져 있지만 건을 감싸고 있는 막, 즉 「건막」을 의미한다. palmar「손바닥의」은 오른쪽의 칼럼을 참조. 형용사의 palmar에서는 L을 발음하는 경우가 많다.

◆**palmaris longus 長掌筋** 라틴어 longus「길다」에서 유래. palmaris에 대해서는 오른쪽의 칼럼을 참조.

◆**flexor carpi ulnaris 尺側手根屈筋** ulnaris는 라틴어로 「척골(尺骨)의」라는 뜻으로 영어의 ulnar「척골의, 척측의」와 같은 의미.

◆**flexor digitorum superficialis 浅指屈筋** 라틴어의 별칭으로 **flexor digitorum sublimis**가 있다. 영어로 sublime는 「고상한, 숭고한, 고결한」이라는 의미이지만, 영어의 superficial은 「외관만의, 표면적인」이라는 의미가 있다.

◆**flexor digitorum profundus 深指屈筋** profundus는 영어의 profound「깊다」도 동근어(同根語).

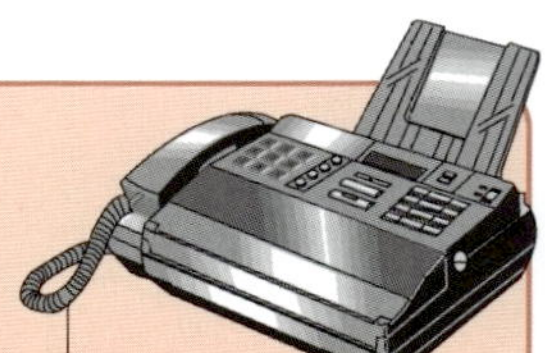

굴근(屈筋)과 flexible, 반사와 flexible time

FLEX-「구부리다」

flexor 굴근은 라틴어 flecto「구부리다」에서 유래하며 이 어휘로부터 다수의 「구부린」 영단어가 파생되었다. 예를 들면 영어의 flexible「구부리기 쉬운, 유연한, 플렉시블」, flexion(「굴곡, 어미변화」, flection으로 표기하기도 한다), reflex「반영, 반사」 등이 있다. flexible time「자유근무시간제」는 시간적으로 「플렉시블」한 「유연한」 근무체계를 가리킨다.

심지굴근(深指屈筋)은 deep flexor of fingers라고도 한다. 또한 장모지신근(長母指伸筋), 단모지신근(短母指伸筋) 등의 「장(長)~」, 「단(短)~」을 각각 long 및 short를 이용해 나타내기도 한다(예: long extensor of thumb, short extensor of thumb).

- **flexor retinaculum 屈筋支帯** 라틴어의 retineo「지지하다」에서 유래. 영어의 retain「계속 유지하다」와 유의어이다. 영어의 retina「망막(網膜)」과 철자는 비슷하지만 어원은 완전히 다르다.
- **carpal tunnel 手根管** tunnel「터널, 굴」은 라틴어 tunna「큰 술통」에서 유래한다. 해부학에서는 양 끝이 빈 통로 모양의 구조를 가리키는데 이용된다(corti tunnel 등).

장장근(長掌筋)과 palmtop, 종려나무와 네이팜탄

PALMA「손바닥」

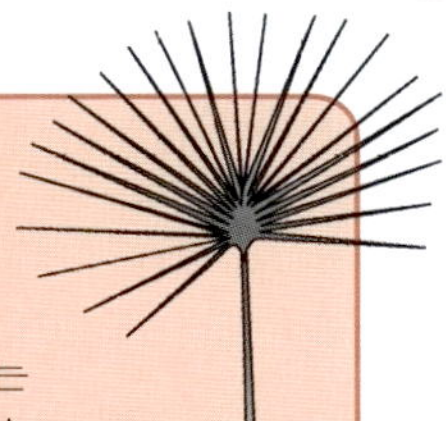

종려나무 잎

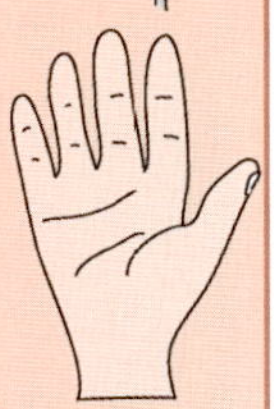

palmaris longus 장장근에 사용되는 palmaris는 라틴어 palma「손바닥」의 속격으로 「손바닥의(근육)」이란 뜻. 이 palma에서 영어 palm「손바닥」이 파생되었다. 영어 palm tree는 「야자, 종려나무」의 뜻으로, 이것은 잎 모양이 손바닥을 닮아 있기 때문이다. 야자유에 다량으로 포함되어 있는 포화 지방산 palmitic acid「팔미트산」 또한 palma에서 유래하였다. 소이탄(燒夷彈)의 일종인 napalm「네이팜탄」도 원료로 「나프타(naphtha)」와 야자유를 사용한다.

1975년 이래 칸느영화제의 최고상은 Palme d'Or로 불리며, 프랑스어로 「황금종려상」이란 뜻이다. 이 또한 트로피의 형태와 관련이 있다. 야구의 palm ball도 엄지와 손바닥으로 볼을 쥐어 던지는 변화구이며, 고상함과 풍부한 교양 그리고 미모로 추앙받던 여왕 제노비아(재위 · 서기 267－272년)가 다스린 도시 palmyra「팔미라」(시리아 중부에 있는 고대 도시-역자 주)도 야자가 많은 도시였던 것이 이름의 기원이 되었다.

컴퓨터는 데스크탑(책상 위)으로부터 랩탑(무릎 위)으로 소형화가 진행되어 「손바닥」에 올려 놓고 사용할 수 있는 작은 컴퓨터를 palmtop이라 부른다. 가까운 장래에 한층 더 작아지게 되면 컴퓨터를 반지에 내장한 fingertop이나 콘택트렌즈에 장착하는 corneatop「각막상의 컴퓨터」로 진화하는 시대가 도래할 지도 모른다.

flexor digitorum superficialis◆ o-5

flexor pollicis longus o-6

flexor digitorum profundus◆ o-7

digitorum은 digitus 「손가락」의 복수 속격으로 「(몇 개의) 손가락의」란 뜻. 라틴어 명사의 어미가 -orum이나 -arum인 경우 「복수형 속격」이 된다.

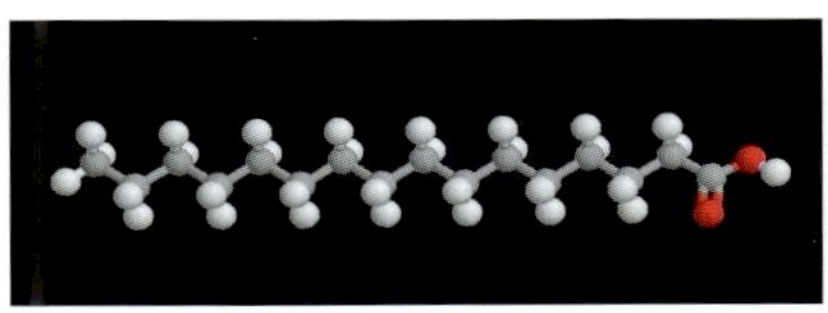

팔미트산

flexor retinaculum◆ o-8

carpal tunnel◆ o-9

P 아래팔〈폄근(신근)〉

여기에서는 아래팔의 폄근에 대해 다룬다. 얕은층⇒선명한 붉은색, 깊은층⇒어두운 붉은색으로 나타낸다.

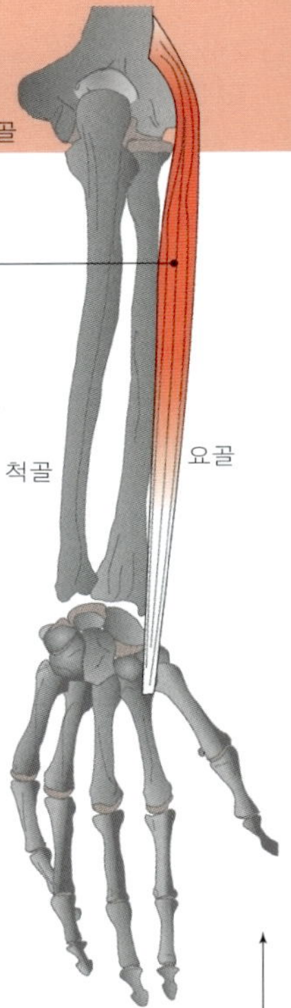

장요측수근신근

P-1 긴노쪽손목폄근

※손목의 신근. 또, 손목의 요굴도 담당. 특히 전완이 회내위에 있을 때에 강하게 기능한다. 테니스의 백핸드와 같은 운동에서는 이 근육이 강하게 수축한다. 요측수근굴근과 함께 손목을 요굴시킨다. 요굴에는 이 밖에도 장무지외전근이나 장무지신근이 강력하게 작용.

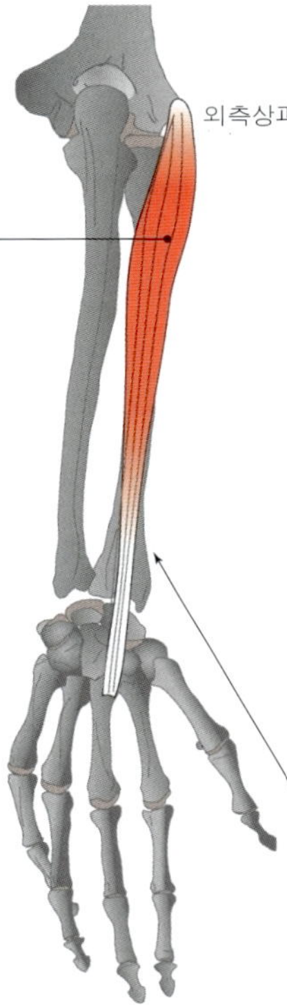

단요측수근신근

P-2 짧은노쪽손목폄근

※장요측수근신근과 함께 작용하여 손목의 신전 및 요굴을 실행한다.

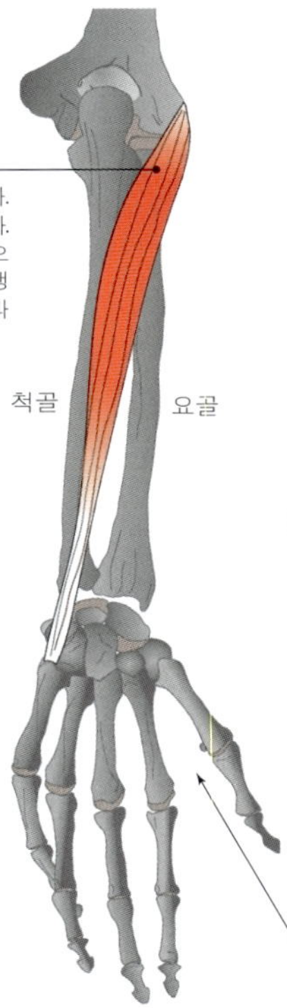

척측수근신근

P-3 자쪽손목폄근

※손목의 신근 및 손목의 척굴도 실행한다. 척측수근굴근과 함께 손목을 척굴시킨다. 척굴은 신근과 굴근이 동시에 일어남으로서 굴신운동이 상쇄되어 척굴만으로 실행 가능하다. 또한 척굴에는 (총)지신근과 소지신근도 관여한다.

요굴

P-4 노쪽굽힘

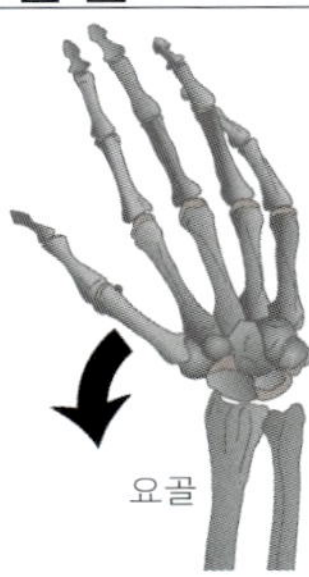

※손목을 노뼈쪽으로 굴곡하는 것. 단순히 외전 혹은 요측편위로 부르기도 한다.

※손목을 자뼈쪽으로 굴곡하는 것. 단순히 내전 혹은 척측편위로 부르기도 한다.

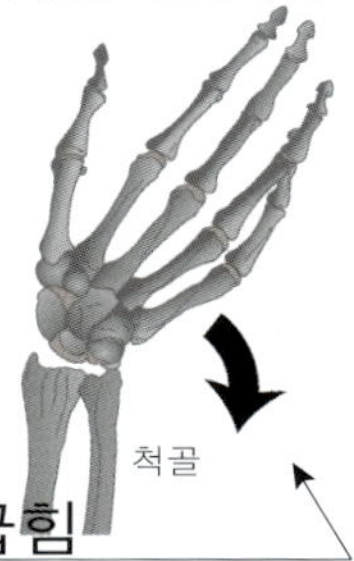

척굴

P-5 자쪽굽힘

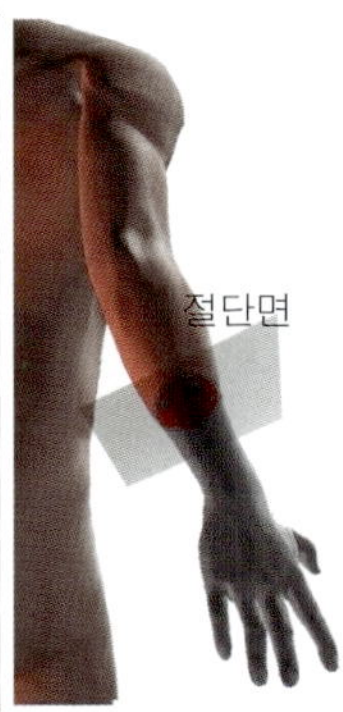

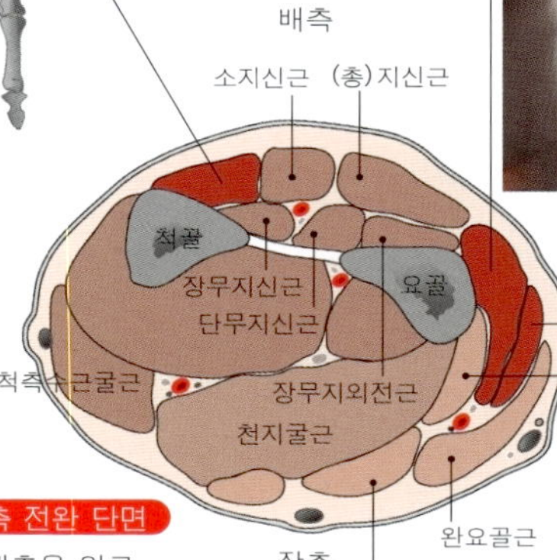

우측 전완 단면

배측을 위로

● 신근지대, 특히 장무지외전근과 단무지신근의 건이 통과하는 구획은 과도한 무지의 운동으로 인해 염증을 일으키기도 한다(무지건초염).

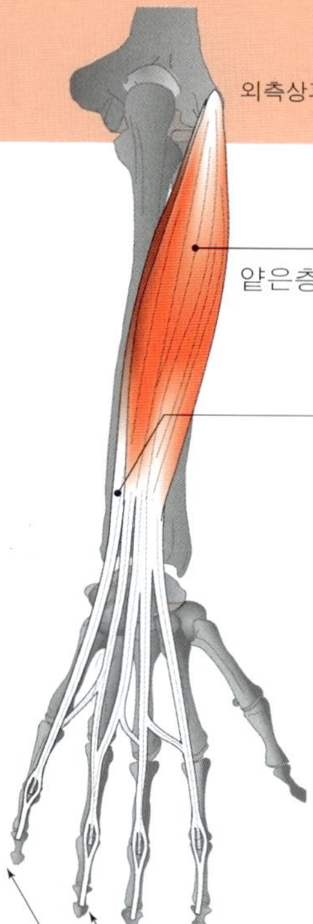

(총)지신근

손가락펌근 P-6

※손가락의 신근으로서는 가장 강력한 근육. 4개의 손가락 모두를 신전시키는 유일한 근육. 외측상과로부터 시작되어 건이 네 개로 나누어져 손가락의 중절골과 미절골에 정지한다. 손가락을 뒤로 젖힐 때(배굴) 손의 배측(손등)에 서 건을 만질 수 있다.

소지신근

새끼펌근 P-7

※소근(새끼손가락)의 신근. 총지신근이 신전을 실행하는 것을 보조한다.

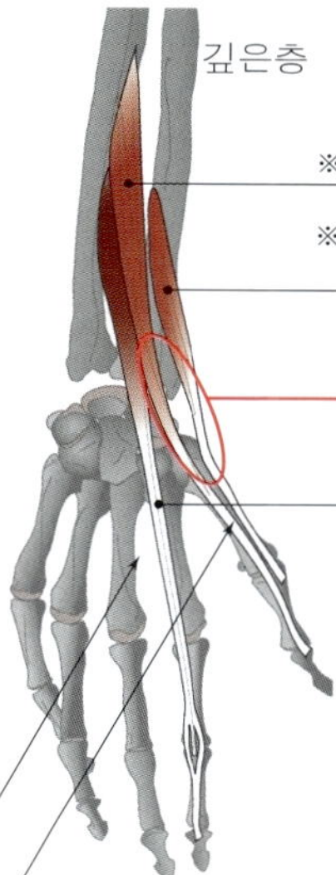

장무지신근

긴엄지펌근 P-8

※무지의 신근에 작용하며 손목의 신장도 실행.

단무지신근

짧은엄지펌근 P-9

※장무지신근을 보조하며 무지의 신전 및 손목의 신전도 실행.

해부학코담배갑 P-10

시지신근

집게펌근 P-11

※시지(집게손가락)에만 작용하는 신근.

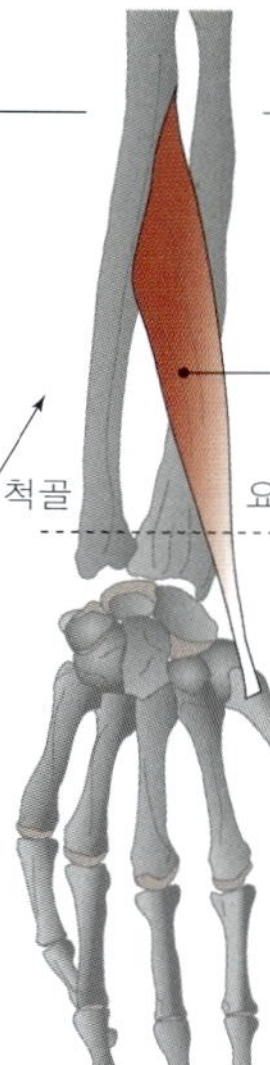

장무지외전근

긴엄지벌림근 P-12

※무지의 외전을 보조하며 손목의 외전도 실행한다.

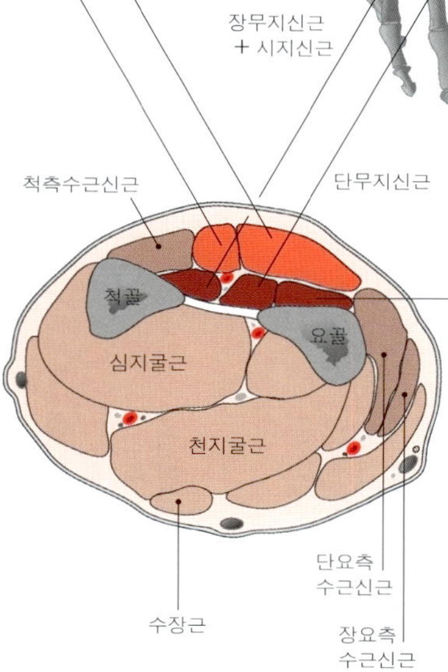

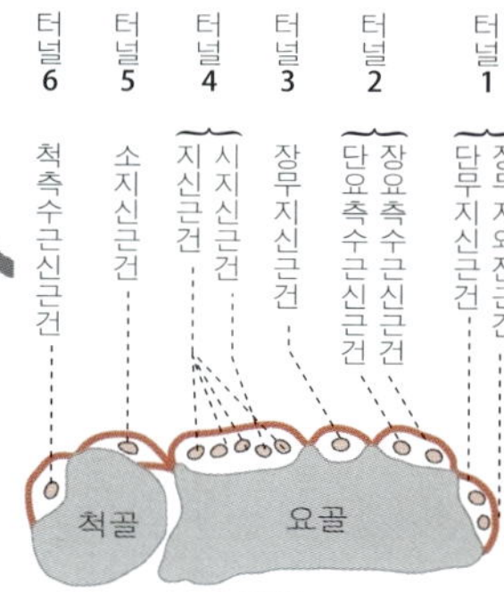

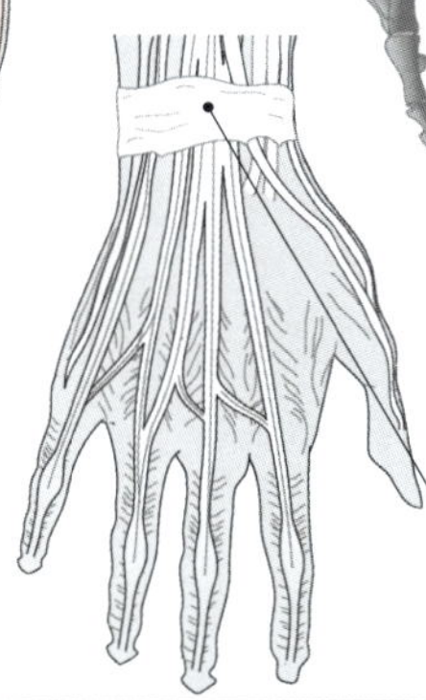

※요골과 척골 사이의 배측을 주행하는 인대. 손 및 손가락을 움직이는 신근의 10개의 건이 6개의 도관으로 나누어져 통과한다. 또한 수근관절을 지나치게 신전했을 때 건이 휘어지는 것을 방지한다.

신근지대

펌근지지띠 P-13

P Muscles of Forearm <extensor>

P-1 extensor carpi radialis longus

carpi는 carpus「수근(手根)」의 단수 속격. wrist「손목」으로 바꿀 수 있다. long radial extensor muscle **of wrist**가 된다.

P-2 extensor carpi radialis brevis

P-3 extensor carpi ulnaris◆

P-4 radial deviation◆

◆**extensor carpi ulnaris 尺側手根伸筋** ulnaris는 「척골(ulna)의」라는 의미의 라틴어 유래의 어휘. 「척골의」보다 영어적인 형용사인 ulnar를 사용하면 척측수근신근은 ulnar extensor of wrist가 된다.

◆**radial deviation 撓屈, ulnar deviation 尺屈** radial flexion, ulnar flexion라고도 한다. deviation ⇒ 오른쪽의 칼럼 참조.

◆**anatomical snuffbox 해부학코담배갑** 엄지손가락을 펼쳤을 때 생기는 장무지신근건(후방)과 장무지외전근건, 단무지신근건(전방) 사이의 움푹한 곳으로 요골동맥이 통과하며, 밑에는 대능형골와 주상골이 있다. tabatière(프랑스어로 「코담배갑」의 뜻)으로도 불리는 코담배(영어로는 snuff)란 분말로 된 담배 잎을 코로 직접 흡입하는 것으로 「코담배갑」의 움푹한 부위에 담배가루를 놓고 손으로 집어 코로 들이 마셨다. 근대 프랑스의 궁정에 전래된 담배는 연기를 들이 마시는 「흡연」이 아닌 냄새를 즐기는 「코담배」가 먼저 유행하였다. 임상에서는 이 부

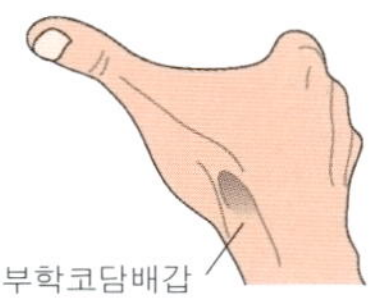

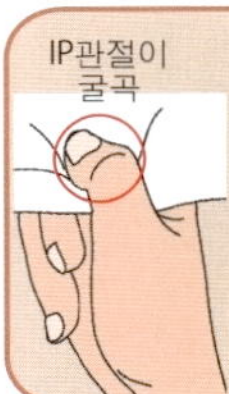

Froment sign
척골신경 마비로 엄지의 내전근이 약화되면 엄지, 내전으로 물건을 잡지 못하므로 엄지의 굴곡을 이용한다.

무지의 운동

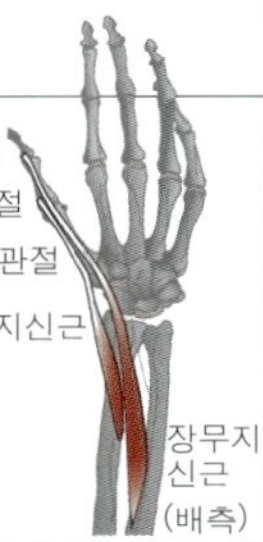

		IP(지절간)관절	MP(중수지절)관절	CMC(수근중수)관절	MP(중수지절)관절	CMC(수근중수)관절	복수관절의 복합운동	신경지배
		신전						
신근	장무지신근	●			외전			요골신경
	단무지신근		●				무지대립	
외전근	장무지외전근			●		●		
	단무지외전근	●			●			정중신경
대립근	무지대립근			●			●	
굴근	장무지굴근	●						
	단무지굴근		●		내전		●	천두 (정중신경) / 심두 (척골신경)
내전	무지내전근				●	●		척골신경
기타	제1배측골간근	굴곡						

※무지에는 이 외에도 단무지외전근 등에 의한 장측 외전이라는 운동도 있다.

소지의 운동

이 외에 단장근은 소지구를 북돋워 손바닥안쪽에 주름을 생기게한다.

		DIP(원위지절간)관절	PIP(근위지절간)관절	MP(중수지절)관절	CMC(수근중수)관절	MP(중수지절)관절	복수관절의 복합운동	신경지배
		신전						
신근	소지신근					●	소지대립	요골신경
	지신근	●	●	●		외전		
외전근	소지외전근							척골신경
대립근	소지대립근		●		●	●		
굴근	천지굴근		●					정중신경
	심지굴근	●						척골신경
	단소지굴근	굴곡		●		내전		
기타	제4충양근							
	제3장측골간근					●		

P-5 ulnar deviation◆

extensor digitorum muscle (지신근)의 라틴어 별칭은 musculus extensor digitorum communis로 총지신근으로도 번역. 라틴어 communis는 「공통의, 일상의」, 의학용어로는 「총~」의 뜻으로, 영어 common의 어원. **extensor indicis** 시지신근의 indicis는 라틴어 index「시지」의 단수 속격으로 indico「나타내다, 지시한다」에서 유래. 영어 index「색인」도 유의어.

위 주위에 신경이 없고, 비교적 표층을 주행하기 때문에 혈액 투석시의 분로(shunt)를 「코담배갑」의 요골동맥에 만들기도 한다.

척굴(尺屈)과 표준편차, 보이저와 운송장

DEVIUS「길에서 벗어난」

radial deviation 요굴(撓屈)과 ulnar deviation 척굴(尺屈) 에 사용되는 deviation은 라틴어의 de-(떨어져)+via「길, 도로」, 즉 「길에서는 어긋난, 일탈, 탈선」에서 유래. 수학 · 통계 용어 standard deviation「표준편차(SD)」와 deviatio septi nasi 비중격만곡증(鼻中隔彎曲症)」, skew deviation「스큐편위, 사편시(斜偏視, 소뇌의 병변이 있는 측에서는 안구가 하방 및 내측으로, 반대측에서는 상방 및 외측으로 회전하는 것-역자주)」 등에 사용된다. 또한 sexual deviation은 「성도착」으로 번역한다.

또한 라틴어 via「길」이 프랑스어로는 voyage「여행」이 되고, 영어에서는 voyage「항해」가 되었다. 우주탐사선의 Voyager도 문자 그대로 「우주를 항해하는 물체」이다. 이 외에 invoice「운송장」도 유의어. 원래는 envoy「사절, 공사」이었지만 복수형 envoys가 오인되어 단수형으로 취급되었다(즉 어원은 voice「소리」가 아니다). 또한 via「~경유」도 라틴어 via에서 유래.

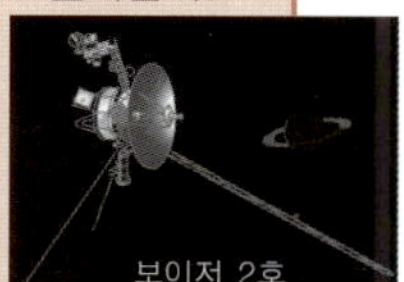
보이저 2호

제2~4지의 운동	제2~4지의 DIP관절과 PIP관절은 제각각 신전은 불가능하지만 굴곡은 가능.	DIP(원위지절간)관절 / PIP(근위지절간)관절 / MP(중수지절)관절 — 신전	MP(중수지절)관절	신경지배 (제4~5지) (제2~3지)	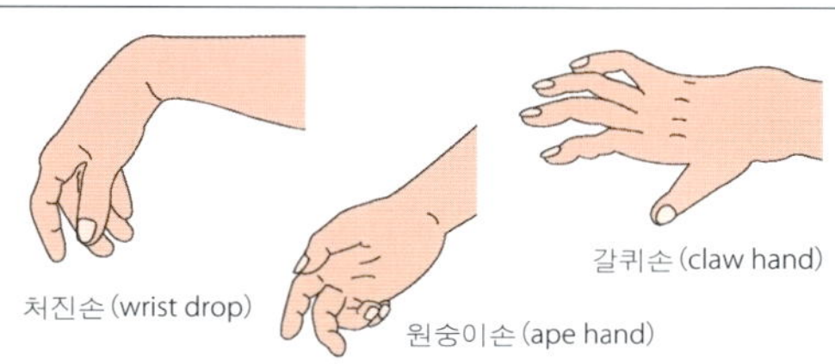	
신근	시지신근			요골신경	요골신경마비의 원인 ●액와압박 ●상완골골절 ●상완의 압박	요골신경마비의 증상 ●처진손(wrist drop) 요골신경은 모든 신근을 지배
	지신근					
굴근	천지굴근		외전	정중신경	정중신경마비의 원인 ●수근관증후군 ●회내근 증후군	정중신경마비의 증상 ● 원숭이손(ape hand) ●회내장애, 요굴장애
	심지굴근					
기타	충양근		외전	척골신경	척골신경마비의 원인 ●기용관증후군 ●주부관증후군 ●주관절의 외측 탈구	척골신경마비의 증상 ●갈퀴손(claw hand), 혹은 갈퀴손가락(clawfinger) 골간근의 마비 때문 ●Froment sign
	배측골간근					
	장측골간근	굴곡	내전			

※신전, 외전은 붉은색, 핑크색으로, 굴곡, 내전은 검은색, 회색으로 표시. 붉은색 · 검은색은 강력하게 움직이는 근육을 표시.

Q 수근

여기에서는 손의 고유근(내재근)을 다룬다. 이 근육은 크게 셋으로 분류된다. ① 중수의 근 ② 무지구의 근 ③ 소지구의근. 손의 고유근은 모두 굴근(내지는 외전)이며, 손가락의 신전을 실행하는 것은 앞 페이지에서 다룬 외재근이다.

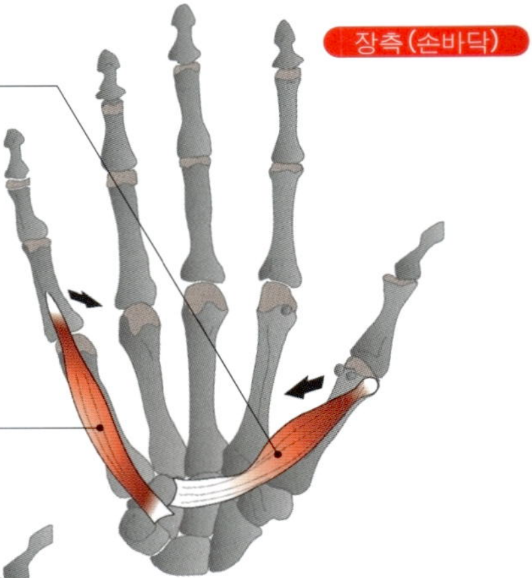

단무지굴근

Q-1 **짧은엄지굽힘근**

※무지내전근의 내측에 위치하며 무지의 굴곡과 선회를 실행한다.

단장근

Q-2 **짧은손바닥근**

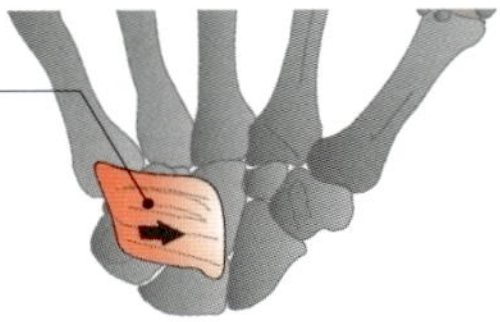

단소지굴근

Q-3 **짧은새끼굽힘근**

※소지를 굴곡. 소지대립근과 유사한 기능을 담당한다.

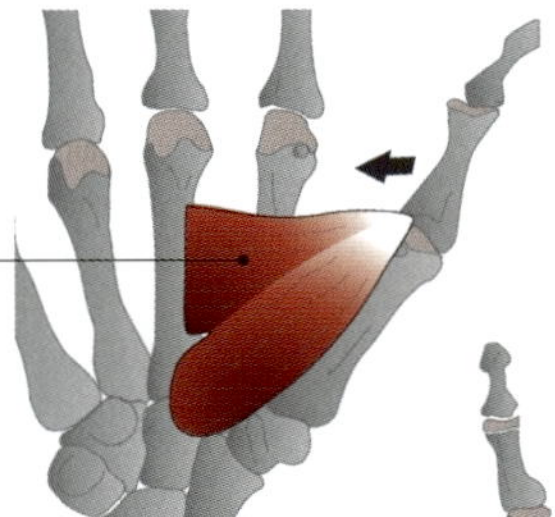

무지내전근

Q-4 **엄지모음근**

※무지의 내전을 실행한다.

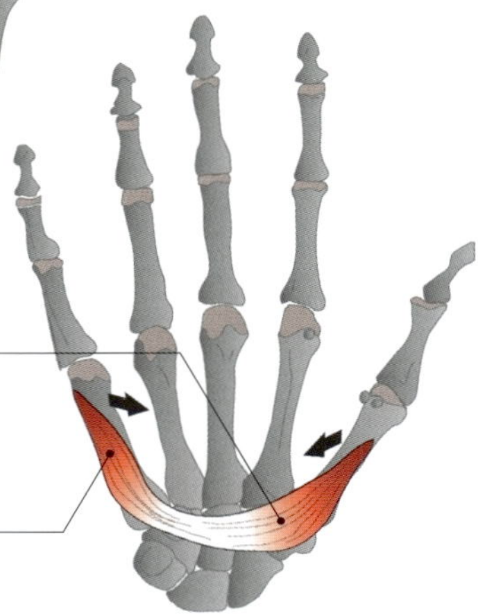

무지대립근

Q-5 **엄지맞섬근**

※단무지굴근과 유사하지만 보다 깊은 층에 있다. 무지의 굴곡 및 대립. 물건을 잡을 때 중요한 역할을 담당한다.

소지대립근

Q-6 **새끼맞섬근**

※소지가 무지에 가까워지는 움직임을 보조한다. 손바닥으로 물을 떠 올릴 때나 세게 악수할 때에 작용한다.

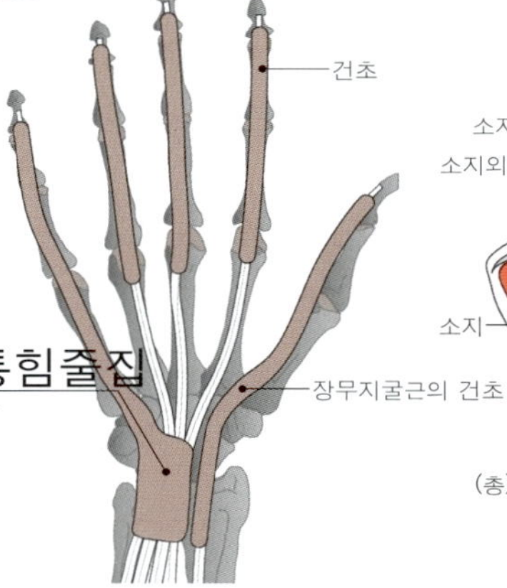

지굴근총건초

Q-7 **손가락굽힘근공통힘줄집**

※건초 안에는 활액이 들어있어 건을 매끄럽게 움직일 수 있도록 한다. 그래서 건초를 「활액초」라고도 한다.

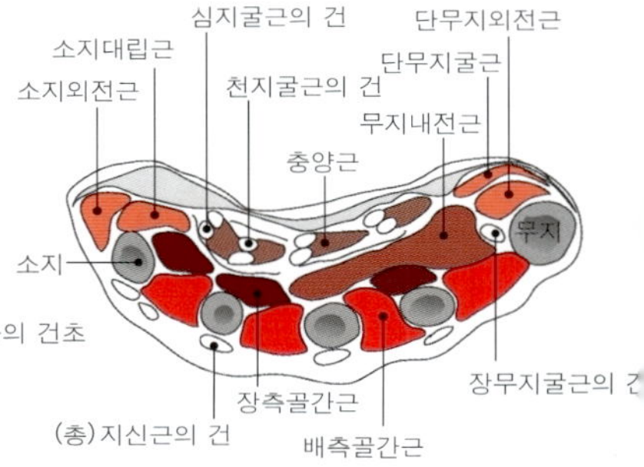

중수골 레벨의 횡단면

손과 발의 골격 사이에 상동관계가 있듯이 손과 발의 근육 사이에도 상동관계가 있다.
골간근은 중수골을 기시로 하는 작은 근군.

※중지에서는 중지에 부착하는 좌우 어느 한 쪽의 배측골간근의 움직임에 따라 작용이 바뀐다.

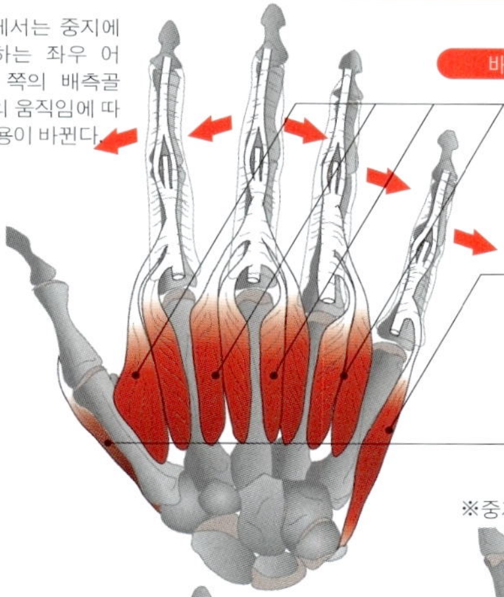

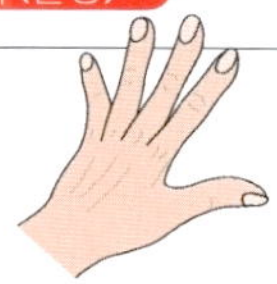

배측골간근
등쪽뼈사이근 Q-8
※손가락의 외전을 실행한다.

소지외전근
새끼벌림근 Q-9

단무지외전근
짧은엄지벌림근 Q-10
※무지의 장측외전 및 내선을 실행한다.

※중지에 장측골간근은 붙지 않는다.

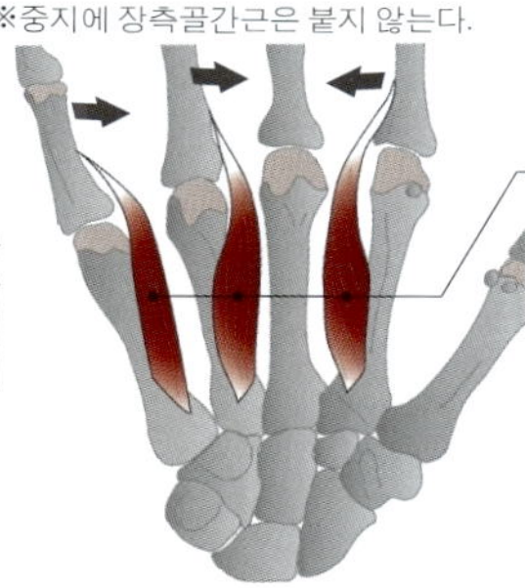

장측골간근
바닥쪽뼈사이근 Q-11
※손가락의 내전을 실행한다.

※충양근은 장측에서 시작되어 배측의 지신근건막에서 정지한다.

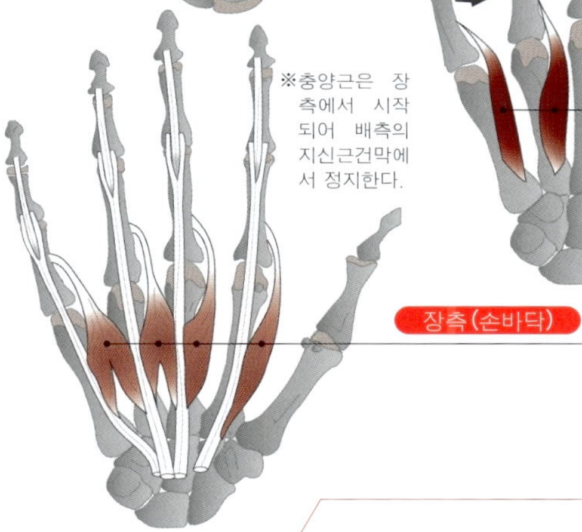

충양근
벌레모양근 Q-12

원위지절간관절
먼쪽손가락뼈사이관절 Q-13

근위지절간관절
몸쪽손가락뼈사이관절 Q-14

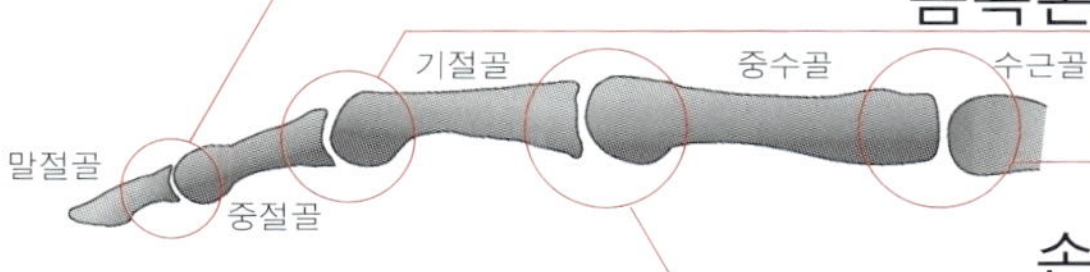

수근중수관절
손목손허리관절 Q-15

중수지절관절
손허리손가락관절 Q-16

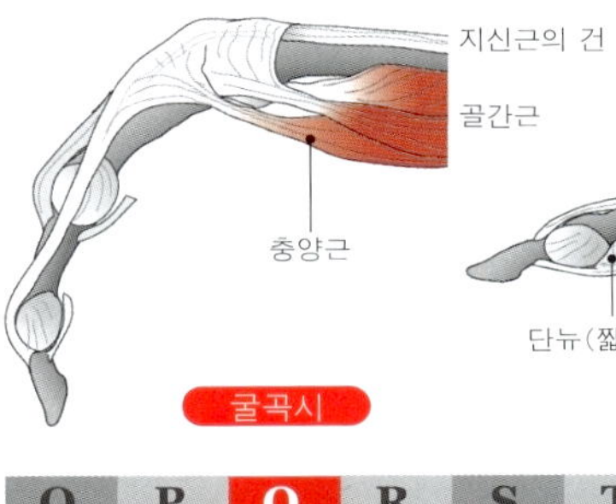

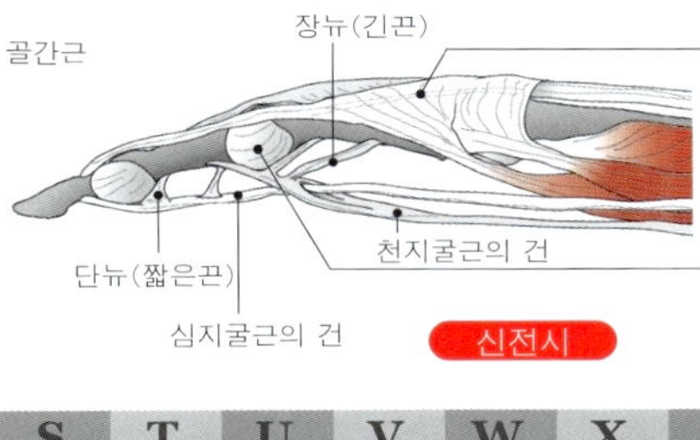

지신근건막
손가락폄근널힘줄 Q-17
※지배건막 또는 신근건막이라고도 한다.

측부인대
곁인대 Q-18

Q Muscles of hand

Q-1 flexor pollicis brevis◆

Q-2 palmaris brevis◆

Q-3 flexor digiti minimi brevis (of hand)

Q-4 adductor pollicis

Q-5 opponens pollicis

Q-6 opponens digiti minimi (of hand)◆

Q-7 common tendinous sheath for flexor muscles

◆**flexor pollicis brevis 短母指屈筋** pollicis는 라틴어 pollex「엄지」의 속격으로 polleo「강하다」에서 유래. 엄지는 다른 손가락보다 강하기 때문. pollex는 손가락, 발가락 양쪽 모두의 엄지를 가리키지만, 엄지발가락은 hallux라는 단어가 있다.

◆**palmaris brevis 短掌筋** 라틴어의 brevis「짧다」에서 유래. 영어의 brevity「짧음」, brief「잠시의, 간결한」도 brevis의 파생어(영어에서는 흔히 v가 f로 변화한다)이다. 짧은 모임의 briefing「브리핑, 설명회」나 짧은 속옷의 브리프도 유의어. 또한 brevis는 「짧다」→「요약, 개요」→「요약된 문장, 칙서, 편지」의 의미가 생긴 후, 그것을 넣는 서류가방 briefcase가 되었다. 덧붙여서 현대 독일어에서는 편지를 Brief라고 한다.

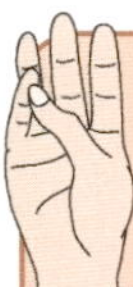

opponens「대립근(對立筋)」의 대립이란 엄지손가락 끝을 다른 손가락에 갖다 대는 동작을 가리킨다. 라틴어의 oppono「반대쪽에 두다」에서 유래하며 opponent「적대자」, opposition「반대」 등도 유의어이다.

건고정작용(腱固定作用)에 대하여

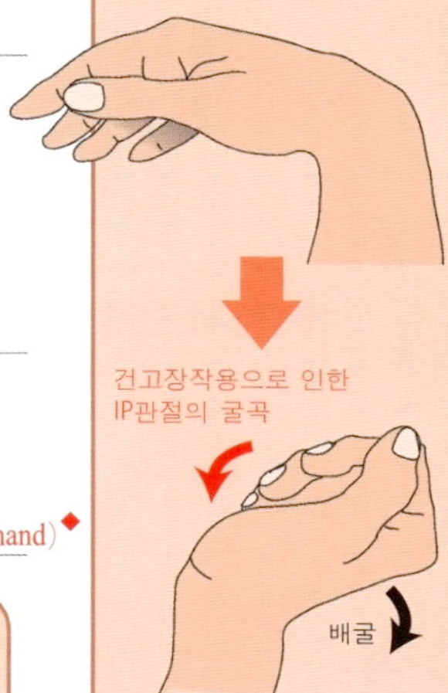

수관절을 배굴(背屈)시키면 장지굴근의 길이가 상대적으로 불충분해지기 때문에 IP관절이 굴근의 수축을 동반하지 않아도 굴곡해 버린다. 이것을 수관절의 **tenodesis action「건고정작용, 건고정효과」**라 한다.

척수 손상으로 지굴근이 마비되어도 수관절을 배굴시켜 건고정작용을 이용하면 가벼운 물체를 쥘 수 있으며 어느 정도 손의 기능을 대체할 수 있다. 척수 손상에 대해 수관절이 배굴 가능한 기능 잔존 레벨은 C6-7. 손상이 C5와 C6의 어느 레벨인가가 이 기능을 사용할 수 있는지 없는지의 경계선이 된다.

실제로 새도 이 건고정작용을 이용한다. 나무에 앉아 있을 때에 다리를 굴곡하면 자동적으로 발가락이 나무를 감아 쥐게 되므로 굳이 강한 근수축을 수행하지 않더라도 수면중에 떨어질 염려는 없다.

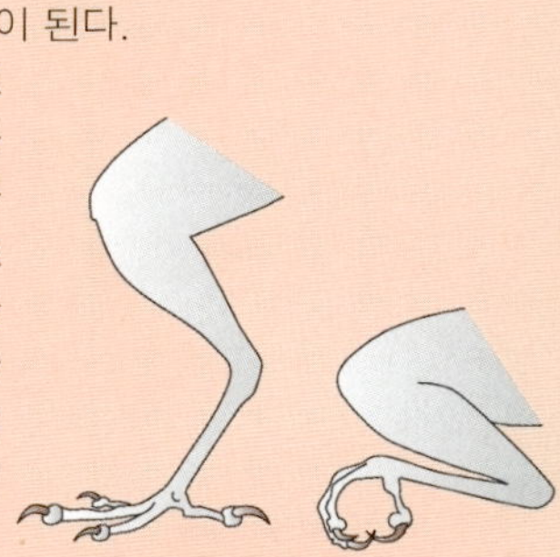

손가락을 의미하는 라틴어 digitus로부터 영어 digit「손가락」과 digital「손가락의, 디지털의」, 골무모양의 꽃을 피우는 식물인 digitalis「디기탈리스」가 파생되었다.

충양근(虫様筋)과 자동제어장치

lumbricals 충양근은 장측의 심지굴근건에 기시가 있고 배측의 지신근건막에 정지한다(하지만 부착 위치나 형상은 개인별로 차이가 많아 문헌의 기술도 가지각색이다). 그러한 부착 위치 때문에 MP관절에는 굴곡, IP관절에는 신전이라는 상반되는 작용과 관련이 있는 특수한 근육.

이 충양근에는 고유수용기, 즉 근방추가 풍부하게 존재한다. 상완이두근 1그램에는 근방추가 2개 정도이지만, 손의 충양근에는 대략 20개나 있다고 한다. 충양근 자체는 결코 큰 힘을 발하는 근육이 아니지만, 손가락의 근수축의 긴장상황과 쥔 물체의 저항상태라는 정보를 중추신경에 피드백하기 위한 「자동제어장치」로서 기능한다. 손가락의 섬세하고 미묘한 움직임이 가능한 이유 중의 하나가 여기에 있다.

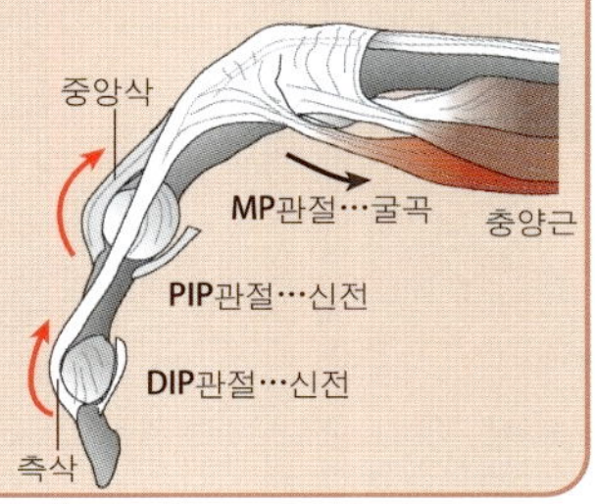

(복)dorsal interossei(of hand)◆ Q-8

abductor digiti minimi(of hand) Q-9

abductor pollicis brevis Q-10

(복)palmar interossei◆ Q-11

interossei는 복수형으로, 단수형의 경우 interosseus「하나의 골간근」이 된다. 형용사형도 interosseous 「골간의」로 단수형과 같은 발음. interosseous fascia 「골간근막」 등.

(복)lumbricals(of hand)◆ Q-12

※lumbricalis 라고도 한다.

DIP Joint(distal interphalangeal joint) Q-13

PIP Joint(proximal interphalangeal joint) Q-14

CMC Joint※(carpometacarpal joint) Q-15

MP Joint(metacarpophalangeal joint) Q-16

extensor digital expansion Q-17

※CMC joint은 CM joint라고도 한다.

collateral ligament Q-18

- **opponens digiti minimi 小指對立筋** 라틴어 minimi 는 라틴어 minimus「가장 작다」의 단수 남성형 속격. 새끼손가락의 주격은 digitus minimus. 라틴어에서는 digitus가 속격이 되면 digiti minimi와 같이 형용사 minimus도 변화한다(라틴어나 그리스어의 형용사는 성 · 수 · 격에 의해 변화하므로 어렵게 느껴지지만, 거의 규칙적으로 변화하는 것이 그나마 다행스럽다). 이처럼 라틴어의 형용사는 수식하는 말에 성 · 수 · 격을 일치시키지 않으면 안된다.
- **dorsal interossei(of hand) 背側骨間筋, palmar interossei 掌側骨間筋** interossei는 접두사 inter-「~의 사이」+라틴어 os「뼈」. 문자 그대로 「뼈의 사이」란 뜻. dorsal 「배측(背側)」은 dorsum「등〔背〕」에서 유래. palmar 「손바닥의」는 p.65의 칼럼 참조. 형용사의 palmar는 L을 발음한다.
- **lumbricals of hand 虫様筋** 라틴어 lumbricus 「지렁이, 회충」에서 유래. 「허리의」를 의미하는 영어의 lumbar와 철자는 비슷하지만 친척관계는 없어 보인다. 현대 스페인어의 lombriz 「지렁이」는 동근어(同根語)이다.

무엇이 사람의 2발 보행을 가능하게 하는가?

유인원과 사람은 대단히 유사한 골격 · 근육을 가지고 있다. 그렇지만 유인원은 사람과 같이 민첩하고 안정된 보행을 할 수 없다. 이는 결코 다리 근육이 약하기 때문이 아니다. 왼쪽 아래에 제시한 비교그림에도 고릴라는 사람과는 비교가 되지 않을 정도로 강력한 대퇴사두근과 hamstring muscle을 갖추고 있다. 그러나 사람은 대둔근이 발달해 있다. 이에 비해 고릴라의 대전근은 약하고 사람에 비해 느릿하게 질질 끄는 것 같은 2발 보행 밖에 할 수 없다. 그리고 안정을 위해 손을 지면에 대고 4발 보행을 해야 한다(knuckle walk). 유인원이 나 원숭이가 사람과 비교할 때 궁상스러운 엉덩이로 보이는 것은 대둔근이 발달하지 않았기 때문이다.

아래 그림은 비디오로 촬영한 실제 보행에 대해 근력 · 소비 칼로리를 연산, 분류하는 시뮬레이터 소프트로 어느 근육이 보행의 어느 단계에서 기능하는지를 나타낸 것이다. 대둔근은 가운데 그림과 같이 지지측 다리에 체중이 실릴 때 고관절을 안정시킴과 동시에 체간이 앞으로 넘어지지 않도록 지지한다.

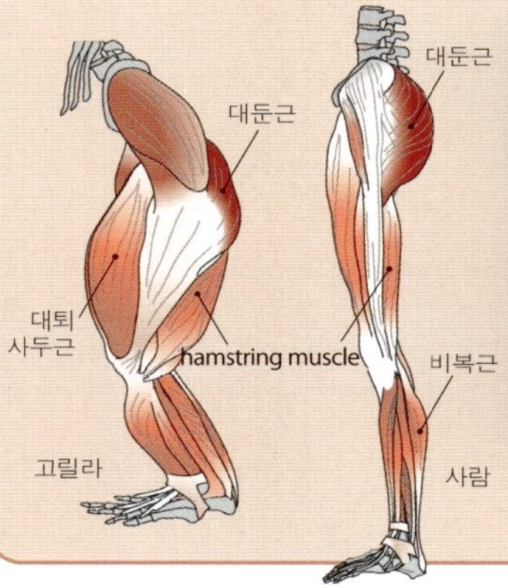

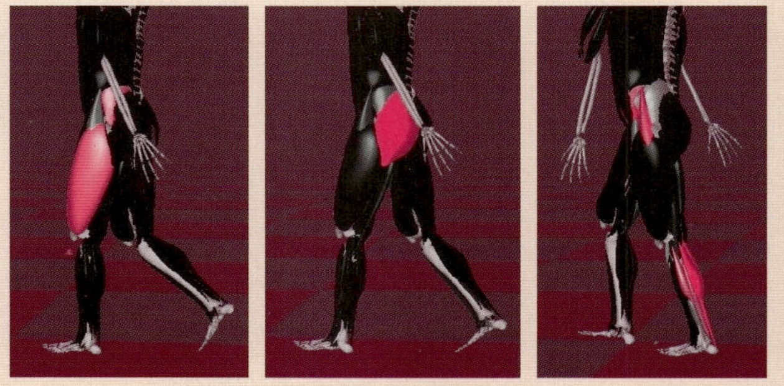

3D머슬 시뮬레이터 ARMO(아르모)사용 (실제로는 풀 컬러 표시)
화상제공 : gsport, inc. (www.gsport.co.jp/)

근육통이 나중에 나타나는 것은 왜일까?

근육통은 영어로 muscle pain 또는 myalgia (myo-「근육의」+그리스어 ἄλγος「통증」) 이라 한다. 이 근육통은 운동 후 12시간이 지나면서부터 나타나며, 「지발성 근육통」이라 한다. 이에 비해 운동중이나 직후에 일어나는 「피로성 근육통」은 대체로 1～2시간에 가라앉는다. 근육 파열이나 단열 등의 상해에 의한 격렬한 아픔도 운동중에 발생하지만, 그것은 근육통과는 다르다.

근육통의 원인에는 몇 가지 가설이 있지만 실제 정확히 밝혀지지 않고 있다. 흔히 「유산이 근육에 축적되는 것이 근육통의 원인」이라고 하지만, 유산농도는 운동 후 단기간에 회복되므로 유산은 「피로성 근육통」에는 관여하지만 「지발성 근육통」에는 관계하지 않는다. 그 보다는 근섬유나 근주위 결합 조직의 손상으로 인한 염증으로 근육통이 일어나든지 혹은 대사의 기타 부산물의 영향으로 추측된다.

이전에는 근육통 없이는 근육비대가 없다고 했지만 지금은 근육통 그 자체가 근육 비대에 불가결하다고 보지 않는다. 근육통이 생기는 정도의 트레이닝은 운동에 있어 필요하며 이는 훈련량의 기준이 된다. 그 후의 휴양과 영양 보급이 근육비대에는 불가결.

나이를 먹으면 지발성 근육통이 젊은 사람보다 늦게 나타난다고 하지만 통계조사에서 연령과 통증의 지연 사이에는 명확한 인과관계가 발견되지 않았다. 오히려 가벼운 운동의 경우 근육통도 가볍지만 발현이 늦고, 반대로 운동이 격렬하면 할수록 심한 근육통이 빨리 나타난다고 한다. 고령자는 젊은이만큼 터무니없이 격렬한 운동을 하지 않으므로 근육통이 늦게 발현할 수도 있다.

평소 생활 속의 훈련 축적은 연령을 불문하고 지발성 근육통의 예방 효과를 기대할 수 있다.

– Chapter 4 –

하지(下肢)의 근육
Muscles of Lower Limb

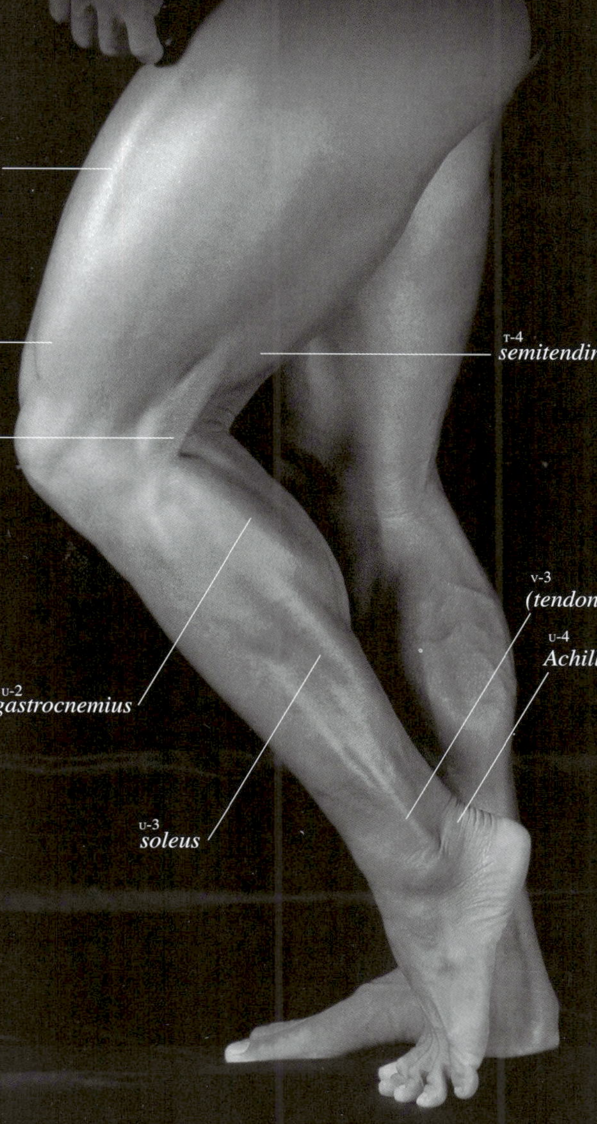

R 하지대 근육〈골반근〉

여기에서는 골반근에 대해 다룬다. 골반근은 내관골근(장요근)과 외관골근(대~소둔근, 이상근 등)으로 나뉘어진다.

장요근

R-1 **엉덩허리근** ※아래의 장골근과 대요근, 소요근의 총칭

대요근

R-2 **큰허리근**

※고관절의 굴곡. 대퇴골이 고정되면 체간을 굴곡시킨다. 장골근과 함께 자세유지, 보행에 대단히 중요한 역할을 담당. 고관절굴근 중 가장 강한 근육. 충수염 발병시 대퇴를 과신장하면 격렬한 통증을 느끼는 것은 충수가 대요근의 위에 위치하기 때문. 대요근은 횡격막의 뒤를 통해 흉강에 도달하므로 폐결핵과 같은 흉강의 감염증이 보기 드물게 대요근을 따라 퍼져 서경임파선이 붓기도 한다.

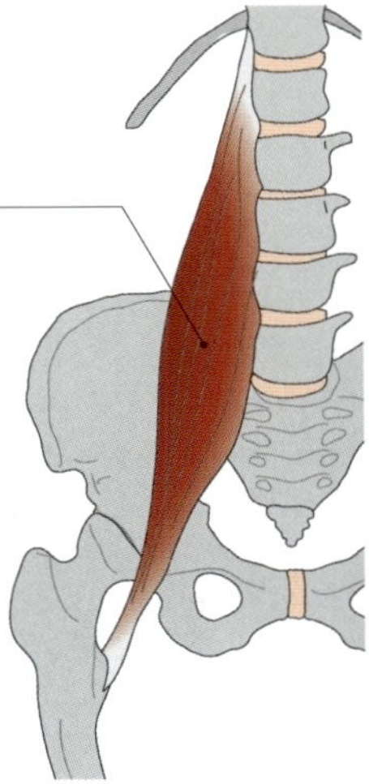

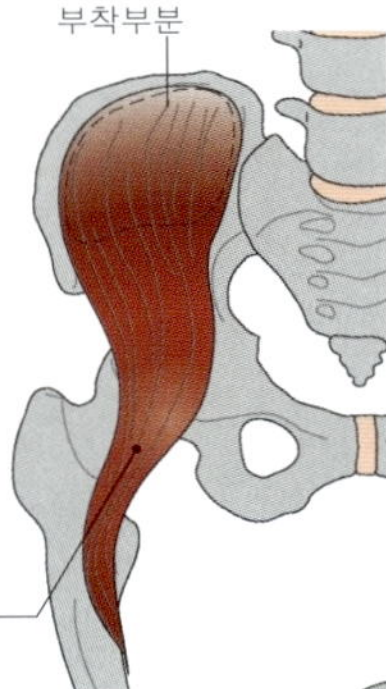

장골근

R-3 **엉덩근**

※대요근과 함께 대퇴를 굴곡하며 자세 유지를 담당한다.

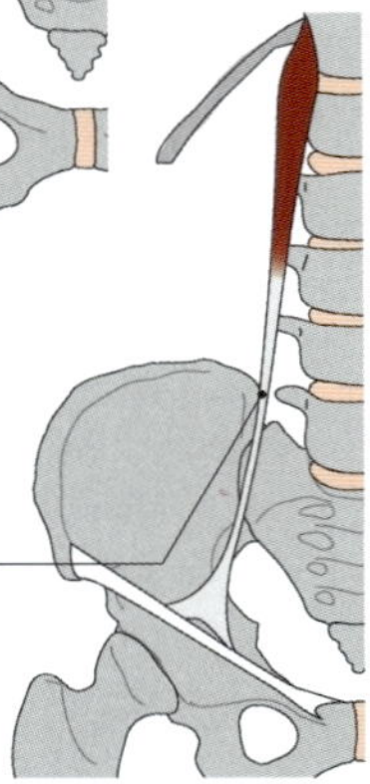

소요근

R-4 **작은허리근**

※소요근은 약 50%의 사람에 결여. 장골근막을 거쳐 장치융기에 정지한다.

장경인대

R-5 **엉덩정강근막띠**

대퇴근막장근

R-6 **넙다리근막긴장근**

※고관절의 외전, 굴곡.다른 고관절의 굴근이 움직일 때 이 근육은 고관절의 외전을 방지한다. 보행과 달리기에서 발이 앞으로 뻗어 나가게 하므로 중요.

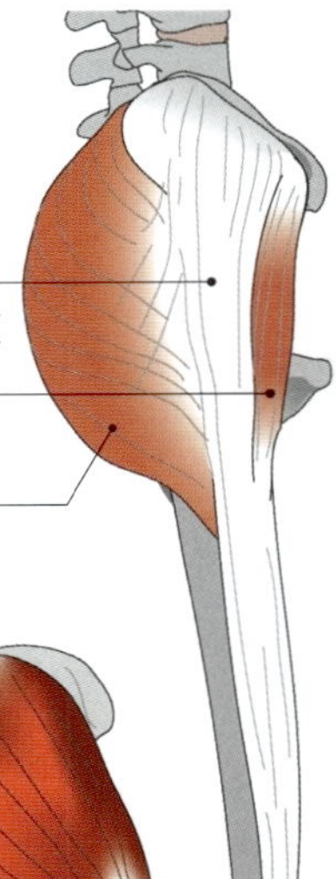

대둔근

R-7 **큰볼기근**

※둔근군 중에서 가장 크고 강력하며 표층에 존재한다. 대퇴의 신전, 외선. 이 근육은 고관절의 굴곡위로부터 신장했을 때에 원활히 움직인다. 통상의 보행에서는 별로 사용되지 않지만 앉은 상태에서 일어설 때, 계단을 오를 때, 런닝, 점프 등의 운동시에 주로 이용된다. 대둔근의 심부에 중둔근이, 더 안쪽에 소둔근이 있다.

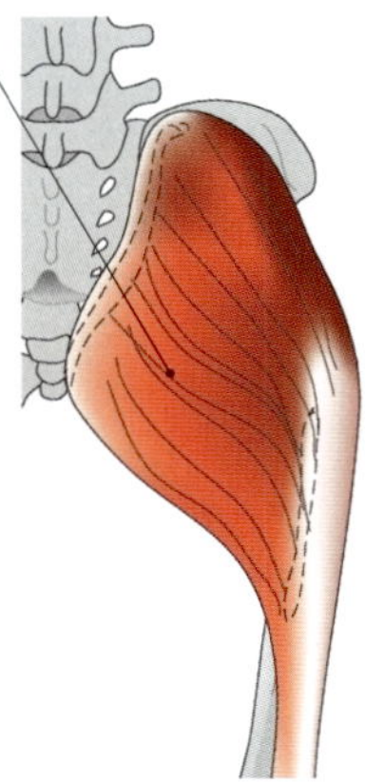

중둔근

R-8 **중간볼기근**

※전부는 내선 · 굴근, 후부는 외전 · 신근, 전체적으로는 외전.

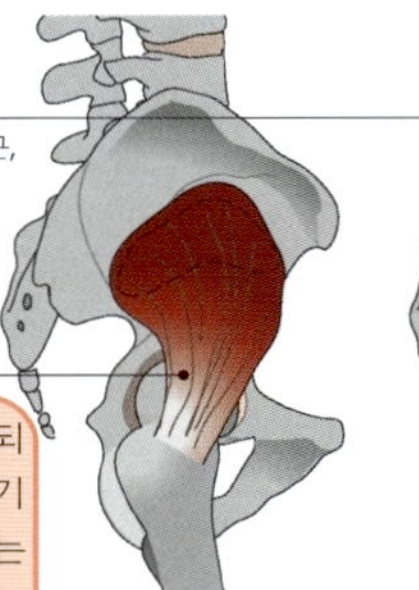

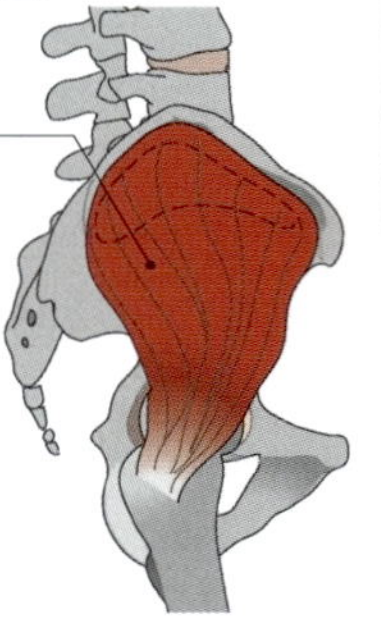

소둔근

R-9 **작은볼기근** ※중둔근과 같은 작용

중둔근이 약해지면 대퇴골이 골반에 고정되지 못해 편각기립시 반대측 골반이 아래로 기운다. 또한 보행시에 허리를 흔들듯이 걷는 Trendelenburg's sign이 나타나게 된다.

외골반근 중 깊은층에 있는 6개의 근육(이 페이지에 제시한)은 야구의 투구나 타격시에 작용한다. 고관절외전 등에서도 이러한 근육은 원활하게 움직인다. 폐쇄근군과 쌍자근군이 동시에 움직일 때 만약 골반이 고정되어 있으면 대퇴골을 골반으로부터 아래로 당기며, 대퇴가 고정되어 있으면 골반을 대퇴골로부터 들어 올린다. 마치 해먹과 같이 양측에서 골반을 지탱하고 있는 상태가 된다.

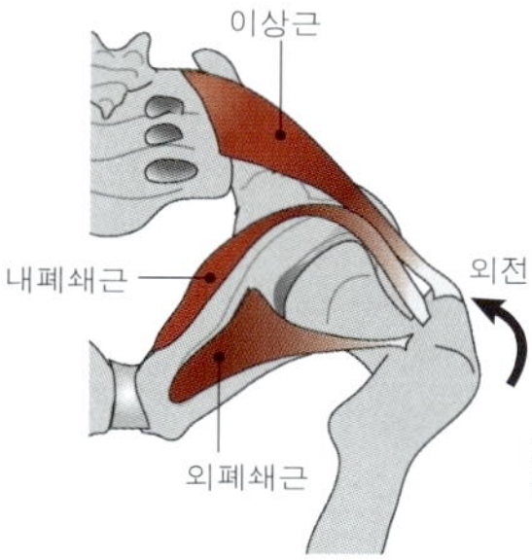

골반하방으로부터

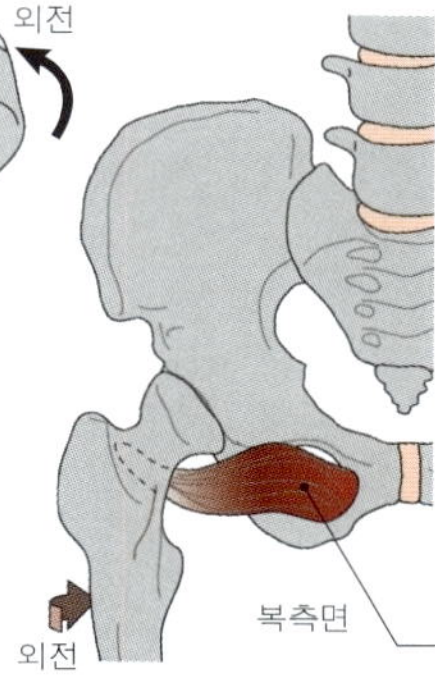

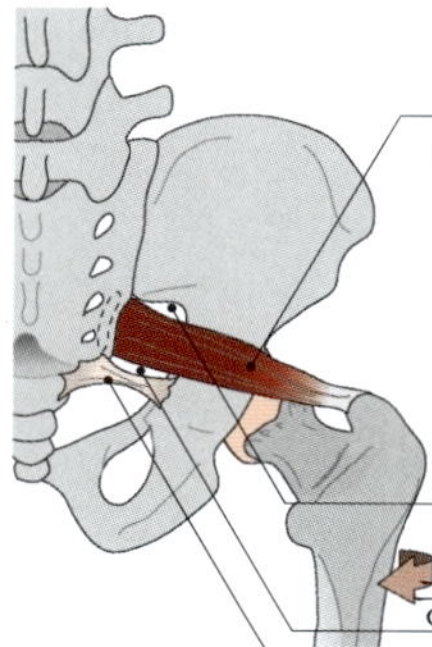

이상근
궁둥구멍근 R-10

※천골을 고정하면 대퇴를 외선(대퇴신전시) 혹은 외전(대퇴굴곡시) 한다. 또한 대퇴를 고정하면 척추를 신전시킨다. 결여되기도 한다.

이상근상공
궁둥구멍근위구멍 R-11

이상근하공
궁둥구멍근아래구멍 R-12

천극인대
엉치가시인대 R-13

외폐쇄근
바깥폐쇄근 R-14

※다른 근육과 함께 대퇴의 외전을 실행. 주로 자세 유지작용을 담당한다. 약한 내전근이기도 하다.

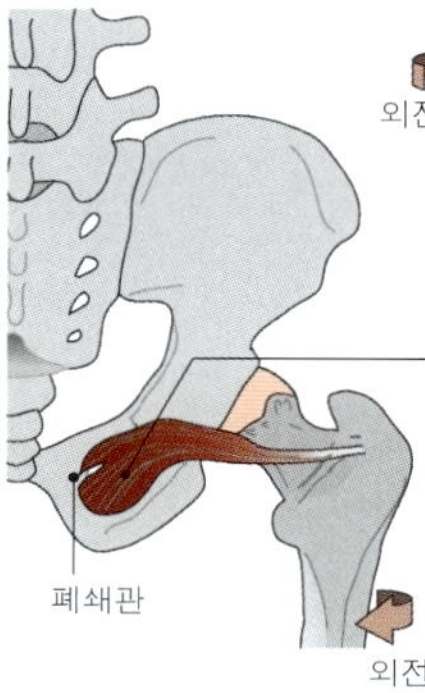

내폐쇄근
속폐쇄근 R-15

※외전근으로서는 대퇴방형근과 함께 가장 강력한 근육. 이 내폐쇄근과 상쌍자근, 하쌍자근의 세 근육을 합쳐서 「관골삼두근」이라고도 한다.

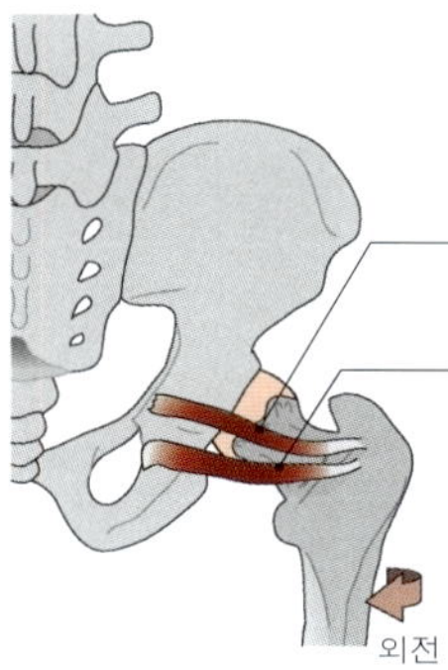

심층외전6근

외폐쇄근의 그림 이외는 배측면

상쌍자근
위쌍동이근 R-16

하쌍자근
아래쌍동이근 R-17

※내폐쇄근을 보조한다. 상·하의 어느 한쪽 혹은 양쪽이 결여되기도 한다.

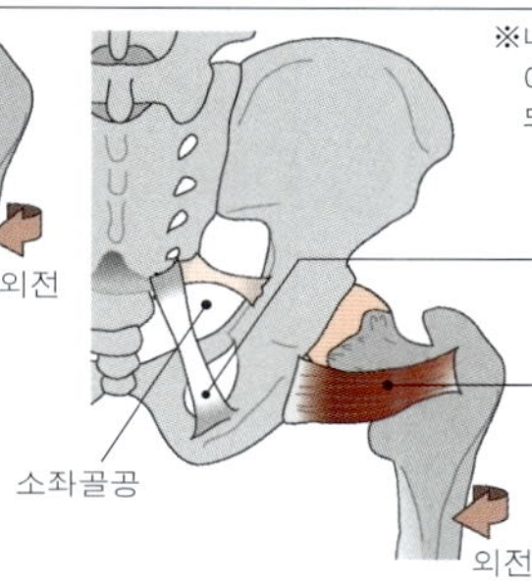

천결절인대
엉덩넙다리인대 R-18

대퇴방형근
넙다리네모근 R-19

※강력한 외전근으로, 간혹 결여되기도 한다.

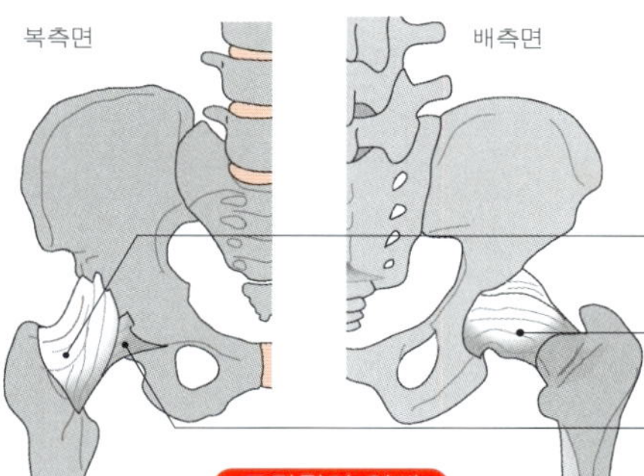

고관절의 인대

장골대퇴인대
엉덩넙다리인대 R-20

좌골대퇴인대
궁둥넙다리인대 R-21

치골대퇴인대
두덩넙다리인대 R-22

R Muscles of Pelvic Girdle

R-1 iliopsoas◆

R-2 psoas major◆

R-3 iliacus◆

R-4 *psoas minor*

R-5 iliotibial tract◆

R-6 tensor fasciae latae◆

R-7 gluteus maximus◆

R-8 gluteus medius

R-9 gluteus minimus

- **iliopsoas 腸腰筋, iliacus 腸骨筋** ilio-는 ilium「장골」에서 유래. 거슬러 올라가면 그리스어 ἰξύς「옆구리, 허리」가 라틴어 ilium「장골」로 되었다는 설과, 라틴어 ileum「장(腸)」을 기원으로 하는 설이 있다. ilio-, ili-「장골의」에서 파생한 해부학 용어는 다수 존재한다(iliocostalis「장늑근(腸肋筋)」, iliac fascia「장골근막(腸骨筋膜)」 등).
- **psoas major 大腰筋** psoas의 p는 묵음이므로 발음하지 않는다. 그리스어 ψόα「허리 근육」에서 유래한다.
- **iliotibial tract 腸脛靭帶** iliotibial band라고도 한다. tract는 라틴어 tractus「당기는 것, 진로, 코스」에서 유래한다. tract는 해부학 용어로는 「(중추 신경에 관한) 로(路), 삭(索), 속(束)」이라는 의미로 빈번히 이용된다. 인대는 보통 ligament이지만 장경인대의 경우는 「이끄는 것, 견인하는 것」이라는 뜻으로 tract가 사용된다. 영어의 tractor「경운기, 소형 견인차」도 유의어.
- **tensor fasciae latae 大腿筋膜張筋** faciae latae은 fascia lata 「대퇴근막」의 속격. 단수 주격의 -a가 단수 속격인 -ae로 변하는 경우는 여성 명사에 많다.
- **gluteus maximus 大殿筋** 그리스어 γλουτός「엉덩이, 전부(殿

장요근과 안심, 최장근과 등심

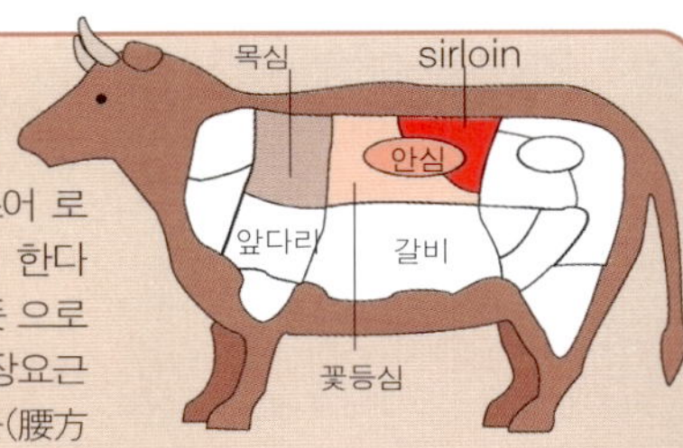

쇠고기의 안심은 프랑스어 로 filet, 영어는 tenderloin라 한다(tender는 「부드럽다」의 뜻 으로 사용된다). 안심은 소의 「장요근(腸腰筋)」 또는 「요방형근(腰方形筋)」. 사람의 경우 2발 보행때문에 이 장요근이 많이 발달해 있지만, 4발 짐승의 경우 평상시 별로 사용하지 않는다(뒷다리를 들어 올리고 뒤에 있는 사람을 차버리는 동작에는 사용하지만). 그 때문에 고기가 부드럽고 양도 적어 고급부위로 유통된다.

이에 대해 rib roll「꽃등심」은 흉최장근(胸最長筋)에 해당. 등심은 영어로는 roll, 일본어로는 로스(로스는 roast「고기를 굽다」가 변한 것으로 추측)라 하며 스테이크나 불고기에 적합하다. sirloin는 sir-「위의」+loin「허리고기」의 뜻으로, 부드러운 지방이 뒤섞인 최상급 고기로 요최장근(腰最長筋)에 해당한다. 영국의 찰즈 2세(헨리 8세라는 설도 있다)가 sirloin을 너무나 사랑한 나머지 sir, 즉 귀족의 칭호를 내렸다는 얘기가 있지만, 실제로는 왕이 태어나기 훨씬 이전부터 sirloin이라는 어휘는 사용되고 있었다.

돼지고기의 경우 「rib roast」와 「sirloin」의 구별이 없고, 흔히 「로스」라 한다. 필레 커틀릿, 로스까스의 명칭도 여기에서 유래.

● 이상근상공(梨狀筋上孔)에는 상전신경이, 하공에는 좌골신경이 통과하는데(위치에는 개인차가 있다), 이것이 이상근 경직으로 인해 압박받는 것을 piriformis syndrome「이상근증후군(梨狀筋症候群)」이라 한다. 허리의 타박, 염좌 등으로 생기는 경우와 스포츠로 발생하는 경우가 있다. 척추간반 헤르니아는 위로 향해 누워 고관절을 굴곡시켜 들어 올리면 아픔이 심해지지만 이상근증후군은 그렇게 되지 않는다.

部)」에서 유래. 인도유럽조상어의 *gel-「둥근 형태로 만들다, 말다」에 그 기원이 있다고 일컬어지며, glue「…을 아교로 붙이다, 풀」, gluten「글루텐(식물의 종자 속에 들어 있는 식물성 단백질의 혼합물)」, globe「구체(球体), 지구」 등도 관련어이다.

◆**piriformis 梨狀筋** 라틴어 pirum「배〔梨〕」에 forma「형태, 품종」이 붙은 것. 「배의 형태를 한」이란 뜻. 영어의 pear「서양배」도 pirum이 어원.

◆**obturator externus 外閉鎖筋** 라틴어의 opturo「폐쇄한다, 닫다, 채우다」에서 유래. 이 폐쇄공은 폐쇄막에 의해 닫히면서 외측은 외폐쇄근이, 내측은 내폐쇄근이 닫고 있다.

쌍자근(雙子筋)과 제미니우주선, 쌍둥이좌와 이중자음

GEMINUS「쌍둥이」

superior gemellus 상쌍자근(上雙子筋)의 gemellus는 라틴어 geminus「쌍둥이의」의 축소사(縮小詞), 「작은 쌍둥이」의 뜻. 이 geminus로부터 영어의 gemini「쌍둥이좌」가 파생되었다. 이 쌍둥이란 그리스 신화의 백조로 변한 제우스신과 스파르타 왕비인 레다 사이의 쌍둥이(트로이 전쟁의 원인이 된 미녀 헬레네의 동생들이기도 하다). Castor가 형이고 Pollux가 동생. 이 **Pollux**는 **flexor pollicis longus**「장모지굴근」의 **pollicis**의 주격 pollex「엄지」와 유사하다. 아르고선 원정대에서 두 명이 폭풍우 속의 뱃머리에 서서 안전하게 인도하였다는 이야기에 근거하여 기원전에서 중세에 이르기까지 선원의 수호신으로서 추앙받았다. 동생인 Pollux는 불사신이었지만, 불사신이 아닌 형 Castor가 동료의 배반자와 싸워 죽었을 때 아버지의 Zeus에게 부탁하여 자신도 죽기를 간청했다. 쌍둥이좌의 가장 밝은 두개의 별에도 같은 이름을 붙일 수 있다(Pollux가 조금 더 밝다).

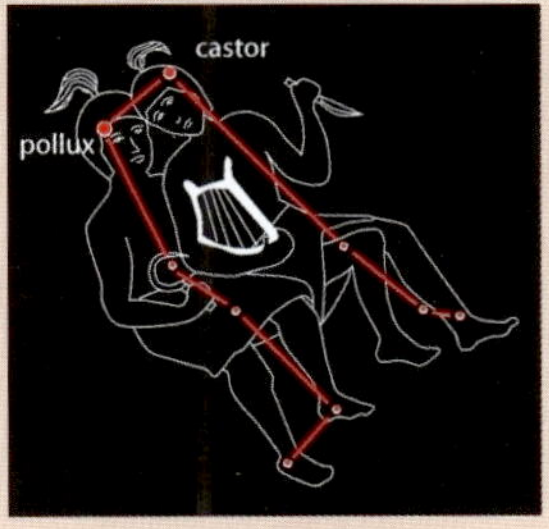

쌍둥이좌

덧붙여 NASA의 2인용우주선도 제미니라고 불린다(쌍둥이좌의 방향으로 날아 간 것은 아니지만). 제미니 계획은 달을 향한 아폴로 계획의 실현을 위해서 장기 항해 및 선외 활동, 랑데뷰 등의 기술 완성을 도모한 것이었다.

또한 언어학에서는 이중자음을 geminate consonant라 한다.

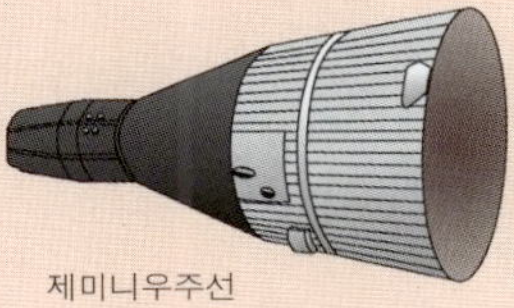
제미니우주선

piriformis◆ R-10

suprapiriform foramen R-11

infrapiriform foramen R-12

sacrospinous ligament R-13

obturator externus◆ R-14

obturator internus R-15

superior gemellus◆ R-16

inferior gemellus R-17

sacrotuberous ligament R-18

quadratus femoris R-19

iliofemoral ligament R-20

ischiofemoral ligament R-21

pubofemoral ligament R-22

S 대퇴근〈모음근•폄근〉

여기서는 대퇴의 모음근 및 폄근에 대해서 다루기로 한다. 위팔과 비교하여 근육의 숫자도 많지만 각각의 근육 또한 강력하다.

장내전근

s-1 긴모음근

※고관절의 내전. (양쪽의) 대퇴를 끌어당겨 닫는 운동에 작용한다. 골반의 전면(치골지)에서 기시하며 대퇴골 배면(조선의 내측선)에서 정지하므로 대퇴의 외선도 실행한다(다른 내전근군도 동일하다). 또한 장내전근은 정지가 고관절와 떨어진 위치(대퇴골의 중간 1/3 근처)이기 때문에 굴곡도 보조한다.

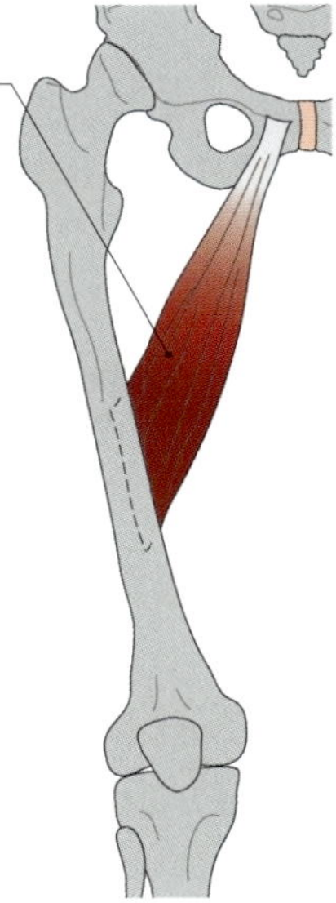

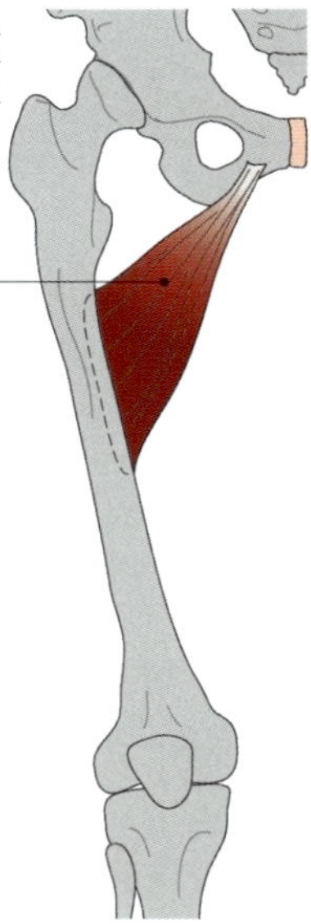

단내전근

s-2 짧은모음근

※고관절의 내전. 장내전근과 함께 작용한다.

대내전근

s-3 큰모음근

※내전근군 중에서 가장 강력한 근육. 여성이 서서 다리를 교차시키는 자세를 할 때에도 강한 작용을 한다. 대퇴골조선에 정지하는 부분은 외선근으로, 내전근결절에 정지하는 부분은 내선근으로서 일한다. 내전근군은 일상의 움직임에서는 별로 사용되지 않지만 승마나 수영의 평형 등에 주로 이용된다.

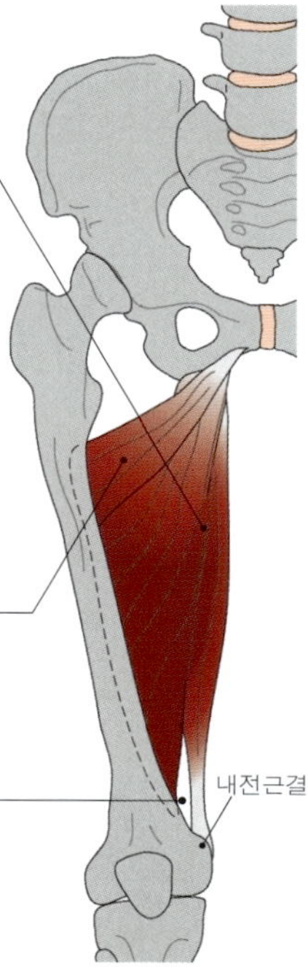

소내전근

s-4 작은모음근

※대내전근이 불완전하게 나뉘어진 근육. 대내전근과 구별되지 않는 경우도 있다.

내전근건열공

s-5 모음근구멍

치골근

s-6 두덩근

※고관절의 굴곡, 내전.

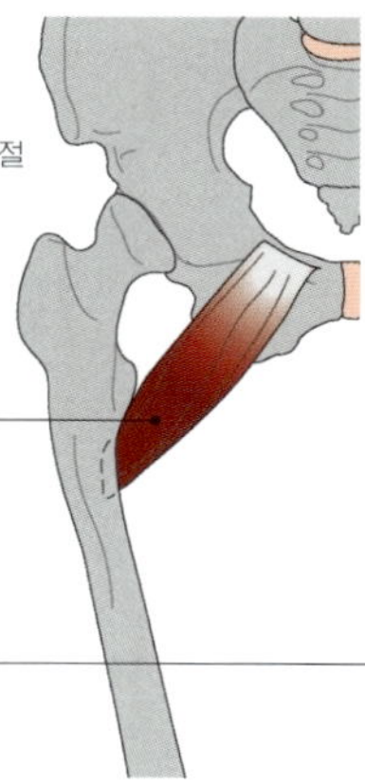

박근

s-7 두덩정강근

※고관절의 내전, 슬관절내선 및 굴곡의 보조. 대퇴의 가장 내측에 있다. 대퇴를 외전하면 이 근육의 기시가 피부하에 뚜렷하게 보인다. 내전근군으로 유일한 이관절근(二關節筋).

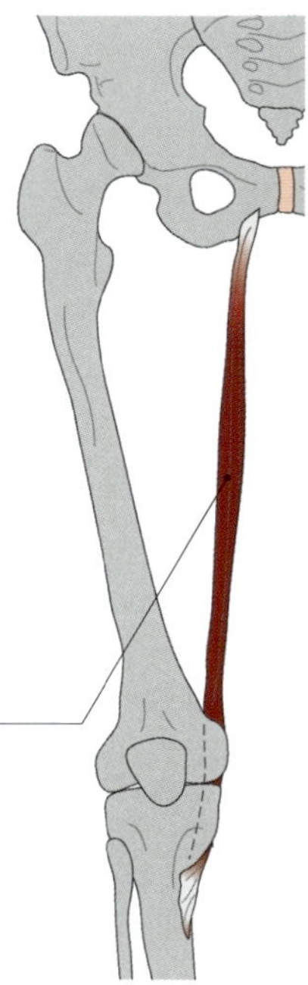

운동시의 근육 파열은 햄스트링에서 가장 많이 발생하는데 비해 타박, 좌상은 대퇴사두근이 가장 많다(축구, 럭비, 농구 등에서). 엎드려서 슬관절을 90° 이상 굽힐 수 있으면 경증이지만, 45° 도 정도를 굽힐 수 없다면 중증. 중증인 채로 방치하면 골화성 근염(myositis ossificans)으로 발전할 수도 있다. 대퇴사두근은 햄스트링과 비교해 쇠약해지기 쉬우며 이 근력이 약해지면 보폭이 짧게 걷는 보행법이 된다.

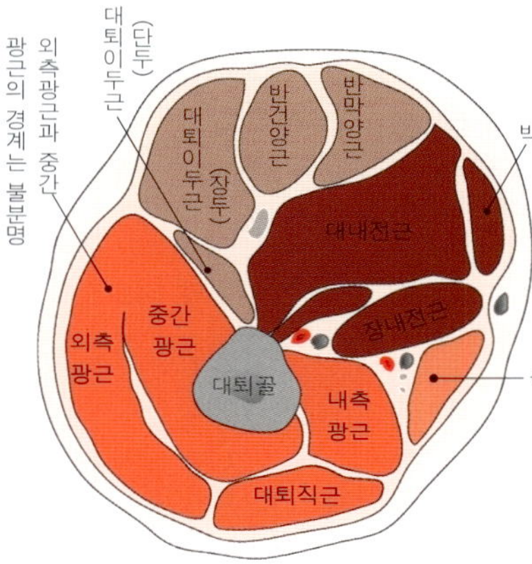

대퇴•중앙단면

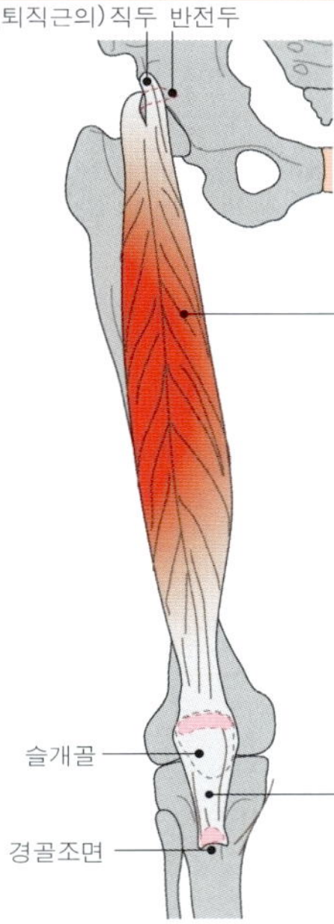

대퇴사두근

넙다리네갈래근 s-8

※아래의 대퇴직근, 중간광근, 외측광근, 내측광근의 총칭.

대퇴직근

넙다리곧은근 s-9

※고관절의 굴곡, 슬관절의 신전을 실행한다. 대퇴사두근에서 유일한 이관절근. 대퇴직근은 강력한 근육의 하나로 보행시 다리를 올리기 위해 중요하다. 다른 대퇴사두근의 근육과 함께 하나의 건을 만들어 슬개골, 슬개인대로 이어져 경골조면에 정지한다.

슬개인대

무릎인대 s-10

※대퇴사두건근의 중앙부슬개골 하방으로 연장된 부분. 슬개골에서 경골조면까지 뻗어있다.

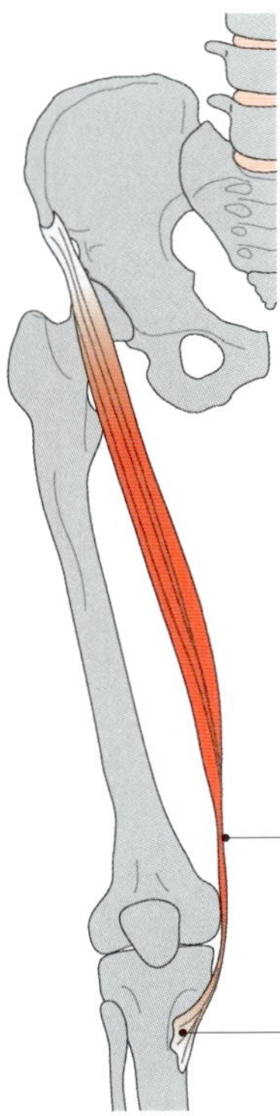

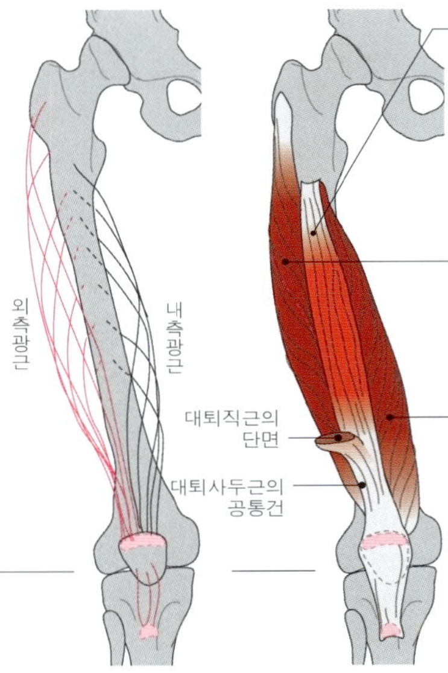

중간광근

중간넓은근 s-11

※슬관절의 신전. 고관절의 굴곡시, 대퇴직근의 길이가 짧아지므로 슬관절의 신근으로서의 작용은 약해진다.
따라서 중간광근과 외측광근, 내측광근이 슬관절의 신근 기능을 담당한다.

외측광근

가쪽넓은근 s-12

※슬관절의 신전. 기시는 고관절낭, 대퇴골의 외측면. 정지는 슬개골, 대퇴사근의 공동건.

내측광근

안쪽넓은근 s-13

※슬관절의 신전.
조선(粗線)의 아래 부분이 기시.

봉공근

넙다리빗근 s-14

※고관절 및 슬관절의 굴곡. 고관절의 외선. 인체에서 가장 긴 근육. 대퇴전면에서 가장 천층의 근육.

거위발 s-15

※봉공근과 박근 및 반건양근이 만드는 공통의 건으로, 경골조면의 내측에 정지한다.

S Muscles of Thigh<adductor, extensor>

s-1 adductor longus◆

s-2 adductor brevis

s-3 adductor magnus◆

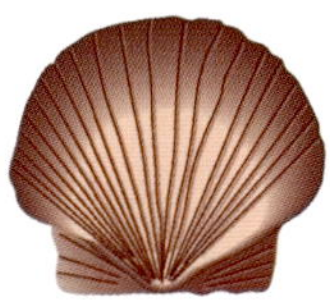

Patinopecten yessoensis
참가리비

s-4 *adductor minimus*◆

s-5 *adductor hiatus*◆

s-6 pectineus◆

s-7 gracilis◆

◆**adductor longus 長內轉筋** 라틴어의 동사 adduco「~로 이끌다, 당기다」. 라틴어 longus「길다」에서 유래한다.

◆**adductor magnus 大內轉筋** magnus는 라틴어로 「크다」를 뜻하는 형용사의 남성형 magnus에서 유래. 지진 규모의 척도인 magnitude「매그니튜드, M」, magnification「확대」도 유의어.

◆**adductor minimus 小內轉筋** 라틴어「작다」의 최상급 minimus에서 유래한다. 원형은 parvus로, 비교급은 minor. 원형과 비교급, 최상급은 별도 계통의 어휘이므로 철자가 전혀 다르다.

◆**adductor hiatus 內轉筋腱裂孔** 라틴어의 hiatus「입을 크게 여는 것, 하품, 균열, 열공」에서 유래. 해부학 용어에서는 esophageal hiatus「식도열공(食道裂孔)」, sacral hiatus「천골열공(薦骨裂孔)」, maxillary hiatus「상악동열공(上顎洞裂孔)」 등 여러 가지 갈라진 곳을 나타내는 데 이용된다.

◆**pectineus 恥骨筋** 라틴어의 pecten「빗〔櫛〕」에서 유래한다. 거슬러 올라가면 그리스어 πεκτέω「빗질을 하다, 털을 깎다」가 기원. 음모가 가축의 손질에 사용하는 쇠빗에 남는 짐승의 털을 연상시키는 것으로부터 명명되었다. 해부학 용어에서 pecten는 pecten analis「항문즐(肛門櫛)」과 같이 치골에 관련되는 부위나 빗과 같은 형태를 한 부위에 이용된다. pecten「빗〔櫛〕」의 파생어에는 조개껍질이 빗과 같은 모양을 한 「참가리비」의 학명 *Patinopecten yessoensis*가 있다(yessoensis는 蝦夷(에조, 홋카이도의 옛이름-역자 주) 1854년 페리 제독의 함선이 일본을 방문했을 때 홋카이도의 하코다테에서 미국으로 가지고 돌아간 것으로부터 명명되었다). patino-는 「접시〔皿〕」의 의미(patella「슬개골(膝蓋骨)」도 유의어). 즉, 「에조산(蝦夷産)의 빗모양의 접시」라는 뜻이 된다.

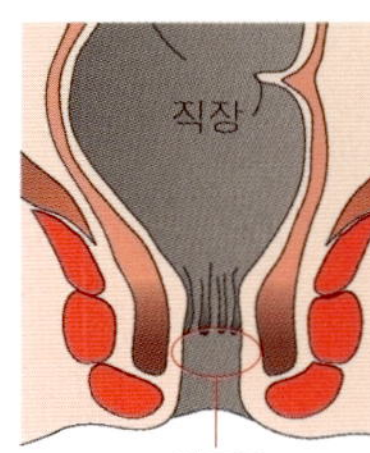

◆**gracilis 박근** 라틴어의 gracilis「홀죽하다」에서 유래한다. 여러 가지 홀죽한 식물이나 동물의 종명으로 이용된다.

◆**quadriceps femoris 大腿四頭筋** quadratus femoris「대퇴방형근(大槌方形筋)」과 그 철자가 비슷해 혼동하기 쉽다. 라틴어 접두사 **quadri-**는 「4개의」라는 뜻. quadratus는 라틴어에서는 「정방형」을 가리키지만, 해부학은 정방형의 형태를 한 근육「방형근(方形筋)」에 사용된다.

◆**rectus femoris 大腿直筋** 라틴어 femur「대퇴(大腿)」.

◆**patellar ligament 膝蓋靭帯** 라틴어 patella는 patina「접시〔皿〕」의 축소사(縮小詞).

◆**vastus lateralis 外側廣筋** 라틴어 vastus「하늘의, 황막한, 광대한」에서 유래. vastus는 영어의 vast「넓은, 광대한, 막대한」, waste「황막한, 불모의, 사용불가능한, 폐물의」와 친척 관계에 있다. lateralis는 라틴어 lateralis「측면의, 외측의」라는 형용사.

영어의 thigh「대퇴, 허벅지」는 고대영어의 theoh 또는 thioh에서 유래한다. 다리의 「부풀린 부분, 살찐 부위」에서 유래하였다고 한다.

◆**sartorius 縫工筋** 라틴어 sartor는 「재봉사(tailor), 양복점」의 뜻. 재봉사가 다리를 꼬고 일을 하는데에 이 근육이 작용하는 것에서 유래하였다고 한다(고관절의 굴곡·외선·외전, 슬관절 굴곡의 상태). 인체 에서 가장 긴 근육이라고 한다.

◆**pes anserinus 거위발** pes는 라틴어로 「다리〔足〕」의 뜻. 해부학 용어에서는 pes planus「편평족(扁平足, flat foot)」와 pes hippocampi「해마족(海馬足)」 등에 사용된다.

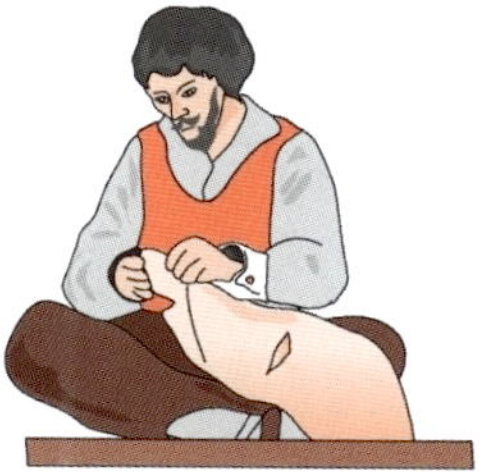

다리를 꼰 「봉공(縫工)」

quadriceps femoris◆ s-8

rectus femoris◆ s-9

femoris는 라틴어 femur「대퇴(大腿)」의 속격. 대퇴골의 femur로도 사용된다.

거위발과 회색기러기, 머더 구스(mother goose)

ANSER「거위」

pes anserinus 거위발 anserinus는 라틴어의 anser「거위」에서 유래한다. 대퇴부 안쪽의 봉공근(縫工筋), 박근(薄筋), 반건양근(半腱樣筋)의 세 근건의 정지부로, 거위의 발와 같은 모양에서 유래한 명칭. 축구선수나 육상선수에게 자주 발생하는 무릎 안쪽의 통증을 pes anserinus bursitis「거위발건점액낭염」이라 하며, 지나친 런닝을 그 원인으로 꼽을 수 있다.

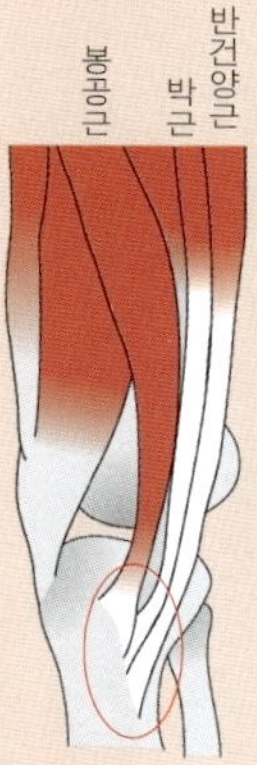

거위발

회색기러기의 학명은 *Anser anser*로, 거위는 회색기러기를 가축화한 것이다. 영어의 gander「거위의 수컷」이나 goose「거위」도 라틴어 anser와 친척 관계에 있다.

덧붙여서 머더 구스(mother goose)라는 말은 프랑스의 페로(Perrault)의 동화집(민간설화를 바탕으로 한 창작 동화집)이 1729년에 영국에서 출판되었을 때 Mother Goose's Tales이라는 부제를 붙인 것에서 유래한다. 그렇지만 이 동화집에 거위 이야기 등은 나오지 않는다. 부제에 Mother Goose를 사용한 것은 거위라는 말에 「수다쟁이 아줌마」라는 의미가 포함되어 있기 때문이다. 후에 영국의 설화를 추가한 머더 구스책이 유포되었다.

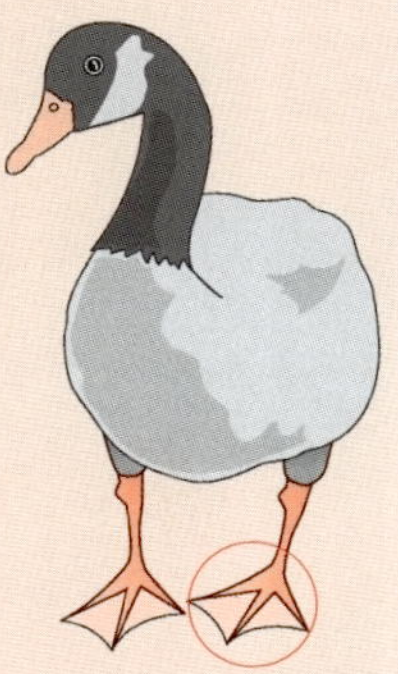

실제 거위발

patellar ligament s-10
※patellar tendon 라고도 한다.

vastus intermedius s-11

vastus lateralis◆ s-12

vastus medialis s-13

sartorius◆ s-14

pes anserinus◆ s-15

T 대퇴근〈굽힘근〉

● 여기서는 대퇴의 굽힘근과 함께 대퇴의 국소구조에 대해서도 그 일부를 소개한다.

슬굴곡근
T-1 넙다리뒤근육

※대퇴의 후방근인 「대퇴이두근, 반건양근, 반막양근」의 총칭. 무릎을 펴고 서서 전굴할 때에 손가락끝이 바닥에 닿지 않는 것은 슬굴곡근의 유연성이 부족하기 때문이다.

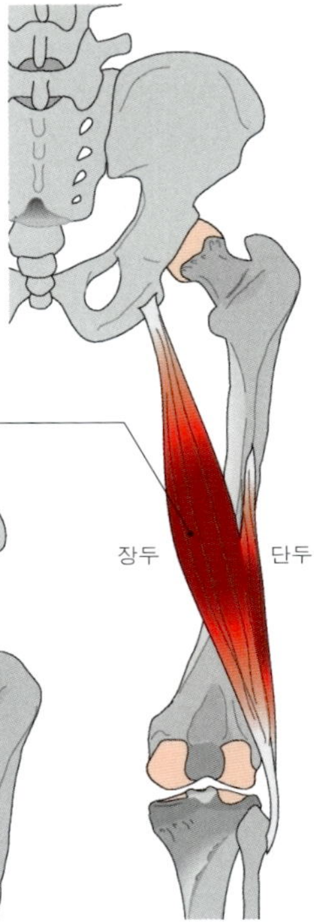

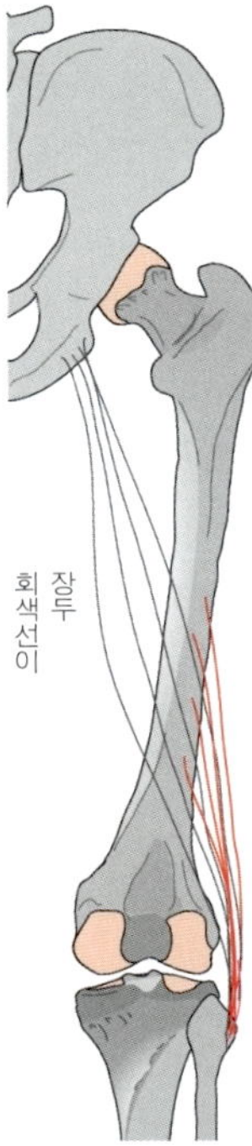

대퇴이두근
T-2 넙다리두갈래근

※별칭은 외측슬굴곡근. 두 개의 근두를 가진다. 장두는 좌골결절로부터, 단두는 대퇴골후방의 외측순과 외측근간중격으로부터 시작된다. 둘 다 비골두에 정지한다. 슬굴곡근의 근육은 모두 좌골결절이 기시, 하퇴가 정지인 2관절근육이지만, 대퇴이두근의 단두만이 하나의 관절(슬관절)의 굴곡에 관여한다. 단두는 때때로 결여되기도 한다. 장두는 경골신경(脛骨神經), 단두는 총비골신경(總排骨神經)에 의해서 지배 받는다.

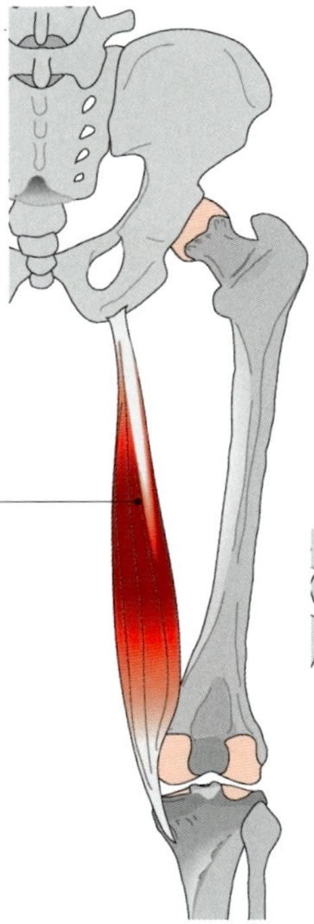

반막양근
T-3 박막근

※슬관절을 굽히고, 내선시킨다. 슬관절을 막으로 감싸 펴진 무릎을 안정시키는 역할도 한다. 이 근육은 반건양근과 밀접하게 관련되어 작용한다. 경골내측과에 정지한다.

반건양근
T-4 반힘줄근

※고관절을 펴고 슬관절을 굽힌다. 길고 가는 건이 봉공근, 박근과 함께 거위발이 되어 정지한다.
이 근육의 근복에 건획이 비스듬하게 주행하기도 한다.

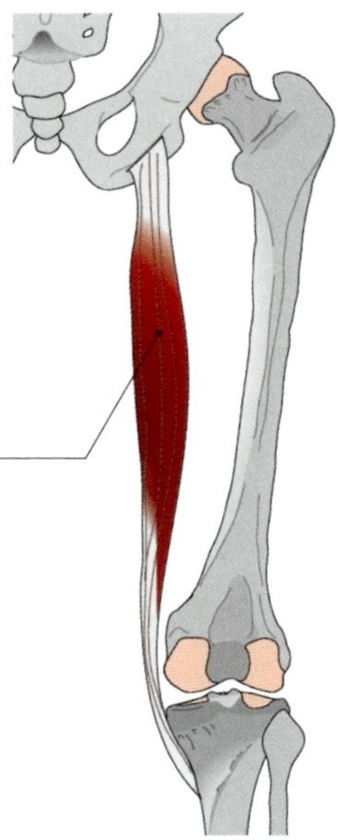

건획이 보이는 변이

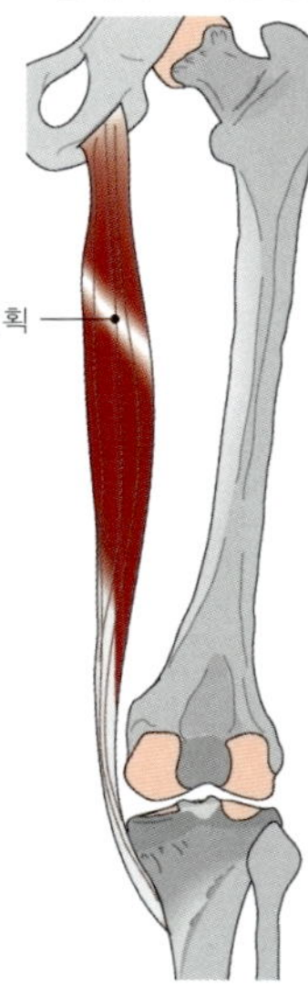

무릎굽힘근은 가장 근육파열이 생기기 쉬운 부위. 전력 질주나 점프 등의 급격한 운동중 또는 근육의 혹사로 근섬유의 일부에 손상 혹은 단열이 생겨 그 결과 급격한 통증을 느낀다. 대퇴사두절의 근력이 무릎굽힘근보다 크고 근력차이가 있을 경우 무릎굽힘근의 근육파열이 발생하기 쉽다. 균형잡힌 근력을 유지하는 것이 중요하다.

피하에는 림프절과 림파관이 발달해 있다. 여기에는 대퇴신경, 대퇴동맥, 대퇴정맥이 상하로 주행한다. 그러므로 대퇴삼각의 가운데를 손가락으로 만지면 맥을 잡을 수 있다. 대퇴삼각의 바닥에는 장요근 · 치골근의 근막이 있다. 이 안쪽에는 대퇴골두가 위치하고 있다.

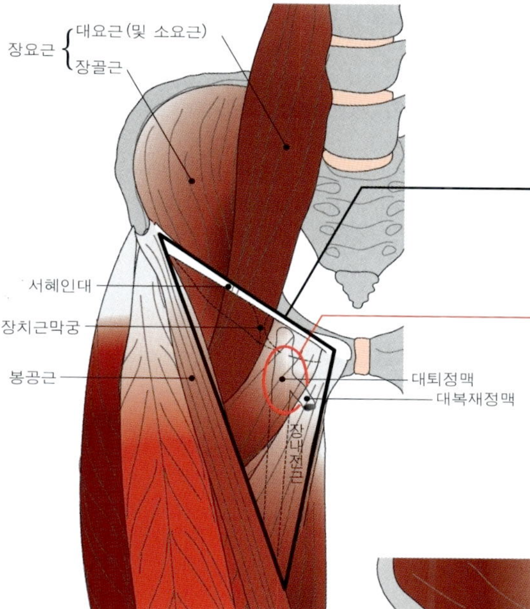

대퇴삼각
넙다리삼각 T-5

※봉공근, 장내전근의 내측연(외측연이라는 문헌도 있다), 서혜인대로 둘러싸인 영역.

복재열공
두렁구멍 T-6

※대퇴근막의 계란모양의 구멍.
야윈 남성이 서 있는 상태에서는 여기를 통과하는 대복재정맥을 볼 수 있다.

근열공
근육칸 T-7

※근열공을 장요근 및 대퇴신경이 통과한다.

장치근막궁
칸사이근막활 T-8

혈관열공
혈관칸 T-9

※서혜인대와 장치근막궁 및 골반사이의 구멍. 대퇴동맥 · 대퇴정맥이 통과한다.

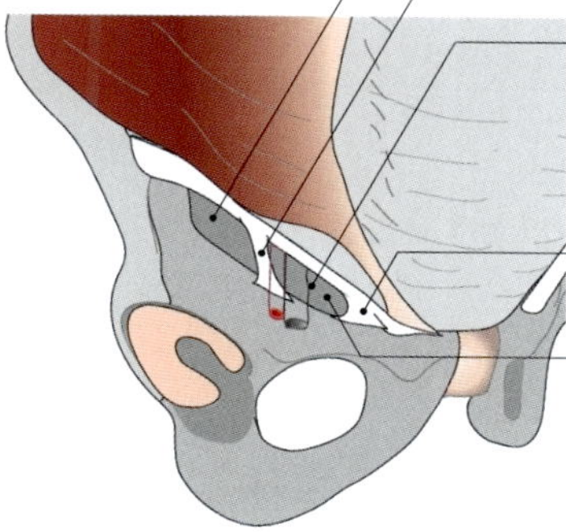

열공인대
갈고리인대 T-10

대퇴륜
넙다리관구멍 T-11

※혈관열공 외측은 대퇴동맥 · 대퇴정맥이, 내측은 지방조직내를 림프관이 통과하는데, 이러한 내측부분을 대퇴륜이라 한다.

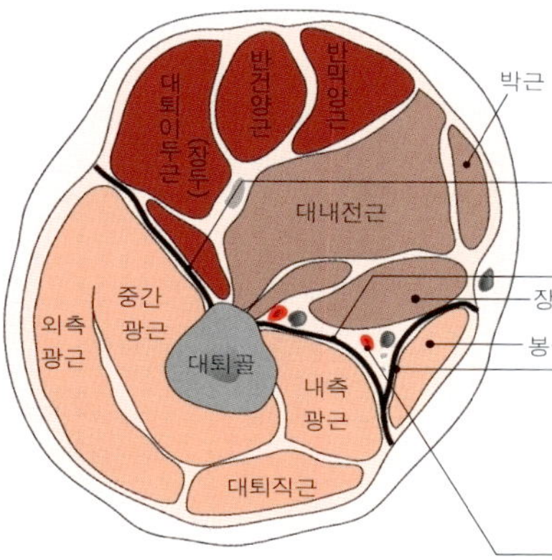

대퇴 · 중앙단면

외측대퇴근간중격
가쪽넙다리근육사이막 T-12

내측대퇴근간중격
안쪽넙다리근육사이막 T-13

후대퇴근간중격
뒤넙다리근육사이막 T-14

내전근관
모음근굴 T-15

※헌터관 또는 봉공근하관이라고도 한다. 내전근, 내측광근, 광근내전근막으로 둘러싸인 부분. 대퇴동맥, 대퇴정맥·복재신경이 통과한다. 대내전근의 건열공에 이른다.

T Muscles of Thigh<flexor>

T-1 hamstring muscles◆

hamstring의 string은 「끈, 줄기」. 따라서 hamstring은 원래 대퇴이두근, 반막 양근, 반건양근의 건을 가리켰다. 고대·중세에는 가축의 건을 잘라 기르기 쉽게 하였다. 또한 고대의 전쟁에서는 포로가 도망치지 못하도록 이 건을 절단하기도 하였다.

T-2 biceps femoris◆

T-3 semimembranosus◆

T-4 semitendinosus◆

◆**biceps femoris 大腿二頭筋 bi-**는 **2**를 나타내는 접두사. **ceps**는 라틴어의 caput「머리〔頭〕」. biceps 단독으로는 상완이두근(上腕二頭筋)을 가리킨다.

◆**semimembranosus 半膜様筋, semitendinosus 半腱様筋** 각각의 명칭에 쓰이는 접두사는 semi-「半分」의 뜻. 반막양근은 membrane「막(膜)」에, 반건양근은 tendon「건(腱)」에서 유래한다. 반막양근의 외측근위부는 건막만으로 구성되는데 비해 반건양근의 정지위치 부근은 주로 건으로 구성된다. 명칭이 비슷한 이 두 근육은 근접한 위치에 있다. 둘 다 좌골결절에서 시작하지만 반막양근은 경골내측과의 후면에, 그리고 반건양근은 내측에 위치하여 경골조면에 정지한다. 반막양근은 반건양근에 싸여져 있다.

◆**femoral triangle 大腿三角** trigonum femorale, trigonum femoris, fossa Scarpae major, subinguinal triangle 등 다양한 별칭이 있다.

◆**saphenous opening 伏在裂孔** 대복재정맥(大伏在静脈)이 대퇴정맥에 유입하는 서혜인대 내측부의 하방에 있는 대퇴근막 중의 구멍을 가리킨다. hiatus saphenus, fossa ovalis라고도 한다. 「복재(伏在)」로 번역되는 saphenous는 아라비아어의 al-safen 「잠복(潛伏)」에서 유래한다. 아라비아의학에서는 사혈(瀉血)이 유행하여 피부 위로 드러나는 정맥을 찾았지만 대복재정맥은(특히 근위에서는) 명확하게 보이지 않고 잠복해 있는 탓에 이러한 명칭으로 불리어졌다고 한다. 그러나 철자가 비슷하기 때문에 그리스어의 σαφής「명료한」이 어원으로 잘못 해설되어져 왔다. 그러나 대복재정맥은 숨어 있어 아무리 보아도 명료하지 않다.

근육 파열과 슬굴곡근

근육 파열은 근육 자체의 근력에 의해 발생하는 상해로, 근육 조직이 단열이나 근막 손상으로 인해 통증을 느끼게 된다.

가장 빈번히 생기는 부위는 슬굴곡근이지만 그 다음으로는 대퇴사두근, 하퇴의 비복근에 주로 발생한다. 전력질주나 점프시에 생기는 경우가 많다.

이처럼 자주 근육 파열이 생기는 근육은 이관절근(二關節筋)이 많다. 이것은 두 개의 관절을 동시에 굽힘과 폄으로 인해 특정 근육의 급격한 신장(伸張)이 일어나기 쉽기 때문이다.

원인으로는 근력부족이나 대항근에 대한 근력의 언밸런스(대퇴사두근과 슬굴곡근의 근력차이), 워밍업의 부족, 근육의 유연성 결여 등을 들 수 있다.

응급처치로 빠른 RICE처치(Rest「안정」, Icing「냉각」, Compression「압박」, Elevation「거상」)을 필요로 한다. RICE처치는 여러 부위의 통증·부기·염증의 응급처치에 유효한다. 근육 파열 직후 등 처치의 시간차에 의해 회복의 정도도 다르게 나타난다.

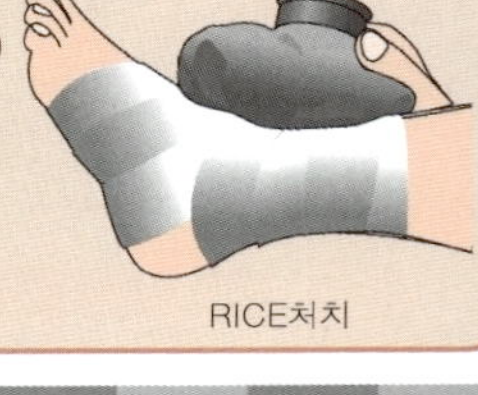

RICE처치

슬굴곡근과 햄에그,
비복근과 삼류배우, 무선통신
HAM

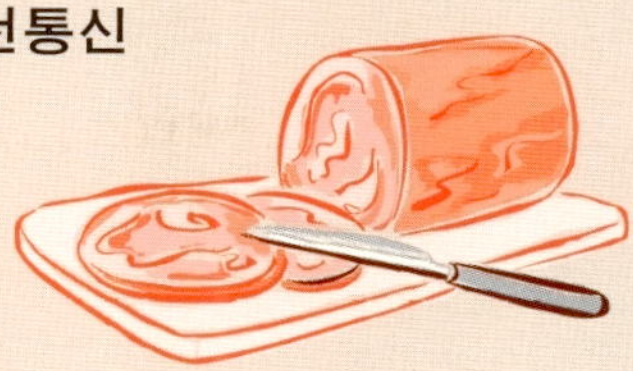

hamstring muscles 슬굴곡근에 사용되는 ham은 게르만어에서 유래하며, 「허벅다리살」을 가리킨다. 영어의 ham도 유의어. 원래 햄은 돼지의 다리부분의 고기를 큰 덩어리채로 소금절임한 것을 가리킨다.

게르만어 ham과 그리스어 κνημή「정강이」는 같은 인도유럽조상어에서 기원을 찾을 수 있다. 따라서 gastrocnemius「비복근」도 유의어가 된다(하지만 허벅지와 정강이는 부위가 엄연히 다르다).

영어의 ham에는 「삼류배우」라는 뜻도 있다. amateur「아마추어」의 am에 발음하기 쉽게 h를 붙였다고 하는 어원설이 가장 유명하지만, 아마추어 배우가 화장을 지우기 위해 햄육의 지방을 사용했다는 설도 있다. 서투른 배우일수록 「Hamlet(햄릿)」을 연기하고 싶어한다는 설도 흥미롭다.

또한 무선통신의 HAM「햄」의 어원에는 여러 설이 있다. ① 무선의 아마추어, 초보자가 연기가 서툰 배우 ham처럼 얘기를 미숙하게 진행한다라는 의미로부터 햄이 되었다는 설. ② amateur(아마추어)가 직접적로 기원이다라는 설로, 위에서 말한 「서툰 배우」의 어원설과 같다. ③ 1908년에 아마추어 무선국을 개국한 하버드 라디오 클럽의 창립자 세 명의 머리 글자 Albert Hymann, Bob Almy, Peggie Murray로부터 따왔다고 하는 설 등. ham에 관련되는 어원은 대단히 혼선된 상태인 것 같다.

femoral triangle◆ T-5

saphenous opening◆ T-6

muscular lacuna◆ T-7

iliopectineal arch T-8

vascular lacuna◆ T-9

lacunar ligament T-10

femoral ring◆ T-11

lateral femoral intermuscular septum T-12

medial femoral intermuscular septum T-13

posterior femoral intermuscular septum T-14

adductor canal◆ T-15

- **muscular lacuna 筋裂孔, vascular lacuna 血管裂孔** lacuna는 라틴어로 「작은 구멍, 함정」을 의미한다. 영어의 lagoon「석호(潟湖), 늪, 못」도 파생어. 또한 lacuna는 라틴어 lacus「연못, 호수」에서 유래한다. lacus로부터 영어 lake「호수」라는 어휘가 생겨났다.
- **femoral ring 大腿輪** 대퇴륜은 혈관열공의 내측으로, 느슨한 결합조직으로 되어 있고 임파관이 지난다. 대퇴륜은 저항이 약해서 헤르니아가 생기는 경우도 있다.
- **adductor canal 內轉筋管** 별칭Hunter canal.

U 종아리근〈굽힘근〉

여기에서는 종아리 뒤쪽근육 및 슬관절에 대해 다룬다. 상지의 아래팔에는 굽힘근, 폄근 모두 많이 존재하는데에 비해 종아리에는 수는 적지만 강력한 근육이 많다.

U-1 하퇴삼두근 **종아리세갈래근** ※비복근과 가자미근을 합친 명칭. 세 개의 근두로 구성되므로.

U-2 비복근 **장딴지근**

※강력한 근육으로, 이른바 「장딴지 근육」. 족관절의 척굴과 함께 슬관절의 굴곡 등에 관여. 비복근의 내측두는 대퇴골의 내측상과로부터, 외측두는 외측상과로부터 기시하여 아킬레스건(종골건)이 되어 종골에 정지한다. 기시가 대퇴골에 있는 이관절근이기 때문에 무릎이 신전하면 힘을 발휘하지만, 무릎이 굴곡하면 척굴하는 힘이 약해진다.

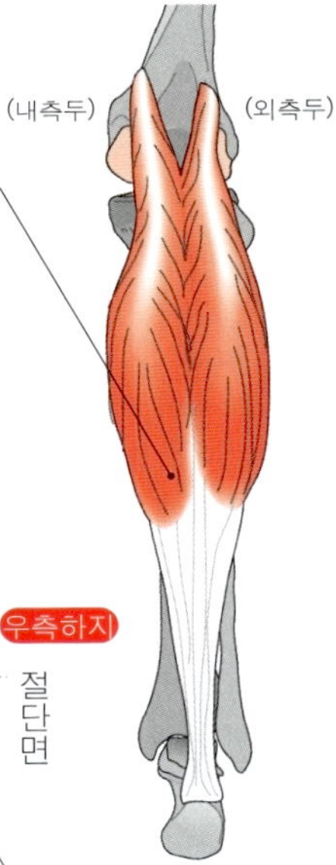

U-3 **가자미근**

※비복근과 마찬가지로 강력한 척굴근. 비복근과 달리 족관절에만 관여. 무릎이 굴곡한 상태의 발의 척굴에서는 오로지 가자미근이 작용한다. 비복근과 공통의 종골건에 정지하므로 건이 단열될 때에는 함께 끊어진다.

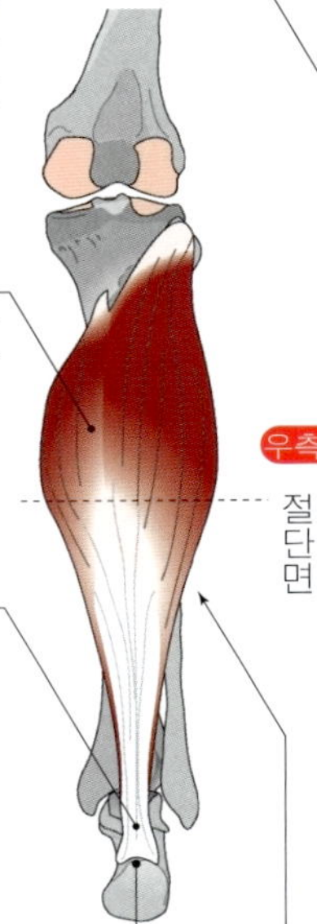

U-4 종골건 **발꿈치힘줄(아킬레스힘줄)**

※비복근과 가자미근의 공통건. 순간적으로 과도한 부하가 걸리면 종골건의 단열이 발생한다. 평상시 운동을 하지 않던 사람이 갑자기 종골건에 힘을 주는 것은 위험하다.

U-5 족척근 **장딴지빗근**

※대단히 가늘지만 매우 긴 근육.

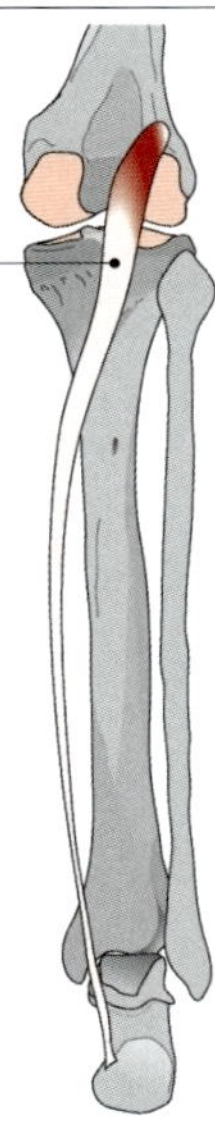

U-6 슬와근 **오금근**

※슬관절 굽힘과 경골의 내선을 실행.

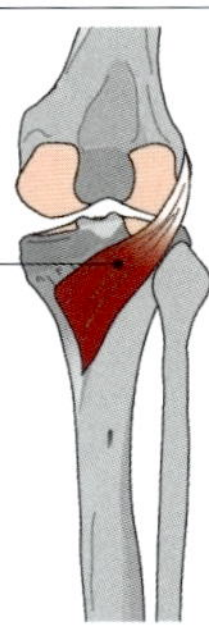

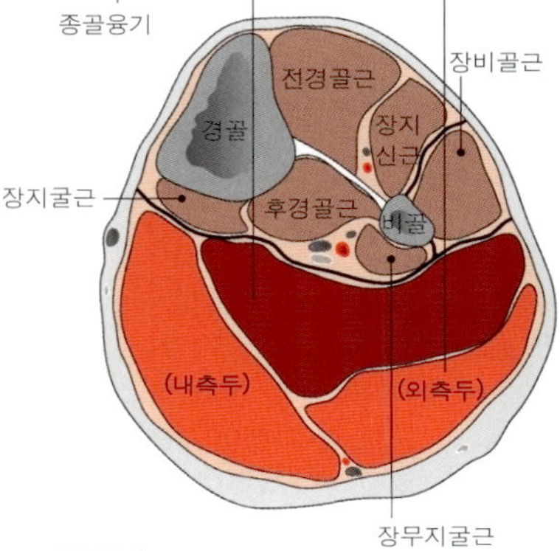

족관절에 있어서 굴곡이나 신전이란 말은 혼동을 이유로 사용되지 않지만, 발가락의 경우에는 이용된다.

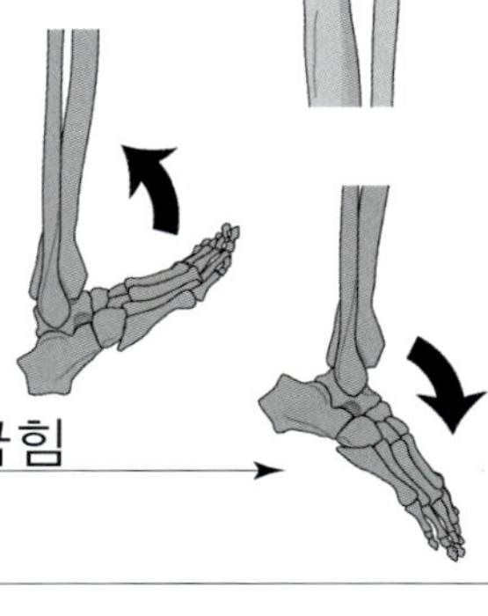

U-7 배굴 **발등굽힘**

U-8 척굴 **발바닥쪽굽힘**

U-9 내번 **안쪽번짐**

U-10 외번 **가쪽번짐**

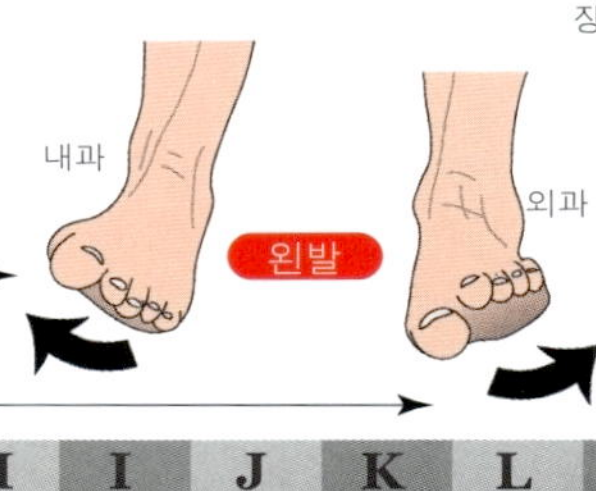

외측반월과 내쪽반월은 이른바 「반월판」으로 불리는 것. 슬관절에 걸리는 충격을 완화하기 위한 완충장치로, 비교적 평평한 경골상면에 반월이 있어 관절의 적합성이 좋아짐으로써 가동성을 적절히 유지한다.

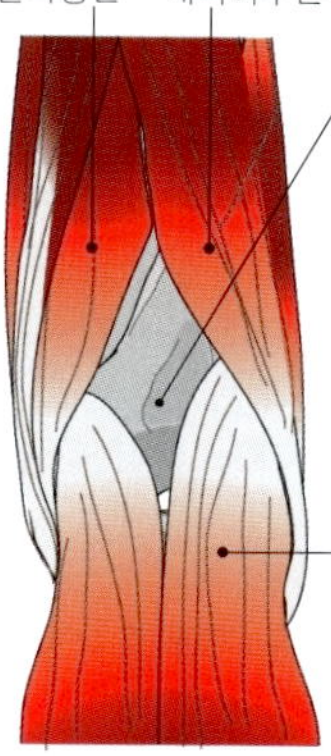

우측슬관절배면

슬와
오금 U-11

※대퇴이두근, 반막양근, 비복근에 의해 둘러싸인 능형의 부분. 대퇴동맥, 대퇴정맥은 내전근건열공을 통과하여 이 슬와에 도달하면 슬와동맥, 슬와정맥이라는 명칭으로 바뀐다.

외측반월
가쪽반달 U-12

※선천적으로 만월의 형태를 띤 것을 「원판상 반월판」이라고 한다.

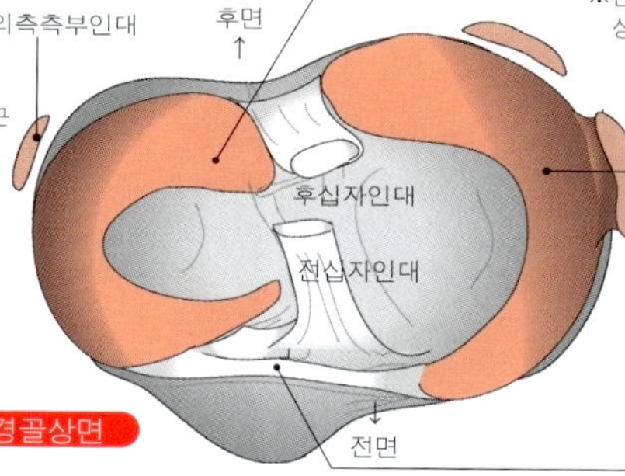

우측경골상면

내측반월
안쪽반달 U-13

※내측반월은 그 내층이 측부인대와 확실히 결합되지만, 외측반월은 측부인대와는 결합하고 있지 않다. 그 때문에 외측측부인대가 내측측부인대보다 가동성이 크다. 둘 다 슬관절의 신전시에 긴장하고 굴곡시에 이완한다.

슬횡인대
무릎가로인대 U-14

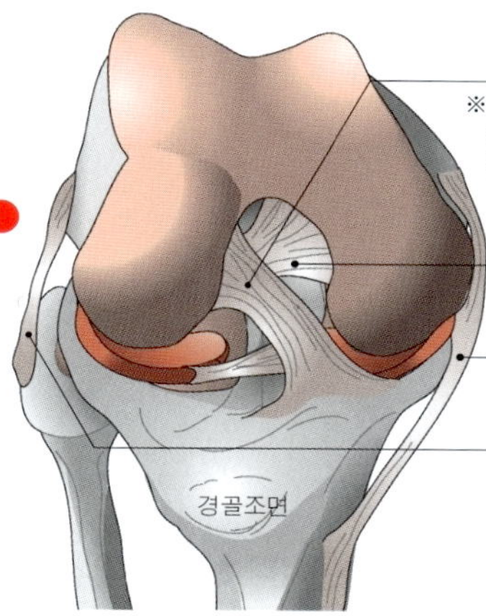

우측슬관절전면

전십자인대
앞십자인대 U-15

※전십자인대는 경골이 전방으로 미끄러지는 것을 막고 후십자인대는 후방에 어긋나는 것을 방지한다.

후십자인대
뒤십자인대 U-16

내측측부인대
안쪽곁인대 U-17

외측측부인대
가쪽곁인대 U-18

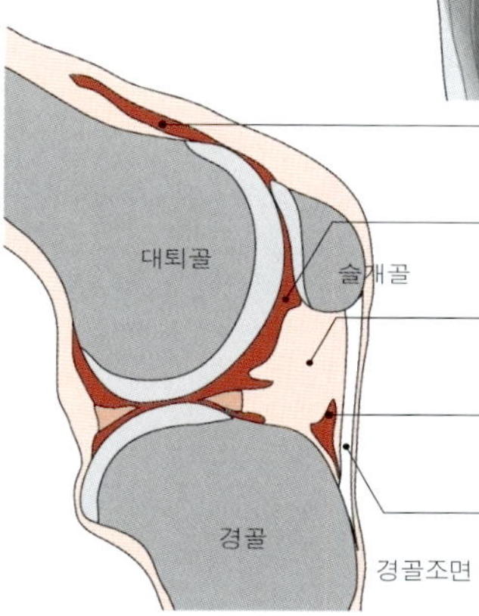

슬관절시상단면

슬개상낭
무릎위주머니 U-19

관절강
관절안 U-20

슬개하지방체
무릎아래지방체 U-21

심슬개하낭
깊은무릎아래주머니 U-22

슬개인대
무릎인대 U-23

※농구와 배구 등은 점프나 착지가 빈번한 스포츠로, 슬개인대의 과도 사용으로 인해 미세한 손상이나 염증을 일으키기 쉽다.

U Muscles of Leg<flexor>

u-1 triceps surae◆

u-2 gastrocnemius◆

u-3 soleus◆

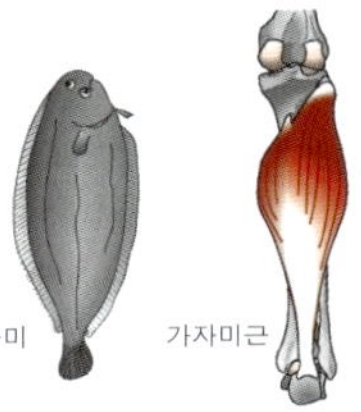

u-4 Achilles tendon
별칭(calcaneal ~)

u-5 plantaris

u-6 popliteus◆

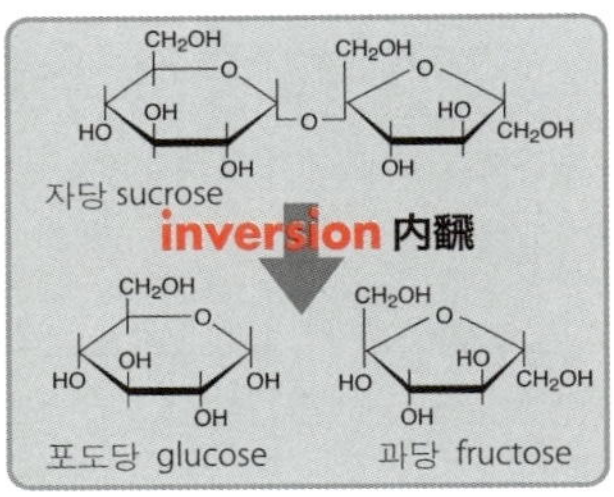

u-7 dorsiflexion

u-8 plantar flexion

u-9 inversion◆

u-10 eversion◆

◆**triceps surae 下腿三頭筋** surae는 라틴어 sura「종아리, 장딴지」의 속격.

◆**gastrocnemius 腓腹筋** 그리스어 γαστήρ「배(腹), 위(胃)」에 κνημίς「정강이」가 붙은 것.

◆**soleus 가자미筋** 라틴어 solea「구두창, 샌들」에서 유래. 영어의 sole「발바닥, 구두창」도 동근어(同根語). 또한 샌들과 모양이 비슷한 어류의 「납서대류」도 영어로 sole이라고 한다. 해부학 용어 soleus는 발바닥이 아닌 납서대류의 모양을 하고 있는 것과 연관된 것.

◆**popliteus 膝窩筋, poples 膝窩** 라틴어 poples「무릎(膝)」으로부터 유래. 해부학에서는 「오금, 슬와(膝窩)」, 즉 무릎의 뒷부분을 poples라 한다.

◆**inversion 內飜** 라틴어 inverto「반대로 바꾸다, 뒤집다」에서 유래. 의학 용어로는 inversion of the uterus ~「자궁내반(子宮內反)」, visceral inversion「내장역위(內臟逆位, 간장이 왼쪽에 위치하거나 심장이 오른쪽에 위치하는 등의 위치 변화)」에 이용된다. 유전학에서는 inversion of chromosomes ~「염색체역위(染色体逆位)」, 즉 염색체 중 2개 부분에 절단이 생기고 그 단편이 역전하여 재결합하는 염색체 이상에 쓰인다. 화학 용어로 inversion은 「전화(轉化, 설탕에 전화효소나 효소, 산성염을 넣어 가열하면 설탕이 가수분해하여 포도당과 과당이 동량혼합물로 되는 변화」를 가리킨다. 수크로오스를 약산 또는 인버타아제로 가수분해하면 글루코오스와 프럭토오스로 분리되는데, 이때 생성된 글루코오스와 프럭토오스의 혼합물을 invert sugar「전화당(轉化糖)」라 하며 감미도가 더해진 풍미가 있는 달콤함으로 바뀐다.

◆**eversion 外飜** 라틴어 everto「밖으로 돌리다, 뒤집다」에서 유래. eversion은 눈꺼풀을 뒤집는 데에도 사용된다.

장딴지 경련과 비복근

장딴지 경련이란 장딴지에 있는 비복근이 경련을 일으켜 쥐가 나는 상태를 말한다. 건강한 사람도 격렬한 운동중이나 차가운 풀에서 수영을 할 때, 수면중에 발가락끝이 저릴 때, 임신시에 생기기 쉽다. 또한 간경 변, 신부전, 당뇨병, 신경장애 등의 질병과 약의 부작용, 비타민 · Ca^{2+} · Mg^{2+}족이 원인이 되기도 있다. 장딴지 뿐만이 아니라 팔, 허벅지에서도 발생하기도 하며 횟수도 많아지기도 하므로 질병의 유무에 대한 확인이 필요하다. 예방법으로는 준비운동, 운동 후의 마사지, 비복근의 스트레치, 비타민 · 미네랄의 공급, 취침 전 다리를 따뜻하게 하는 입욕 등이 있다.

장딴지 경련 발생시에는 비복근을 신장시키면(무릎을 신장시킨 다음 엄지발가락을 몸 쪽으로 잡아 당긴다) 호전된다. 중증인 경우에는 근이완약이 의사로부터 처방되기도 한다.

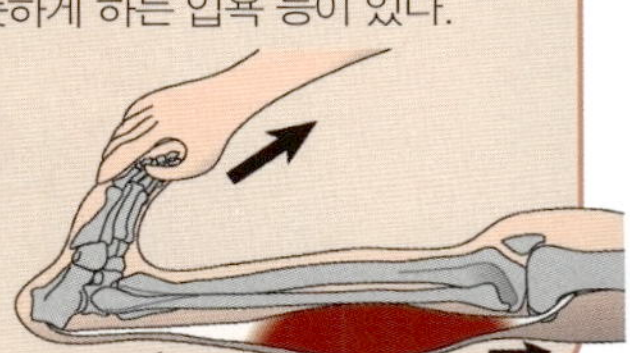

영어로 장딴지는 calf라 한다(cuff와 혼동하기 쉽다). 이 calf라는 단어는 그 밖에도 「송아지」나 「새끼 코끼리, 새끼 고래」를 뜻하기도 한다. 원래 「부푼 것, 태생」의 어원을 지녀 임산부의 배나 혹은 태어난지 얼마 안된 동물의 새끼를 가리킨다. 장딴지도 종아리의 「부푼」 부분에 해당된다.

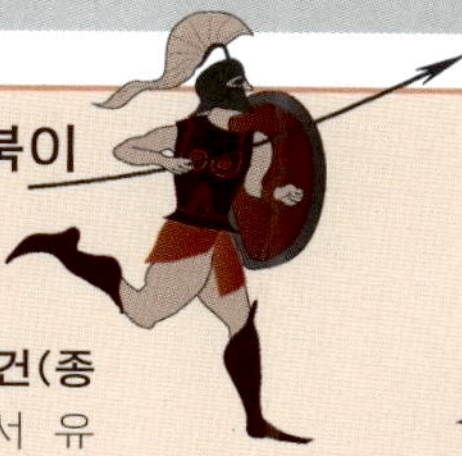

종골건, 아킬레스와 거북이

ACHILLES 「아킬레스」

Achilles' tendon 아킬레스건(종골건)의 명칭은 그리스 신화에서 유래. 바다의 여신 테티에스와 인간 페레우스 사이에서 갓 태어난 아킬레스를 불사신으로 만들기 위해 테티에스는 저승의 스테크스강에 담근다. 그 때 손으로 잡고 있던 발뒤꿈치 부분이 물에 잠기지 않아 약점을 가진 부위가 되어버렸다. 후에 트로이의 왕자 파리스가 절세 미녀인 스파르타의 왕비 헬레네를 가로챈 사건을 계기로 트로이 전쟁이 발발하자 아킬레스는 그리스군에 가세하여 괴력을 발휘하지만 파리스가 쏜 화살이 뒤꿈치에 맞아 죽음을 맞이하게 된다. 이 이야기를 바탕으로 Achilles' tendon「아킬레스건」라는 명칭이 생겨났다. 또한 사람의 치명적인 약점을 Achilles' heel(tendon)이라 부르기도 한다.

그런데 아킬레스는 걸음도 빨라 기원전 5세기 철학자인 제논이 낸 수수께끼 「아킬레스와 거북이」에도 등장한다. 앞서 가던 거북이가 있는 장소에 아킬레스가 도착했을 때 거북이는 그 시간을 이용해서 한층 더 앞선 거리를 움직인다. 그 앞선 거리에 아킬레스가 가까스로 도착할 때에 거북이는 또 다시 일정한 거리를 앞서가게 된다. 이러한 반복이 끝없이 계속되는 한 아킬레스는 거북이를 따라 잡을 수 없다는 파라독스가 생겨났다. 이 물음은 17세기 이후에 발전한 calculus「미적분학」에 의해 해결되었다. 참고로 calculus는 calcaneus종골(발뒤꿈치의 뼈)과 동근어(同根語).

오른쪽 그림은 그리스의 도기에 그려진 아마존족의 여왕 펜테시레이아와의 결투 장면으로, 펜테시레이아는 그리스군의 영웅을 차례로 쓰러뜨려 트로이를 우세로 이끌었다. 첫 결투에서 아킬레스는 펜테시레이아에 패해 죽지만 제우스가 회생시켰고 결국 펜테시레이아는 아킬레스에 의해 죽음을 맞이하게 된다. 하지만 그녀의 미모에 반했던 아킬레스는 펜테시레이아를 죽인 것을 후회하였다는 얘기가 전해진다.

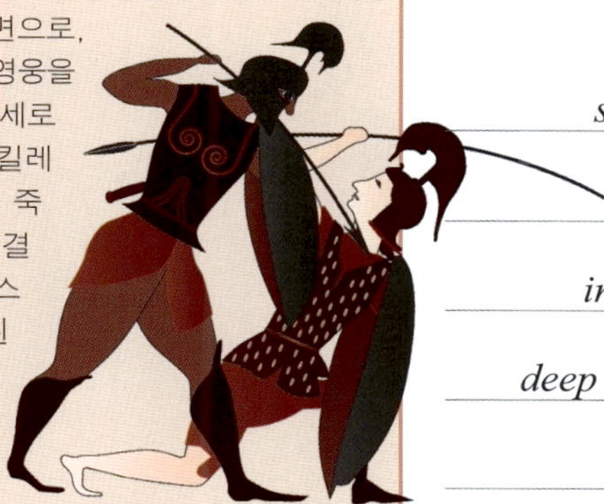

아킬레스(좌)와 펜테시레이아(우)

popliteal fossa (poples)◆ U-11

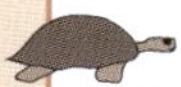

lateral meniscus◆ U-12

medial meniscus U-13

자주 사용되는 무릎 인대의 약칭 :
ACL 전십자인대, MCL 내측측부인대
PCL 후십자인대, LCL 외측측부인대

transverse ligament of knee U-14

anterior **c**ruciate **l**igament U-15

posterior **c**ruciate **l**igament U-16

medial **c**ollateral **l**igament U-17

lateral **c**ollateral **l**igament U-18

suprapatellar bursa U-19

joint cavity U-20

infrapatellar fat-pad U-21

deep infrapatellar bursa U-22

patellar ligament U-23

V 종아리근〈폄근·비골근〉

여기에서는 발목관절 및 발가락을 움직이는 폄근, 비골근, 그리고 굽힘근의 일부에 대해 다룬다.

전경골근

v-1 앞정강근

※족관절의 배굴을 담당하는 근육 중에서 가장 강력한 근육. 하퇴외측의 근육 중에서 가장 잘 만져지는 근육. 강하게 배굴시키면 발목에 건을 명확히 볼 수 있다.
스키, 스케이트처럼 앞쪽으로 기우는 자세의 운동 및 특히 다리의 외측에 체중이 실릴 경우에 강력하게 작용한다.

우측하퇴의 외측면

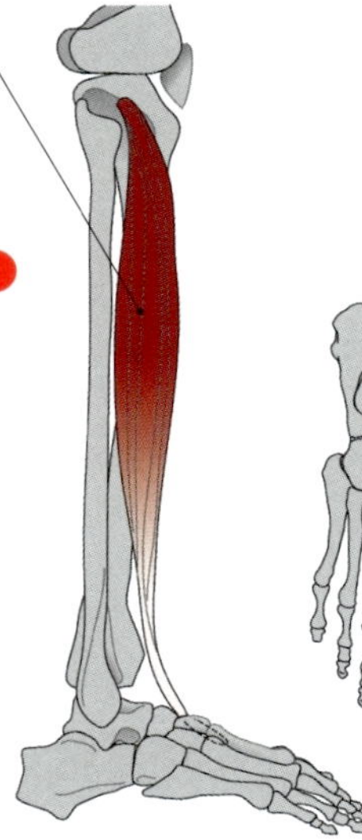

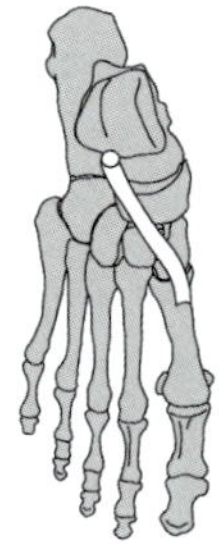

장비골근

v-2 긴종아리근

※단비골근과 함께 강력한 외번근. 족저궁(足底弓)을 유지하는 기능도 있다. 런닝이나 점프에 있어 발이 전방을 향하지 않고 발끝이 내측을 향할 경우 이 근육이 약해질 가능성이 있다. 이 건은 족관절 부근에서 단비골근건의 아래를 통과한다.

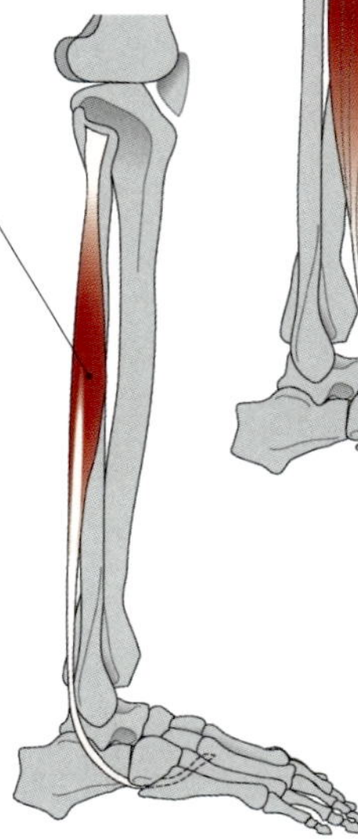

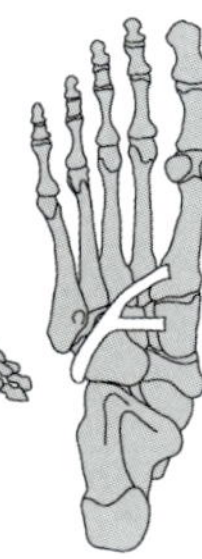

단비골근

v-3 짧은종아리근

※단비골근은 외번의 주요근. 족관절의 척굴을 보조한다.

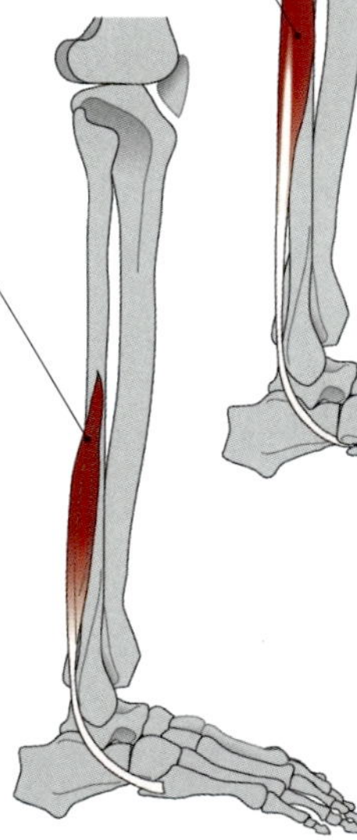

제삼비골근

v-4 셋째종아리근

※가끔 장지신근에 여분의 건이 생기는 경우가 있는데 이것을 제삼비골근이라고 한다. 발의 배굴과 외번을 보조한다.

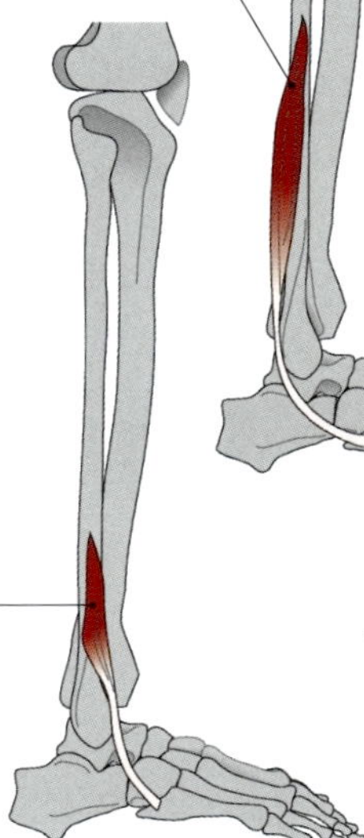

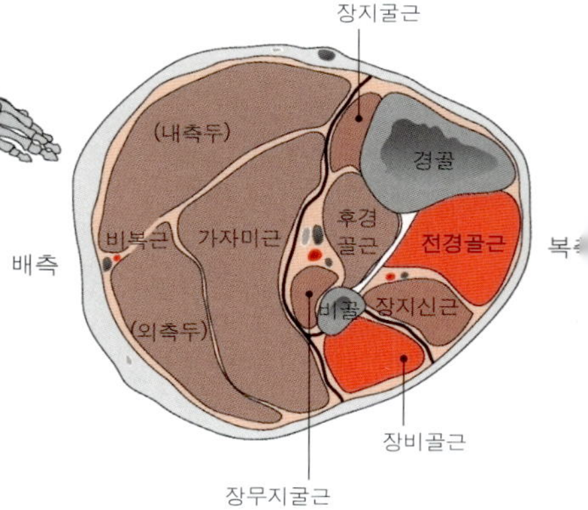

● 발목관절은 완전히 발바닥쪽으로 굽히면 발바닥은 안쪽, 완전히 발등쪽으로 굽히면 발바닥은 가쪽을 향한다. 따라서 발목관절은 「나선관절」로도 불린다.

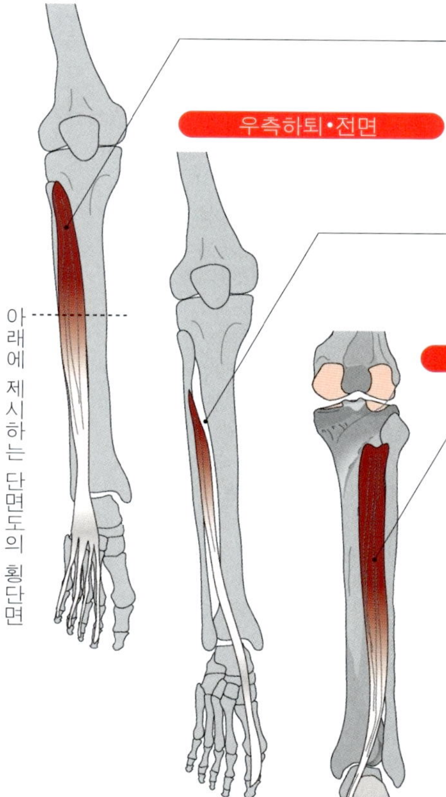

장지신근
긴발가락폄근 v-5

※외측 4개의 족지의 신전, 족관절의 배굴, 다리의 외번을 실행한다. 장지신근의 근력은 저굴근과 배굴근과의 균형을 유지하기 위해서도 중요하다.

장무지신근
긴엄지폄근 v-6

※비골중앙내면과 골간막에서 시작되어 제1 말절골에 정지한다. 무지의 신전 및 족관절의 배굴을 실행한다.

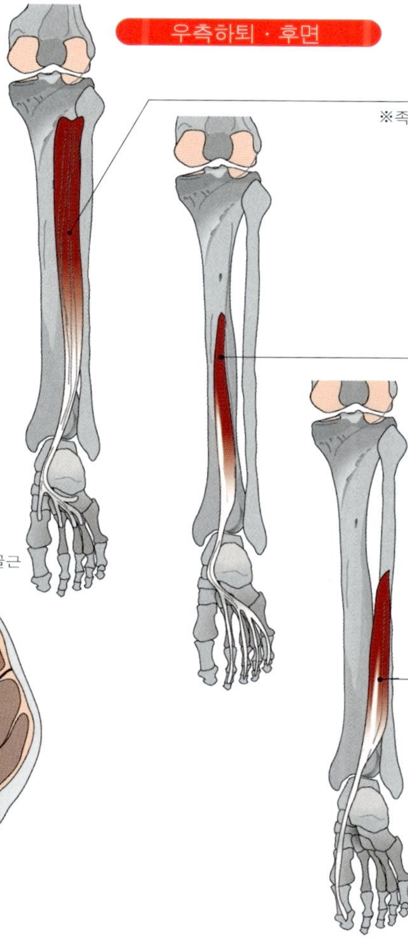

후경골근
뒤정강근 v-7

※족관절의 척굴 및 내번을 실행한다.

장지굴근
긴발가락굽힘근 v-8

※발가락을 굴곡함과 동시에 족관절의 척굴도 실행한다.

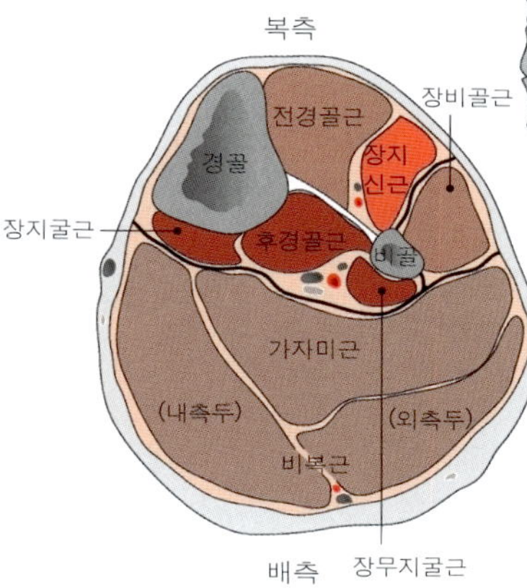

장무지굴근
긴엄지굽힘근 v-9

※엄지발가락을 굴곡시킨다.

V Muscles of Leg<extensor, fibular muscles>

v-1 tibialis anterior◆

v-2 fibularis longus◆

v-3 fibularis brevis

fibularis「비골근(腓骨筋)」은 peroneus로 그 용어를 대치할 수 있다.

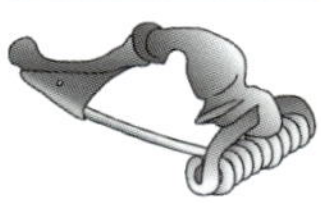

고대 로마의 fibula
의복을 고정하기 위한 장식 핀, 브로치

v-4 fibularis tertius◆

◆**tibialis anterior 前脛骨筋** 라틴어 tibia「무릎의 뼈, 경골」에서 유래한다. tibia는 「피리」라는 뜻도 있다. 고대에는 여러 동물과 새의 경골로 피리를 만들었기 때문.

◆**fibularis longus 長腓骨筋** 라틴어 fibula는 「이음쇠, 핀」의 뜻으로 figo「묶다」+도구를 나타내는 접미사 -bula에서 유래한 말이다. 그리스어로 「쇠고리」를 뜻하는 단어는 περόνη로, 장비골근을 peroneus longus라고도 한다.

◆**fibularis tertius 第三腓骨筋** 라틴어 tertius「제3의」. 영어의 three와 third도 같은 어원이다. tertian fever「삼일열(三日熱, 학질의 하나로 이틀에 걸려서 발작하며 좀처럼 낫지 않는다. 한의학분야에서는 이틀거리라고도 한다-역자 주)」, 지학용어로는 the tertiary period 「제3기(第三紀, 신생대를 분류하는 예전의 방법에서 첫번째 기(紀)로 팔레오세부터 플리오세까지이다. 6500만년 전부터 200만년 전까지의 기간을 말한다.-역자 주)」 등에 tertius의 파생어가 사용된다. 덧붙여서 초기 크리스트교의 「라틴신학의 아버지」로 불리워지는 Tertullian 「터툴리안(라틴어로는 Tertullianus, 150−230년경)」도 이 tertius에서 유래한다. 라틴어의 인명에는 Secundus「세컨두스(제2의)」, Tertius「테루티우스」(제3의), Quartus「쿠와루투스」(제4의)와 같이 태어난 순서를 사용하는 경우가 빈번하게 보인다.

compartment증후군

종아리 근육은 뼈와 골간막, 근간중격, 근막 등으로 둘러싸여 있다. 이 둘레가 「compartment(근구획)」로 신축성이 그다지 없다. 급격한 운동, 타박상, 골절상, 근육파열 등 급성 외상으로 compartment 내의 압력 상승과 근육 내의 허혈, 신경마비, 근력저하가 발생하게 된다. 이러한 원인으로 부기, 강한 통증, 마비가 나타나는 증상을 「compartment증후군」이라고 한다.

만성형의 compartment증후군은 거듭된 트레이닝으로 근육이 비대해진 경우, 근막의 성장과 평행을 이루지 못한 상태를 가리킨다. 평상시에는 무통증이지만 운동시에 통증을 느끼는 것이 특징.

초기 처치는 안정과 부드러운 마사지, 거상이지만 중증의 경우 방치하면 근육·건·신경 조직의 괴사를 일으키기도 한다. 일정한 내압 을 넘었을 시에는 근막절개라는 외과적 처치를 필요로 하므로 조기 발견과 치료가 중요하다.

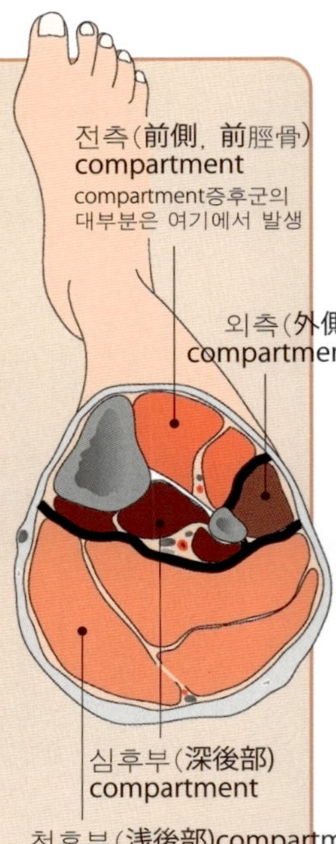

적근과 백근, 지근과 속근

흰살 생선인 넙치와 빨간색살의 참치는 근육색이 전혀 다르다. 색깔 차이는 사람의 근육 중에도 존재한다. 장단지의 경우 비복근은 하얗기 때문에 「백근(白筋)」으로, 가자미근은 빨간색이 강해 「적근(赤筋)」으로 불린다.

빨간색의 대부분은 혈액의 색깔이 아닌 근육의 미오글로빈이라는 단백질에 연유한다(시토크롬도 다소 기여한다).

미오글로빈은 혈액중의 헤모글로빈과 대단히 비슷한 구조와 기능을 가진 단백질로 둘 다 산소 분자와 결합한다(이 단백질의 중앙에 산소를 결합하는 철원자(鐵原子)가 있어 산소와 결합 시에는 마치 철이 산화해 붉은 녹이 되는 것과 같이 적색을 띤다). 적근은 미오글로빈으로부터 산소를 공급 받음과 동시에 미토콘드리아도 많이 포함하고 있어 산소에 의한 ATP합성에 적합하므로 장시간 수축이 가능하다. 참치는 장시간 대양을 헤엄치기 위해 근육을 계속 사용하여야 하므로 적근이 많다. 또한 말향고래가 한 번 호흡하고 나서 한 시간 가까이 잠영할 수 있는 것도 근육중의 미오글로빈에 산소를 축적할 수 있기 때문이다.

이에 비해 백근은 근섬유가 굵고 순간적으로 큰 힘을 내는데 적합하다(백근을 가진 넙치는 장시간 헤엄치는 것보다는 발견되었을 때 재빨리 도망치는 데 익숙하다). 그래서 백근을 속근(速筋, 수축속도가 적근보다 2~3배 빠르다), 적근을 지근(遲筋)이라고 한다. 적근은 산화적 인산화계에 의해 포도당을 이산화탄소까지 분해하여 많은 에너지를 얻는 데에 반해 백근은 해당계를 통하여 무산소적으로 에너지를 얻으므로 포도당을 피루빈산과 유산까지만 분해하게 되어 쉽게 피로를 느낀다.

이렇게 적근과 백근으로 부르지만 실제로는 백색근섬유와 적색근섬유라는 두 종류의 섬유 비율의 많고 적음의 차이일 뿐, 완전하게 두 가지로 분류하는 것은 불가능하다.

사람의 경우도 보행이나 점프시 자주 사용하는 비복근은 백색근섬유의 비율이 높고, 자세를 유지하는데에 사용되는 가자미근이나 호흡을 위해 천천히 움직이는 횡격막 등의 근육은 적색근섬유의 비율이 높다.

적근과 백근의 비율은 변하지 않지만, 적색근·백색근 섬유의 비율은 근육의 사용법에 따라 바뀐다. 새의 흉근은 장시간의 비상을 위해서 적색근계 섬유의 비율이 높아지지만 날지 못하는 닭의 흉근, 즉 「가슴살」은 백색근섬유가 많다.

빠른 순발력이 필요하고 수십초에 승부가 나는 씨름선수의 근육은 백색근섬유의 비율이 높고, 대조적으로 장시간의 근수축이 필요한 마라톤 선수의 근육은 적색근섬유의 비율이 증가한다.

extensor digitorum longus v-5

extensor hallucis longus v-6

tibialis posterior v-7

flexor digitorum longus v-8

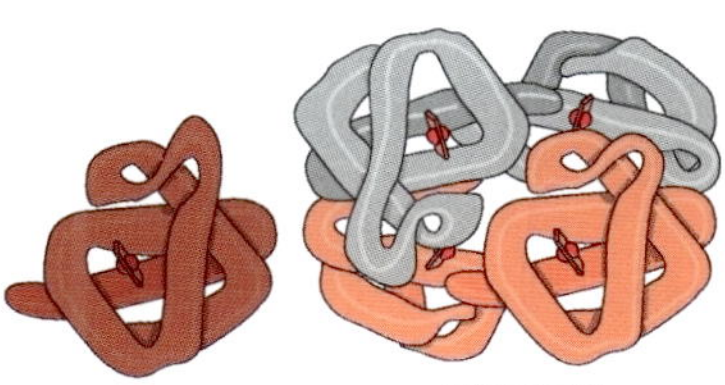

flexor hallucis longus v-9

W 발의 고유근

● 여기에서는 기시 · 정지가 발 안에 있는 비교적 짧은 발의 근육에 대해 다룬다. 발바닥근육은 가장 얕은 층(제1층)으로부터 가장 깊은 층(제4층)까지 네 개의 층으로 분류할 수 있다.

단무지굴근(제3층)

w-1 짧은엄지굽힘근(제3층)

※무지기절골의 굴곡을 실행한다. 단무지굴근의 기시에 관해서는 문헌에 따라 차이가 있다(① 입방골 · 외측설상골, ② 입방골 · 외측설상골, 중간설상골, ③ 내측설상골 · 장족저인대 · 후경골근의 건).

단소지굴근(제3층)

w-2 짧은새끼굽힘근(제3층)

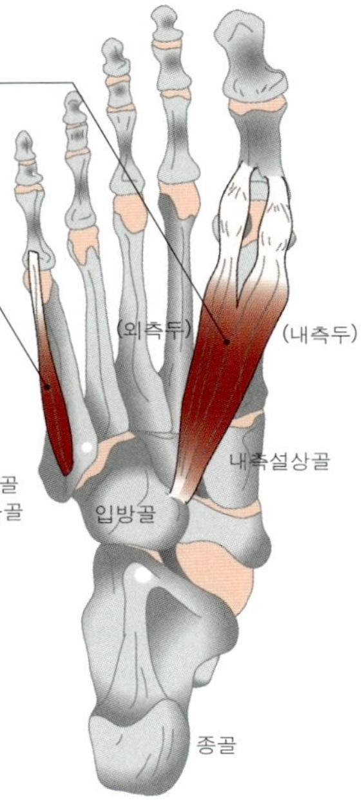

무지내전근(제3층)

w-3 엄지모음근(제3층)

※이두근으로 사두는 입방골, 외측설 상골, 제2중족골, 제3중족골을 기시로 하여 외측종자골에 정지한다. 횡두의 기시는 제2~5지의 중족지관절의 관절포. 무지의 내전.

소지대립근

w-4 새끼맞섬근

※장족저인대와 장비골근의 건초에서 기시한다. 제5중족골을 저측으로 움직인다. 소지대립근과 유사한 기능을 한다. 소지외전근의 일부로 생각되기도 한다.

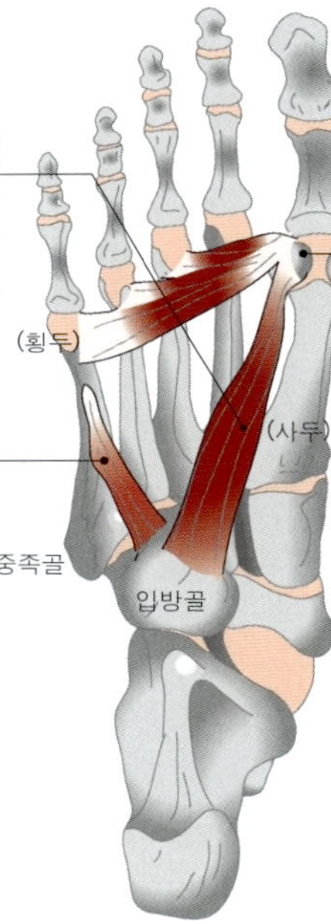

※삼각인대는 지극히 강한 탓에 쉽게 단열이 일어나진 않지만 대신에 경골 골절을 일으킨다. 염좌 또한 삼각인대가 아니고 외측의 거비인대나 종비인대에 많다. 내번쪽이 가동역이 큰 것도 손상되기 쉬운 이유 중의 하나이다.

후거비인대

w-5 뒤목말종아리인대

(내측)삼각인대

w-6 세모인대

※후경거인대, 경종인대, 경주인대, 전경거인대의 총칭.

종비인대

w-7 발꿈치종아리인대

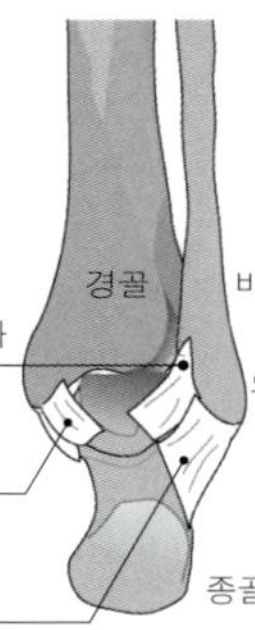

굴근지대

w-8 굽힘근지지띠

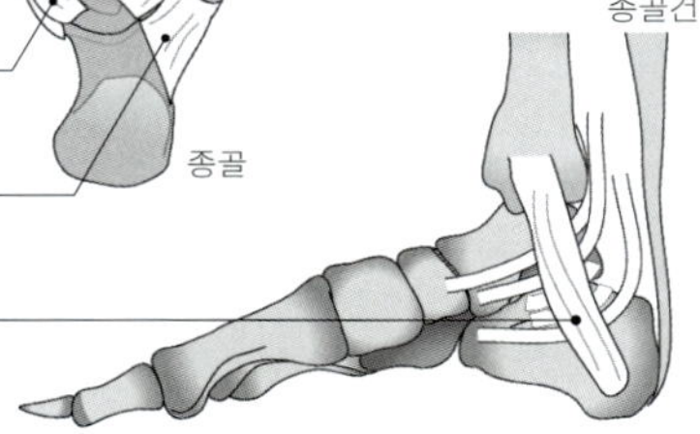

상신근지대

w-9 위폄근지지띠

상비골근지대

w-10 위종아리근지지띠

하비골근지대

w-11 아래종아리근지지띠

하신근지대

w-12 아래폄근지지띠

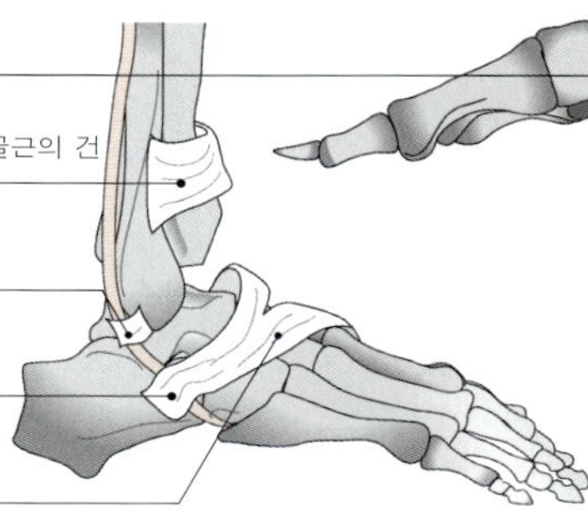

● 손과 발의 근육에는 상동관계가 있지만 차이도 있다. 손에는 무지대립근이 있지만 발에는 없다(발의 엄지는 다른 발가락과 대립시킬 수 없다). 또한 단장근에 상당하는 근육이 발에는 없다. 손등에(배측골간근 이외에) 근육은 없지만 발등에는 배측골간근 이외에도 「단지신근」과 「단무지신근」이 있다. 인체의 경우 발의 개별적인 근육의 기능은 그다지 독립해 있지 않고 공동으로 기능한다.

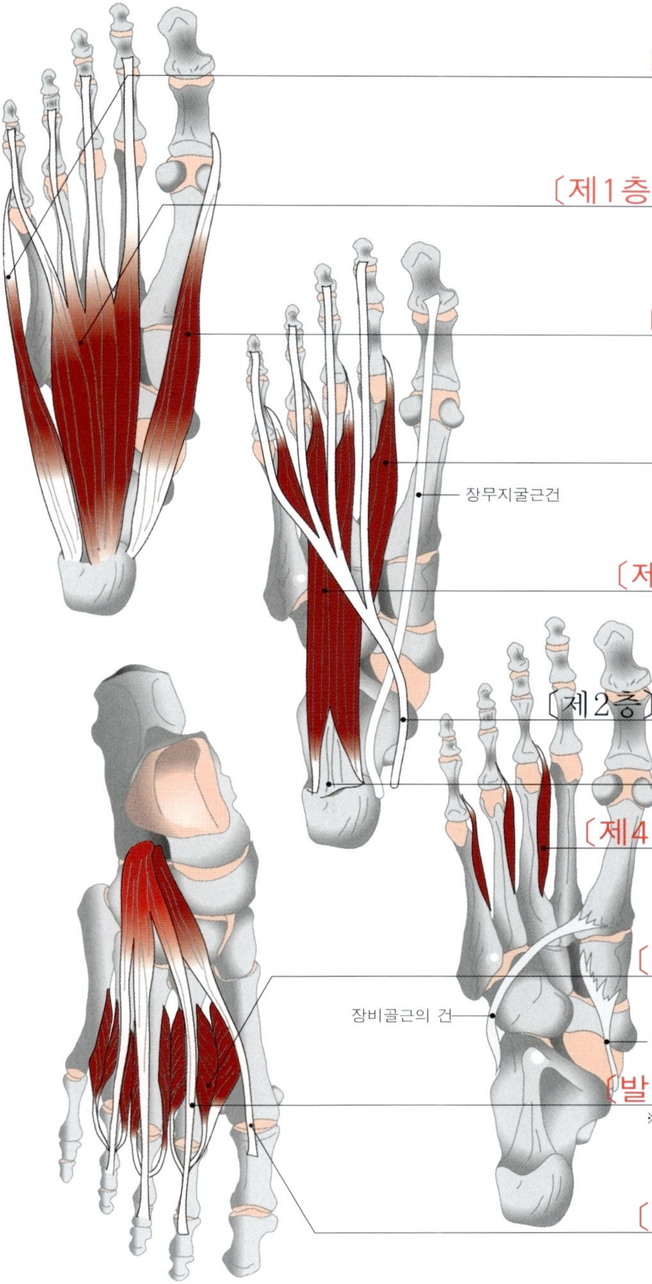

〔제1층〕 소지외전근
〔제1층〕새끼벌림근 w-13
※소지의 외전을 실행한다.

〔제1층〕 단지굴근
〔제1층〕짧은발가락굽힘근 w-14
※발의 근육 중 가장 표층에 위치한다.
제2~5중절골과 기절골의 굴곡.

〔제1층〕 무지외전근
〔제1층〕엄지벌림근 w-15
※무지의 외전을 실행한다.

〔제2층〕 충양근
〔제2층〕벌레근 w-16
※제2~5지를 무지쪽으로 내전시킨다. 손의 충양근과는 달리 결손과 중복 등의 변이가 많다.

〔제2층〕 족척방형근
〔제2층〕발바닥네모근 w-17
※제2~5지의 PIP관절의 굴곡. 지굴보조근이라고 한다.

〔제2층〕 장지굴근건
〔제2층〕긴발가락굽힘근힘줄 w-18

장족척인대
긴발바닥인대 w-19

〔제4층〕 저측골간근
〔제4층〕바닥쪽뼈사이근 w-20
※발가락을 내전시킨다. 제3~5지를 제2지로 끌어당긴다.

〔족배〕 배측골간근
〔발등〕등쪽뼈사이근 w-21
※발가락을 외전시킨다.

〔족배〕 단지신근
〔발등〕짧은발가락폄근 w-22
※족근동부근이 기시. 발가락의 신전을 실행한다.

〔족배〕 단무지신근
〔발등〕짧은엄지폄근 w-23
※단지신근으로부터 분리된 것.

W Muscles of foot

w-1 flexor hallucis brevis

w-2 flexor digiti minimi brevis (of foot)

w-3 adductor hallucis◆

w-4 opponens digiti minimi (of foot)

w-5 *posterior talofibular ligament*◆

w-6 *deltoid ligament* (*medial ligament of ankle joint*)

w-7 *calcaneofibular ligament*◆

w-8 *flexor retinaculum*

w-9 *superior extensor retinaculum*

w-10 *superior fibular retinaculum*

w-11 *inferior fibular retinaculum*

w-12 *inferior extensor retinaculum*

◆**adductor hallucis 拇趾內轉筋** 라틴어 adduco「~으로 이끌다, 당기다」에서 유래한다. 접두사의 ad-는 「~에, ~을 향해」의 뜻.

◆**posterior talofibular ligament 後距腓靭帯** talo-는 「거골(距骨)의」를 의미하며, 라틴어 talus「발꿈치, 발목, 거골」에서 유래한다.

◆**calcaneofibular ligament 踵腓靭帯** calcaneo-는 「종골(踵骨)의」라는 뜻. 라틴어 calx「발꿈치〔踵〕」에서 유래한다. calx에는 「작은 돌, 모래」의 의미도 있어 calcium「칼슘」과 calculus「결석(結石)」, 「미적분법(微積分法)」도 유의어이다.

◆**abductor hallucis 拇趾外轉筋** 라틴어 abduco「밖으로 이끌다, 외전(外轉)하다」에서 유래한다. 접두사의 ab-는 「~에서 떨어져, ~로부터」의 뜻.

◆**plantar interossei 底側骨間筋** plantar는 라틴어 planta「발바닥」으로부터 유래. 영어 plant는 이전 「발바닥」이란 뜻이 있었지만 지금은 「식물, 공장 설비」라는 의미로 사용되고 있다. 거슬러

footballer's ankle

축구선수는 발목의 배굴·저굴의 동작을 반복한다. 경골 하단과 거골이 충돌해 마찰을 일으켜 거골의 전방과 후방 혹은 측방에 osteophyte「골극(骨棘)」이 생기는 증상을 「충격성외골종(衝擊性外骨腫)」이라 한다. 별칭은 「footballer's ankle」. 프로 축구선수의 90% 이상이 갖고 있는 질병으로 축구선수의 직업병이라고 도 할 수 있다.

킥이나 점프시의 통증으로 발목을 굽히려 해도 무언가 차있는 듯한 감각을 느끼게 된다. 발목의 염좌정도로 오해하는 경우도 적지 않다. 축구선수의 경우는 저굴로, 농구선수는 배굴로 통증을 호소하는 경우가 많다. 손가락으로 만져보면 뼈의 불룩함을 느끼기도 한다. 또한 골극이 골절했을 경우에는 「관절내 유리체(p. 61)」가 되어 통증이 더해질 뿐 아니라 관절 연골을 손상시킬 가능성도 있어 조기수술을 필요로 한다. 치료법과 예방책의 하나로 테이핑을 통해 발목의 움직임을 제한하는 것이 효과적이다.

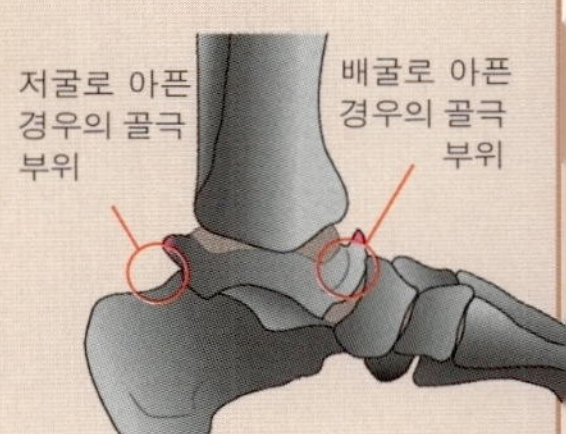

footballer's ankle 의 예

이 페이지의 명칭 중 (of foot)이 붙어 있는 것은 손에 같은 명칭의 근육이 있는 경우를 가리킨다. 문맥상 다리에 대한 언급임을 아는 경우에는 생략되는 경우가 많지만, 일부러 손이 아닌 것을 나타내 보일 때에는 붙일 필요가 있다. 라틴어로 표기하면, of foot은 pedis(pes「다리」의 속격)을 붙인다. 예: lumbricals of foot ⇒ mm. lumbricalis pedis, 손의 경우 mm.lumbricalis manus.

올라가면 p.21의 칼럼 platysma「광경근(廣頸筋)」에 나오는 planus「넓다, 평평하다」에 기원을 두고 있다. 이것은 발바닥이 평평한 데에서 유래한다. 식물의 plant가 planus의 「평평하다」라는 말에서 유래하는 이유에 대해서는 「씨를 뿌리기 위해 지면을 우선 평평하게 만들어야 하기 때문에」라든지 혹은 「모종을 키우는 못자리에 씨를 뿌린 후 발바닥으로 밟으므로」 라는 등 여러 설이 있다.

혼동하기 쉬운 외전근과 내전근
접두사 AB-와 AD-

무지외전근(**拇趾外轉筋**)과 무지내전근(**拇趾內轉筋**) 등에 나오는 **외전근(外轉筋, abductor)**과 **내전근(內轉筋, adductor)**은 영어의 발음과 철자가 비슷해 혼동하기 쉽다. 접두사의 ab-는 「~에서 떨어져, ~로 부터」의 뜻. abnormal「이상(異常)」은 normal(정상)으로부터 벗어난 상태이다. 또한 absence「결석, 부재」는 밖으로 나가지 않은 것. 그러나 abroad「외국에」는 a「~에」+broad「넓다」이므로, ab「밖으로」+road「길」이 아니다(물론 그렇게 해석 하더라도 의미는 통하지만). 덧붙여 복부에 감아서 외부적인 전기적 자극을 더하여 복근을 수축시키는 기 구류는 상품명으로 「ab"△△"」를 흔히 사용하는데 이러한 명칭은 외전근이나 접두사의 ab-가 아니라 abdominal「복부의」에서 유래한 것으로 생각된다(abdominal이 ab-와 어원적 관계가 있다라는 설도 있지만 확실하지 않다).

접두사 ad-는 「~에, ~을 향해」의 뜻. 파생어인 add「더하다」는 ad-「~에」+do「주다」. adjacent「인접, 이웃의」는 ad+jacto「던지다」, 「가로지르다⇒인접하다」.

배측골간근과 저측골간근(손은 장측골간근)의 외전과 내전에 관해 구미에서는 **DAB & PAD**로 가르치고 있다(dab「가볍게 두드리다」, pad「덧대는 것」).

Dorsal interossei **AB**duct.
⇒**배측(背側)**골간근은 **외전**
Plantar interossei **AD**duct.
⇒**저측(底側)**골간근은 **내전**
이것은 손에도 적용된다.
Palmar interossei **AD**duct.
⇒**장측(掌側)**골간근은 **내전**

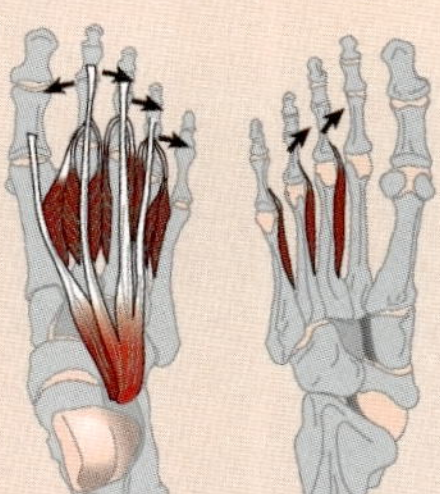

abductor digiti minimi (of foot) w-13

flexor digitorum brevis w-14

abductor hallucis◆ w-15

(복) lumbricals (of foot) w-16
※lumbricalis라고도 한다.

quadratus plantae w-17

tendon of flexor digitorum longus w-18

long plantar ligament w-19

(복) plantar interossei◆ w-20

(복) dorsal interossei (of foot) w-21

extensor digitorum brevis w-22

extensor hallucis brevis w-23

근육의 여러 작용 (기시와 정지에 대해서, 근육 작용의 전환 · 등장척 · 등장수축에 대해서)

근육의 기시와 정지는 언제라도 같은 부위일까? 또한 근육의 작용은 정말로 항상 같은 것일까? 실제의 예를 아래에서 검토해보고자 한다.

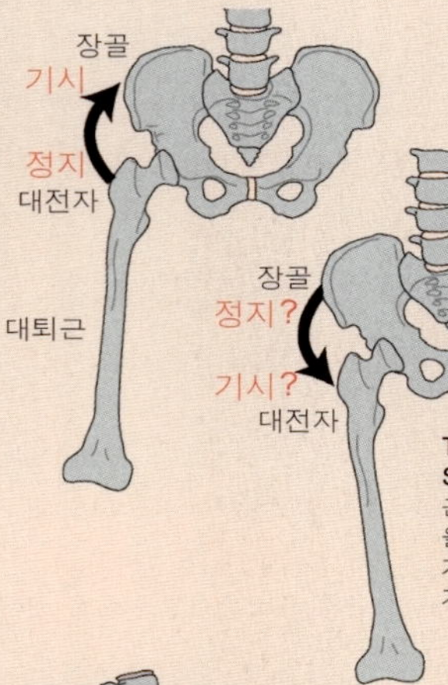

Trendelenburg Sign의 경우 중둔근이 약해져 골반을 측굴시킬 수 없기 때문에 골반이 기운다.

● 기시 · 정지가 언제나 같다고는 할 수 없다

중둔근은 고관절의 외전근으로 기시는 장골, 정지는 대퇴골의 대전자로 보통 기술된다. 그러나 보행중이나 한쪽 발로 서있을 때처럼 대퇴골에 하중이 걸려 있는 경우는 근육 수축에 의해서 장골이 고정된다. 이 경우 근육의 수축에 의해 보다 크게 움직이는 부착부위를 「정지」, 적게 움직이는 부위를 「기시」라고 하는 정의에 따른다면 장골이 정지, 대전자가 정지가 되어 버린다. 이와 같이 기시 · 정지가 뒤바뀌는 경우는 적지 않다. 그러므로 작용은 무시한 채 단지 몸의 중심에서 볼 때 근위에 있는 것을 「기시」, 원위에 있는 것을 「정지」로 정의하기도 한다. 이런 애매함 때문에 기시 · 정지라는 용어보다는 단지 「부착」으로만 기술하는 문헌도 많다(다만 부착부위가 많은 경우 부착만으로는 이해에 어려움을 느끼는 경우도 있다).

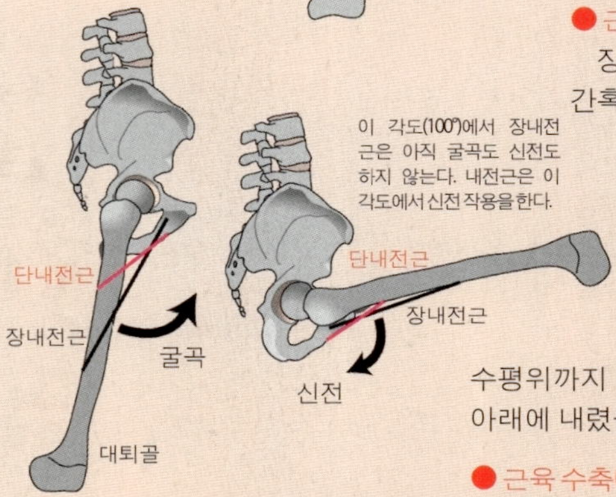

● 근육의 작용이 언제나 같다고는 할 수 없다

장 · 단내전근의 작용은 주로 고관절의 내전이지만 간혹 고관절의 굴곡과 신전의 양쪽 모두가 작용한다고 쓰여진 문헌도 있어 조금 고민스러워지기도 한다. 그러나 왼쪽 그림을 보면 대퇴골의 위치관계에 의해서 근육의 작용이 바뀌는 것을 이해할 수 있을 것이다. 이를 「근육작용의 전환」이라고 한다. 이러한 예는 다수 볼 수 있다. 예를 들면 삼각근의 견갑극부와 쇄골부는 팔을 수평위까지 올렸을 때에는 외전근으로 작용하지만 팔을 아래에 내렸을 경우에는 내전근으로 작용한다.

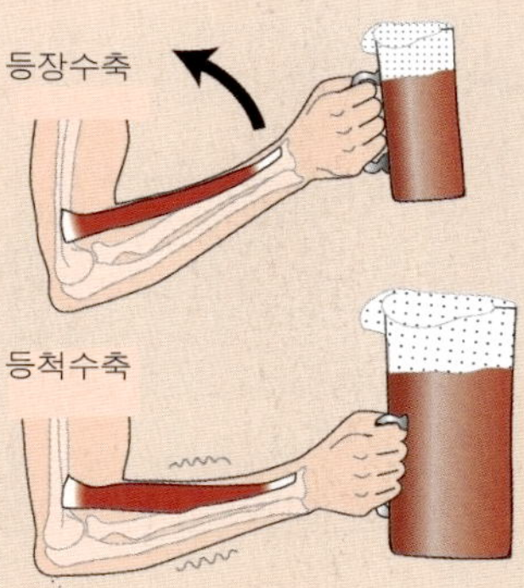

● 근육 수축이 언제나 움직임을 일으키게 한다고는 할 수 없다

맥주잔을 들려고 완요골근을 움직이면 맥주잔의 중력은 이 작용에 대한 반작용, 즉 「저항」을 가져온다. 만약 맥주잔이 무겁고 완력이 없다면 힘을 써도 상완은 움직이지 않는다. 즉 근육의 길이가 변화하지 않는다. 이러한 경우의 수축을 isometric contraction「등척수축」이라고 한다. iso-는 접두사로 「동일하다」란 뜻. metric는「길이의, 측정의, 미터(meter)의 것」이라는 의미. 이에 비해 근육의 긴장도가 일정하고 근육의 길이가 수축하는 것을 isotonic contraction「등장수축」이라고 한다(tonic은 「긴장의, 강장제」의 뜻. 덧붙여서 아이소토닉 음료(Isotonic Drink)는 근육를 긴장시키는 음료가 아니고 체액과 「침투압」이 거의 같은 음료를 가리킨다). 인체에서는 실제로 이 둘이 복잡하게 서로 작용하고 있다.

— Chapter 5 —

관절
Joints
인대
Ligaments

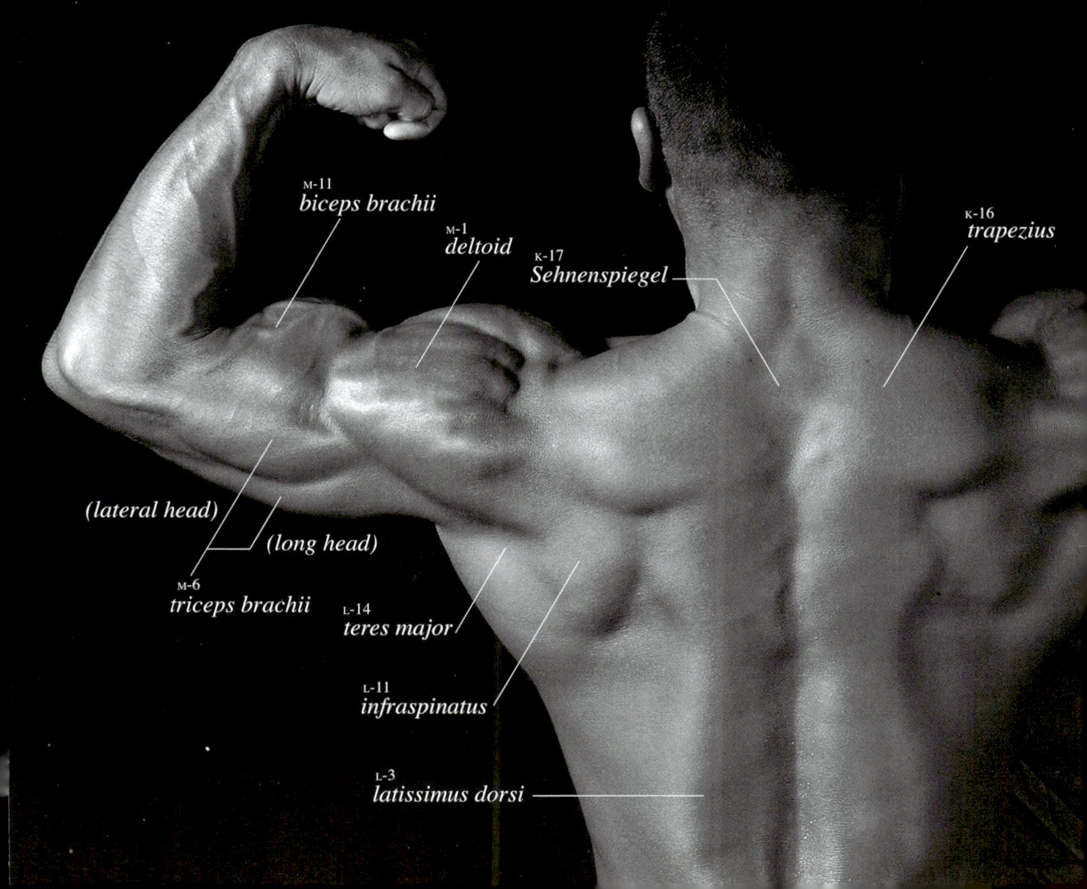

X 관절

여기에서는 지금까지 다루지 않았던 관절에 대해 취급한다.

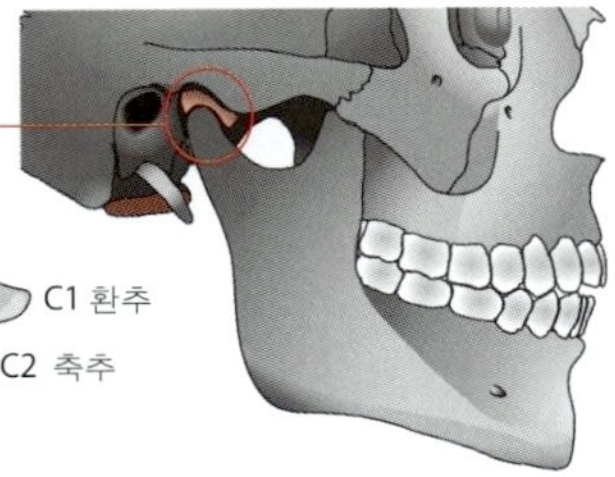

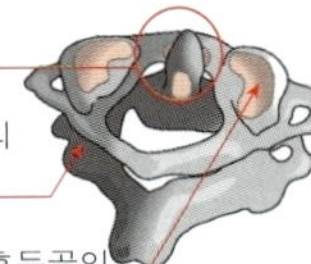

x-1 악관절
턱관절

x-2 정중환축관절
정중고리중쇠관절

x-3 외측환축관절
가쪽고리중쇠관절

※이 환추의 하관절면과 축추의 상관절면 사이의 관절.

x-4 환추후두관절
고리뒤통수관절

※이 환추의 상관절면과 후두골의 후두과 사이의 관절.

x-5 추간관절
돌기사이관절

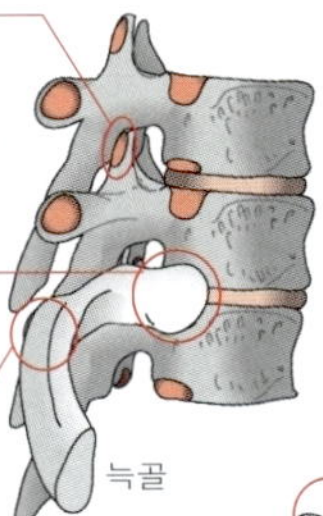

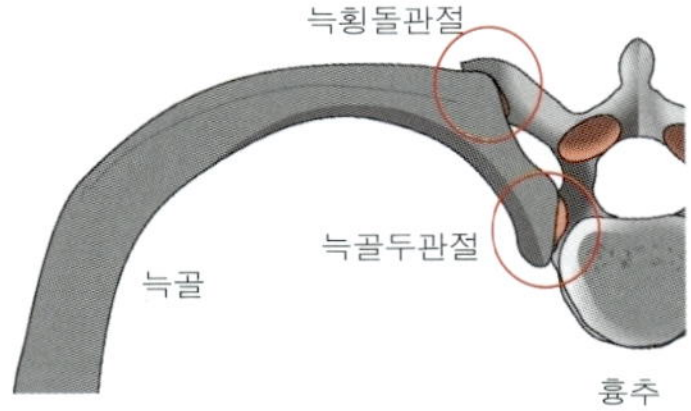

x-6 늑추관절
갈비척주관절

※아래 두 개 관절의 총칭.

x-7 늑골두관절
갈비뼈머리관절

x-8 늑횡돌관절
갈비가로돌기관절

x-9 견쇄관절
봉우리빗장관절

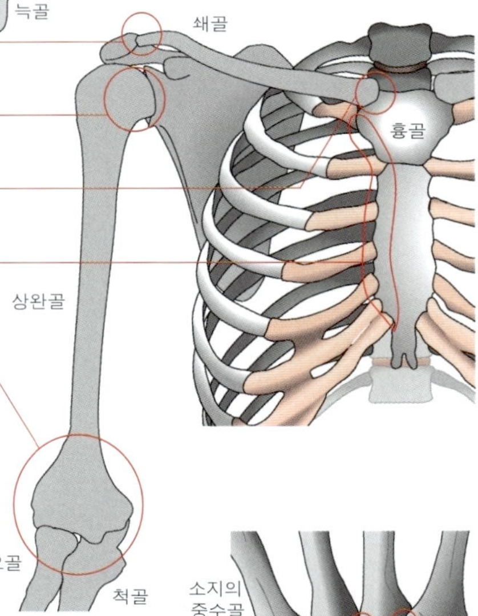

x-10 견관절
어깨관절

x-11 흉쇄관절
복장빗장관절

x-12 흉늑관절
복장갈비관절

x-13 주관절
팔꿉관절

※주관절을 구성하는 「완척관절, 완요관절, 상요척관절」에 대해서는 p. 58 참조.

※수근중수관절, 중수지절관절, 지절간관절에 대해서는 p. 71 참조.

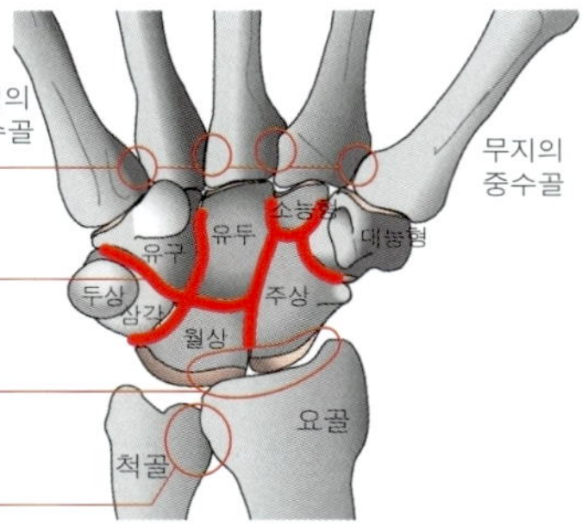

x-14 중수간관절
손허리뼈사이관절

x-15 수근간관절
손목뼈사이관절

x-16 수관절(요골수근관절)
손관절(손목관절)

x-17 하요척관절
먼쪽노자관절

A 전신 | B 표정근 | C 저작근 눈·귀 | D 혀·인두 후두 | E 목근육 | F 등근육 | G 가슴벽 | H 횡경막 | I 배근육 | J 골반 회음 | K 상지대 | L 어깨 관절 | M 위팔 | N 아래팔 회전근

● 윤활 관절에는 반드시 관절낭(joint capsule, p.60 참조)으로 싸여 있고 뼈끝은 관절연골로 덮여있다. 관절낭의 내층은 「활막(synovial membrane)이라고 불리며, 관절 내부를 채우는 「활액(synovial fluid 혹은 joint oil)」을 생산한다. 활막이 관절강내에 융기한 부분을 「활막주름(synovial fold)」이라 한다.

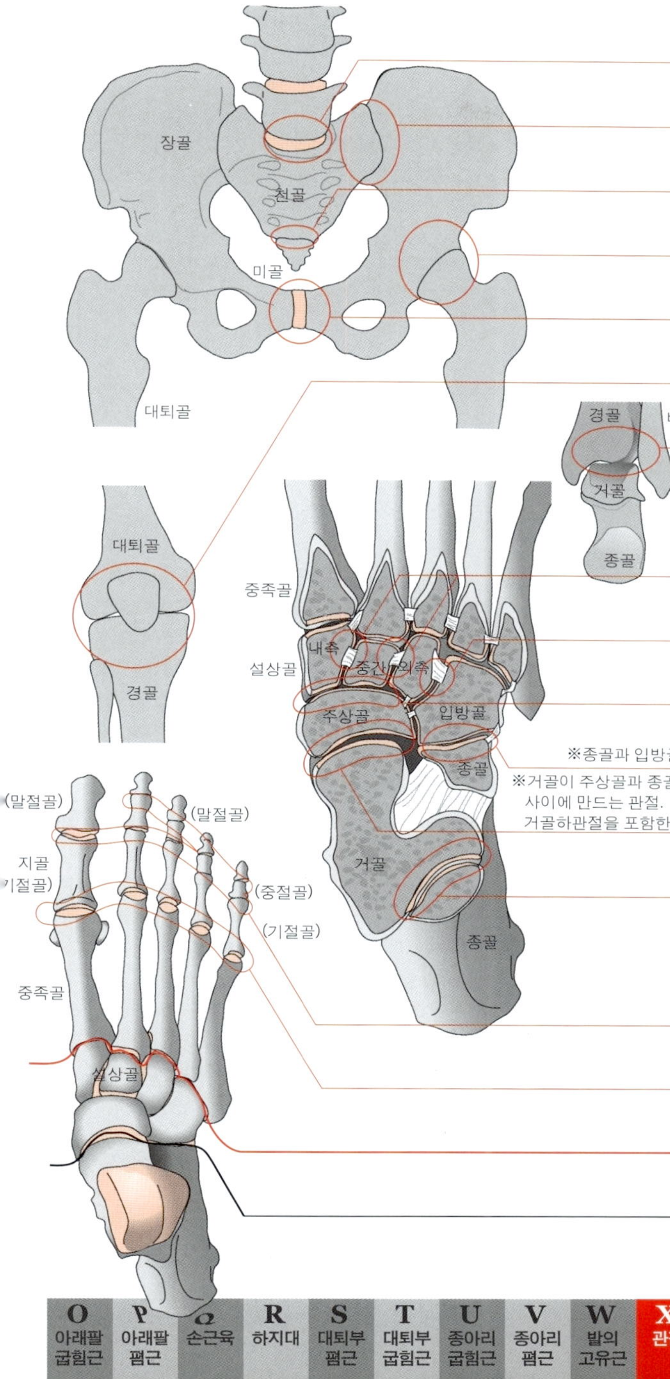

요천관절
허리엉치관절 x-18

천장관절
엉치엉덩관절 x-19

천미관절
엉치꼬리관절 x-20

고관절
엉덩관절 x-21

치골결합
두덩결합 x-22

슬관절
무릎관절 x-23

족관절
발목관절 x-24

중족간관절
발허리발가락관절 x-25

설간관절
쐐기사이관절 x-26

설입방관절
쐐기입방관절 x-27

설주관절
쐐기발배관절 x-28

종입방관절
발꿈치입방관절 x-29

거종주관절
목말발꿈치발배관절 x-30

거골하관절
목말발꿈치관절 x-31

지절간관절
발가락뼈사이관절 x-32

중족지절관절
발허리발가락관절 x-33

족근중족관절
발목발허리관절 x-34

횡족근관절
가로발목뼈관절 x-35

X Joints (articulation)

x-1 temporomandibular joint (TMJ) ◆

x-2 *median atlantoaxial joint* ◆

x-3 *lateral atlantoaxial joint* ◆

x-4 *atlantooccipital joint*

x-5 *zygapophysial (zygapophyseal) joint* ◆

x-6 costovertebral joint

x-7 joint of head of rib(capitular joint)

x-8 costotransverse joint

x-9 acromioclavicular joint

x-10 shoulder joint(glenohumeral ～) ◆

x-11 sternoclavicular joint

x-12 sternocostal joint

x-13 elbow joint(cubital ～) ◆

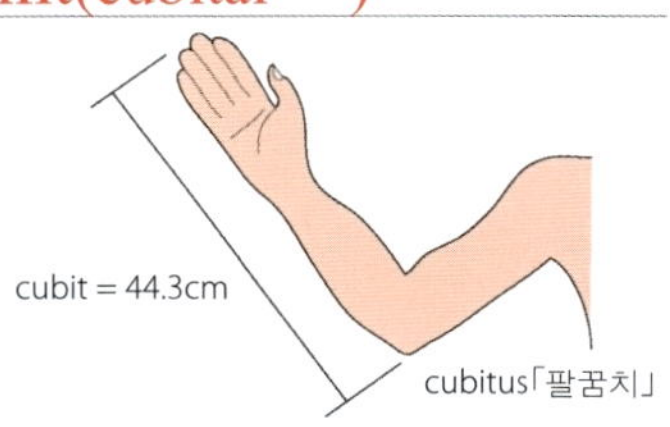

x-14 intermetacarpal joints

x-15 intercarpal joints

x-16 wrist joint (radiocarpal joint)

x-17 distal radioulnar joint ◆

◆ **temporomandibular joint 顎關節** ＝ **jaw joint**. temporo-「측두골의」＋mandibular「하악골의」.

◆ **atlantoaxial joint 環軸關節** 그리스어 Ἄτλας「아틀라스신」에서 유래. 환추가 두개골을 지탱하는 모습을 그리스 신화의 천공을 짊어진 아틀라스신에 비유한 것. atlanto-「축추의」는 어근 atlant-로부터 파생. 단수주격의 경우 Atlas는 atlant-＋단수주격의 어미 -s→Atlants →Atlas로 축약되었다고도 여겨진다(오른쪽의 칼럼 참조). Atlantic ocean「대서양」, atlantis「아트란티스 대륙」도 유의어.

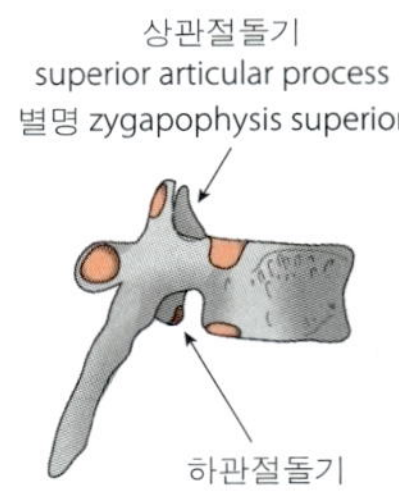

◆ **zygapophysial joint 椎間關節** zygapophysial 는「관절돌기의」라는 뜻. 그리스어 ζυγόν「멍에」＋접두사 apo「밖으로」＋그리스어 φύσις「발생하는 것, 자연」＝「연결부분(관절)의, 밖으로 향해 생긴 것」. 이것이 바뀌어「관절의 골돌기」가 되었다. 흉추의 추간관절의 형태를 만드는 상관절돌기(superior articular process)와 하관절돌기(inferior articular process)의 별칭이 zygapophysis superior, ～inferior로 불렸던 것에서 유래하고 있다.

◆ **shoulder joint 肩關節 glenohumeral joint** 라고도 한다. 그리스어의 γλήνη는「안구(眼球)」의 뜻. 이것이 바뀌어「얕고 움푹한 곳」그리고「관절와(關節窩)」.

◆ **elbow(cubital) joint 肘關節** 라틴어 cubitus「팔꿈치」로부터. 길이의 단위인 큐비트(약 44.3cm)도 팔꿈치로부터 손가락끝까지의 길이가 기준.

◆ **distal radioulnar joint 下撓尺關節**「아래〔下〕」로 번역되지만 영어에서는 distal「원위(遠位)의」이다.

◆ **Lisfranc joint 리스프랑關節** 리스프랑(Jacques Lisfranc)은 파리의 외과의사(1790-1847).

◆ **Chopart joint 쇼파關節** 쇼파(François Chopart)도 프랑스의 외과의사(1743-1795).

손과 발에서는 원위지절간관절=DIP관절(Distal InterPhalangeal joint)과 근위지절간관절=PIP관절(Proximal InterPhalangeal joint) 등의 명칭은 공통적으로 사용된다. 중수지절관절과 중족지절관절, 수근중수관절과 족근중족관절에서는 carpo-「수근의 것」과 tarso-「족근의 것」이 다를 뿐 비슷하다. 약호도 손이 C, 발이 T가 된다. CMC관절⇔TMT관절(CM관절⇔TM관절로도 쓴다).

합성어를 만드는 법
삽입모음 -o-, -i-

관절명의 대부분은 관계하는 골명의 합성어. 하지 만 short+cut=shortcut 「지름길」과 같이 단순히 연결하는 것만이 아니다. 라틴어 · 그리스어의 합성어(복합어)조어는 요령이 필요하다.

모든 인구어에는 「root 어근」이 있다(stem「어 간」이라고도 한다). 예를 들면 수근 carpus의 경우, carp-가 어근, -us가의 어미. 합성어를 만들 때 이어지는 말이 모음인 경 우에는 「어근=조어형」이므로 그대로 붙이면 된다. 그 러나 잇는 말이 자음으로 시작되는 경우로 그리스어는 어근+삽입모음 -o-을 붙여 조어형을 만든다. 라틴어의 경우 삽입모음은 -i-. 형용사는 조어형에 -al나 -ar를 붙 인다. 그렇지만 잇는 말이 모음이거나 라틴어 유래의 말 일 때에도 -o-를 사용하는 경우가 많다(sacroiliac의 「선골의」는 라틴어이고 또한 잇는 말도 모음으로 시작되지만 sacro-).

실제로 단수형의 주격만 을 보아서는 어근을 알 수 없는 경우가 많다. 그리스어의 「지골」의 어근은 phalang- 이지만 단수주격의 phalanx로는 예상할 수없다. 이것은 단수주격의 어미 -s가 붙 었을 때 어미 -gs→-x가 되었기 때문에 오히려 단수 속격 phalangis은 어근을 추측하기가 쉽다. 그리스어 · 라틴어 사전의 명사 표제어 에 반드시 단수속격이 기재되는 것은 어근과 활용의 종류를 판별하기 쉽기 때문이다.

그리스어의 어원 carp- 「수근(手根)」

어근 + 명사어미 = 명사
carp- -us carpus

◆잇는 말이 모음이 되는 합성어

carp- + ectomy = carpectomy
조어형은 「절제」 「수근골절제」
어근그대로

◆잇는 말이 자음이 되는 합성어

어근 +연결하는 -o- = 연결형
carp- -o- carpo-

carp- + ptosis = carpoptosis
조어형 「늘어짐」 「수근하수증」
어미 o

라틴어의 어근 dors- 「배중의」

dorsi- + flexion = dorsiflexion
조어형 「굽히는 것」 「배굴」
어미 i

형용사는…

dors- + al = dorsal
조어형 형용사의 어미 「배측의」
어미없음

tal- + ar = talar
조어형 형용사의 어미 「거골의」
어미없음

※조어형은 연결형이라고 부르기도 한다.

Y 인대〈두부·몸통〉

여기에서는 본문에서 다루지 않았던 인대 가운데 몸통과 관련한 주요 인대에 대해 설명한다.

Y-1 가쪽인대 (외측인대)

Y-2 붓아래턱인대 (경돌하악인대)

Y-3 안쪽인대 (내측인대)

Y-4 날개가시인대 (익돌극인대)

Y-5 나비아래턱인대 (접하악인대)

Y-6 붓목뿔인대 (경돌설골인대)

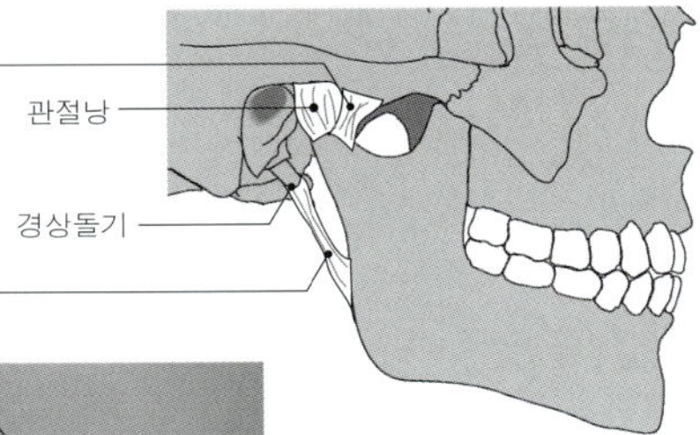

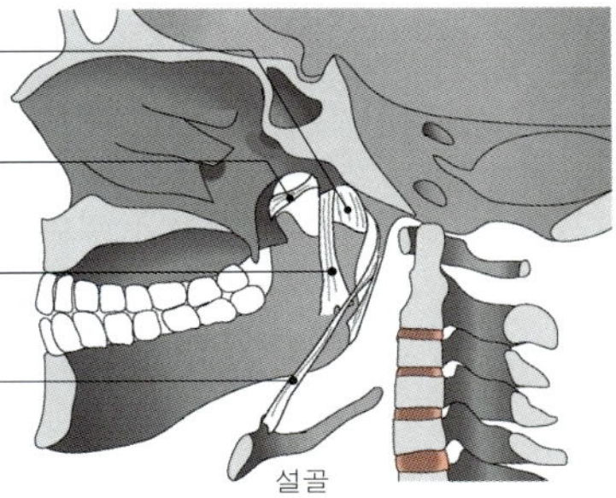

※외측인대는 악관절에 하나뿐인 강력한 인대. 관절낭의 외면 전반을 감싸며 악관절을 외측으로부터 지지하여 하악골의 하방이나 후방으로의 움직임을 제한한다.

※경돌하악인대나 접하악인대는 악관절의 부인대로, 경돌하악인대는 하악골의 전돌을 제한한다.

Y-7 치아끝인대 (치첨인대)

Y-8 날개인대 (익상인대)

Y-9 고리십자인대 (환추십자인대) ※아래 두 개의 인대로 구성되는 십자형의 인대.

Y-10 세로다발 (종속) ※상종속과 하종속으로 나누기도 한다.

Y-11 고리가로인대 (환추횡인대)

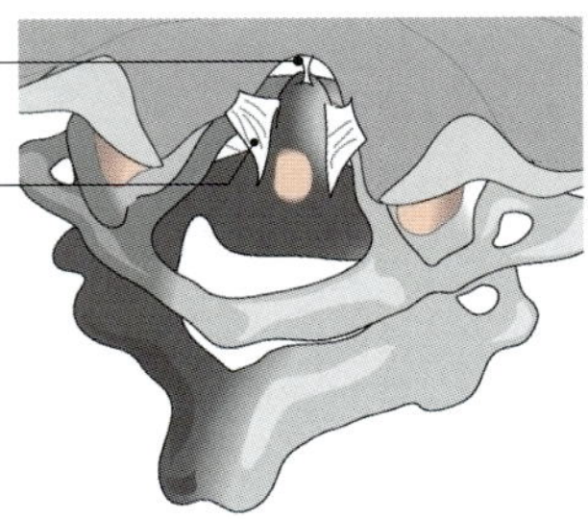

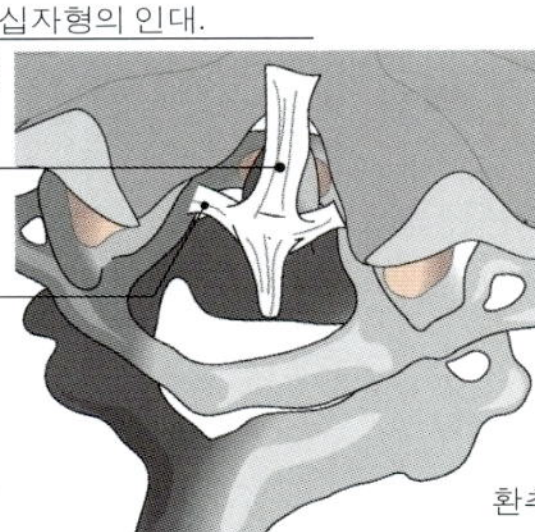

Y-12 덮개막 (개막) ※환추십자인대와 후종인대 사이의 막.

Y-13 목덜미인대 (항인대)

Y-14 황색인대

Y-15 앞세로인대 (전종인대)

Y-16 뒤세로인대 (후종인대)

Y-17 가시사이인대 (극간인대)

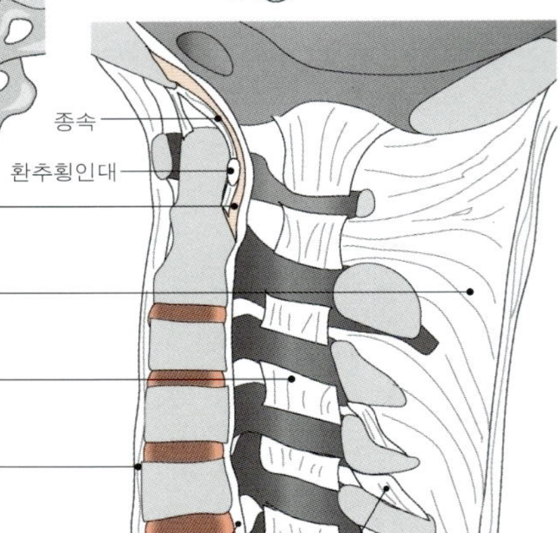

● 인대는 구조적으로 콜라겐이 주성분인 교원섬유가 풍부한 결합조직으로 구성되어 있다. 건과 유사하지만 교원섬유가 보다 조밀하게 존재한다. 건이 근육과 뼈를 연결하는데 비해 인대는 뼈와 뼈를 연결하며 관절에서 뼈끼리의 위치관계를 유지하는 역할을 담당한다.

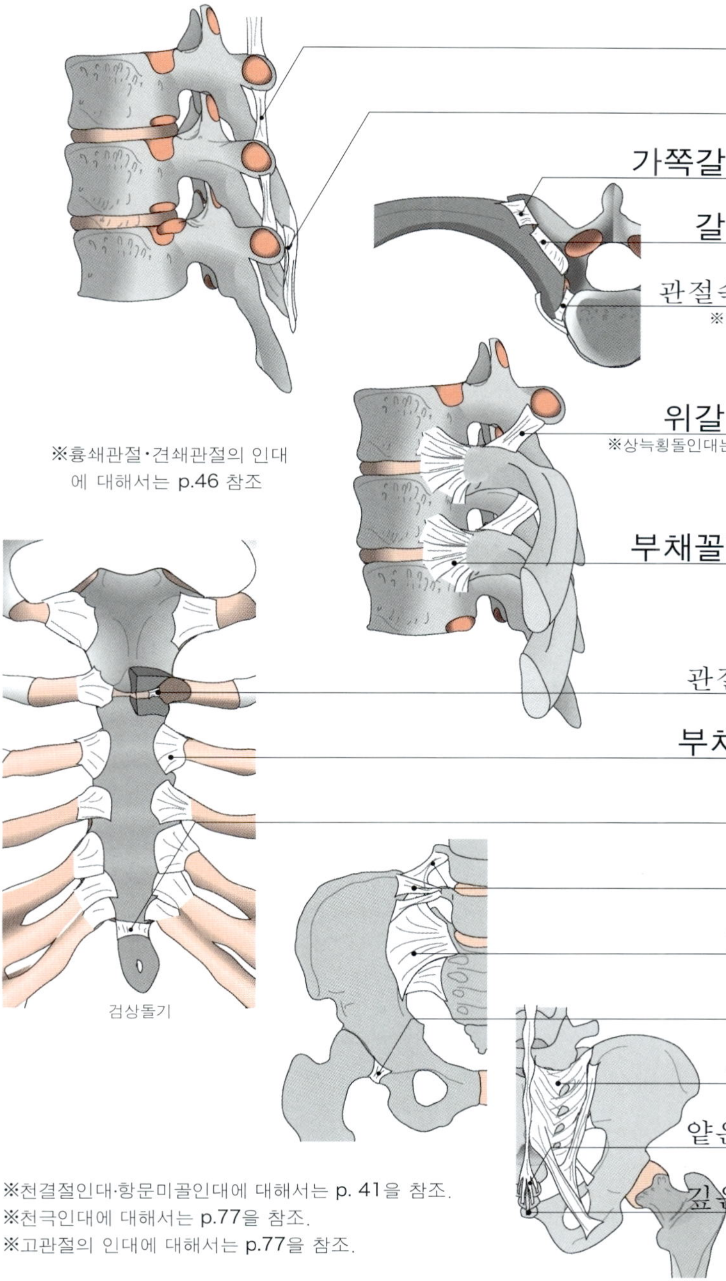

※흉쇄관절·견쇄관절의 인대에 대해서는 p.46 참조

※천결절인대·항문미골인대에 대해서는 p. 41을 참조.
※천극인대에 대해서는 p.77을 참조.
※고관절의 인대에 대해서는 p.77을 참조.

Y ligament

인대로 번역되는 말은 라틴어 ligamentum「연결시키는 것, 붕대」에서 유래한다. 이 말은 동사 ligo「연결시키다」로부터 파생하였다. 유의어로 ligand「리간드, 배위자(配位子)」나 ligature「동여 맴, 끈, 띠」 등이 있다.

Y-1 lateral ligament◆

Y-2 stylomandibular ligament

Y-3 medial ligament

Y-4 pterygospinous ligament

Y-5 sphenomandibular ligament

Y-6 stylohyoid ligament

Y-7 apical ligament of dens◆

Y-8 alar ligaments(복)◆

Y-9 cruciform ligament of atlas◆

Y-10 longitudinal bands(복)◆

Y-11 transverse ligament of atlas

Y-12 *tectorial membrane*

Y-13 nuchal ligament

Y-14 yellow ligaments, ligamenta flava◆

Y-15 anterior longitudinal ligament

Y-16 posterior longitudinal ligament

Y-17 interspinous ligaments(복)

◆**lateral ligament 外側靭帯**(악관절) temporomandibular ligament라고도 한다(temporo-「측두골의」+mandibular「하악골의」). lateral ligament는 「발목, 팔 꿈치, 무릎, 방광」 등 다양한 부위에서 외측면 인대의 명칭으로 사용된다.

◆**apical ligament of dens 歯尖靭帯** apical는 라틴어 apex「점, 정상」으로부터 파생한 형용사. 현대 영어에서도 같은 의미와 철자로 이용된다. dens는 어미가 s로 복수형처럼 보이지만 실은 단수형. 라틴어 명사 dens「이〔齒〕」에서 유래한다. 복수형은 dentes.

◆**alar ligaments 翼状靭帯** alar는 라틴어의 ala「날개〔翼〕」로부터 파생한 영어의 형용사.

◆**cruciform ligament of atlas 環椎十字靭帯** cruciate ligament of the atlas ~라고도 한다. cruciform은 라틴어 crux「십자(十字)」+forma「형(形)」으로부터. cruciate도 형용사형(anterior cruciate ligament「(무릎) 전십자인대」에 사용된다). crux가 고대 노르웨이어 혹은 고대 아일랜드어를 경유해 영어로 유입된 것이 cross「십자가, 교차점」. 고대 네델란드어를 경유해 영어가 된 것이 cruiser「순항선, 순양함, 크루저」. 범선이 좌우로 크로스하며 나아가는 것에서 유래. 항해 용어는 해양국가인 네델란드에서 영어로 유입된 것이 적지 않다.

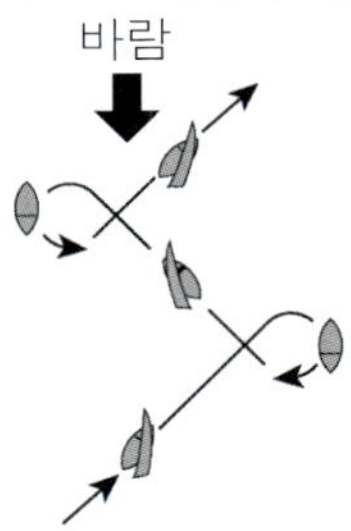

범선의 진행
(바람이 불어 오는 쪽을 향해 좌우로 항해한다)

◆**longitudinal bands 縦束** 라틴어의 별칭에는 fasciculi longitudinales ligamenti cruciformis atlantis도 있다.

◆**tectorial membrane 蓋膜** 라틴어 tectum「가림, 지붕」으로부터 유래한다. tegmen tympani「고실개(鼓室蓋)」의 tegmen도 유의어.

◆**nuchal ligament 項靭帯** ligamentum nuchae라고도 한다. nucha는 라틴어의 「목덜미〔項〕」에서 유래한다.

◆**yellow ligaments 黄色靭帯** ligamenta flava라고도 한다. 라틴어 ligamenta는 ligamuntum「인대」의 복수형. 어미가 -a로 끝나는 라틴어의 의학용어는 여성명사 단수주격인 경우가 많지만 이처럼 중성명사의 복수주격이나 형용사인 경우도 있으므로 주의가 필요하다.

◆**radiate sternocostal ligaments 放射状胸肋靭帯** 라

방사상늑골두인대나 방사상흉늑인대에 사용되는 radiate는 radial「요골의」라는 형용사와 동근어(同根語). radiate는 「방산하다, 한 점에서 전체 방향으로 퍼진다」라는 의미가 있어 radius「반경」이나 radio「라디오」, radiator「(열을 방산시키는) 라디에이터」도 유의어.

틴어 radius「한 점에서 발사되는 광선, 차 바퀴의 스포크(차축에서 방사상으로 뻗는 봉)」의 뜻.

황색인대와 플라보노이드와 염증 플라밍고와 적색 · 청색 · 황색 · 백색 FLAMMA「불꽃」

ligamenta flava 황색인대에 사용되는 **flava**는 라틴어 flavus「황색」의 중성형 · 복수. 이 flavus로부터 영어 flavin「플라빈(식물조직에 분포하는 황색소 즉 비타민 B2, 염료 및 방부제 · 구충제로 쓰임-역자주)」나 flavonoid「플라보노 이드」라는 말이 만들어졌다. 이 flavus는 라틴어 의 flagma, 혹은 g가 m이 된 철자의 flamma 「빛나는 것, 불꽃」과 동근어로, 이 말로부터 영 어의 flame「불꽃, 타오르다」, inflammation「염증」가 생겨났다. flame은 동사로서는 「붉게 불타다, 얼굴을 붉히다」 즉 붉은 색 내지는 붉은 빛을 띤 오렌지색이다. 또한 스페인어를 거쳐 생겨난 말 flamingo「플라밍고, 홍학(紅鶴)」은 불 꽃과 같은 색(실제로는 선명한 핑크색)의 새. 참고로 스페인어로 플라밍고는 flamenco라 한다. 여기에는 Fleming 즉 플랑드르 지방의 사람으로 부터 유래한 동음이의어도 있어 「불꽃과 같은색」이라는 연상을 통해 화려한 의상의 안달루시아 지방의 집시의 무희 혹은 그 춤을 가리키게 되었다.

또한 그리스어의 관련어 φλέγμα「연소」로부터 영어의 phlegm「담(痰), 가래, 점액질」이 생겨났다. 그리스어 유래이므로 철자가 "ph".

라틴어 flamma나 그리스어의 flegma는 모두 인도구미조상어의 *bhleg-「빛나다, 불타다」에 근원을 두고 있다. 여기서 「희다」를 뜻한다, 프랑스어 blanc 또는 스페인어 blanco도 파생되었다(희고 단 과자 blanc-manger(젤리의 일종-역자 주)나 casa blanca 「카사블랑카(흰 집)」 등). 또한 *bhleg-가 게르만어를 경유하여 영어의 blue 「청색」이 탄생. 이렇게 「황 · 적 · 백 · 청」을 포함한 색의 어원도, 인간의 지각도 모두 빛(불꽃)이 「빛이 나는」 것에서 탄생하였다.

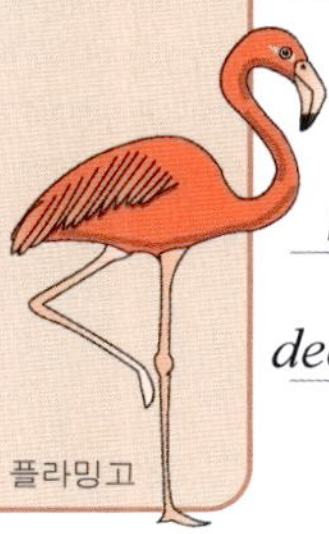

플라밍고

intertransverse ligament Y-18

supraspinous ligament Y-19

lateral costotransverse ligament Y-20

costotransverse ligament Y-21

intra-articular ligament (of head of rib) Y-22

※단순히 intraarticular ligament라 해도 이 인대를 가리킨다.

superior costotransverse ligament Y-23

radiate ligament (of head of rib) Y-24

intra-articular sternocostal ligament Y-25

(복)radiate sternocostal ligaments◆ Y-26

costoxiphoid ligament Y-27

iliolumbar ligament Y-28

ventral sacroiliac ligaments Y-29

transverse acetabular ligament Y-30

dorsal sacroiliac ligaments Y-31

Superficial dorsal sacrococcygeal ligament Y-32

deep dorsal sacrococcygeal ligament Y-33

세계 각국의 「근육」

그리스어 μῦς

라틴어 musculus

영어 muscle

독일어 Muskel

네덜란드어 Muskel

러시아어 мышца

프랑스어 muscle

스페인어 músculo

포르투갈어 músculo

이탈리아어 muscolo

에스페란토어 muskolo

헝가리어 izom

중국어 筋肉 (jīnròu)

인도네시아어 otot

헤브라이어 שָׁרִיר

스와히리어 minofu

[별첨]

Pig Latin usclemay

여기에서 세계의 여러 언어 중 「근육」에 대해 열거한다. 유럽의 언어는 모두 그리스어·라틴어가 어원. 그리스어의 μῦς(뮤스)는 원래 「쥐」란 뜻. 라틴어는 이 그리스어로부터 차입된 mus에 지소사(指小辞) -culus를 붙여 「작은 쥐」가 되었다. 왜 쥐인가에 대한 이유로는 몇 개의 설이 있다. ① 근육의움직임(예를 들면 상완이두근이 굽힘과 펴질 때에 알통이 움직이는 모양)이 피부 아래에 작은 쥐가 움직이는 것을 연상시킨다고 하는것. ② 가죽을 벗긴 쥐의 모양이 근육을 닮아 있기 때문.

그렇지만 유럽의 제언어 중에 서도 고립된 우랄어족의 헝가리어는 의외로 전혀 비슷하지 않다.

筋肉이란 한자어에 대해 살펴보면 筋이라는 한자는 대나무〔竹〕와 고기〔肉〕, 힘〔力〕을 합친 회의문자(회의문자란 여러 글자의 요소를 조합해 새로운 의미를 만드는 것). 「筋」이란 살을 통과하는 대나무처럼 강력한 줄 기란 뜻.

헤브라이의 샤리르는 「확고히 하다, 확실히 하다」란 뜻.

마지막 Pig Latin이란 「가짜 라틴어」. 영어권에서 이전 유행한 말장난. 영단어의 어두 자음을 어미로 옮겨 그 뒤에 ay(~에이)를 붙이면 어딘지 모르게 라틴어처럼 들린다는 것. 덧붙여서 검색 사이트인 google(www.google.co.jp)에서 「언어 툴」을 열면 Pig Latin을 표시언어로서 선택할 수도 있다.

「근육」을 의미하는 접두사 MYO-와 모르모트

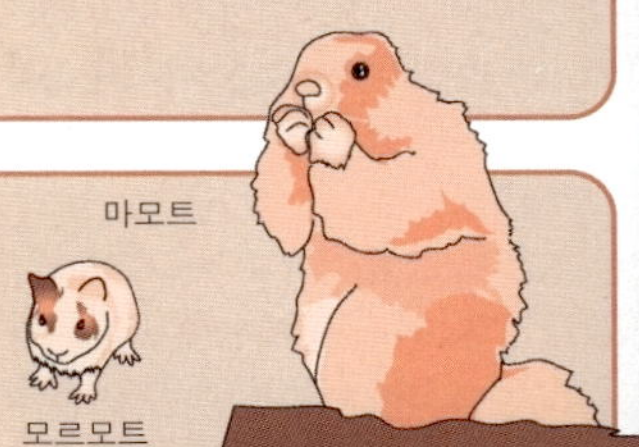

의학용어에는 myo-나 musculo-「근육의」라는 접두사를 붙인 것이 적지 않다. myo-는 위에서 설 명한 바와 같이 μῦς「쥐」에서 유래하므로 영어의 mouse「하트카네즈미」나 marmot 「마모트(mus montanus의 약어, 쥐목 천축서과에 속하는 길들여진 남아메리카산 설치류-역자 주)」도 동근어이다. 그러나 마모트는 흔히 모르모트로 불리는 guinea pig보다 훨씬 큰 고양이만한 생물. 외국에서 들여올 당시 기니 쥐가 마모트라는 이름으로 퍼지게 되었다. 거슬러올라가면 영어 명칭인 기니에도 역시 오해가 있다. guinea pig는 원래 남미산 인데 기니 경유의 배를 통해 수 입된 것이 원인(물론 돼지가 아니다)이 아닌가 생각된다. 이래 저래 모르모트의 명칭에는 오해가 많다.

myo- 의 사용 예

- myology「근학(筋學)」
- myosin「미오신(근육수축의 주역이 되는 단백질)」
- myoma「근종(筋腫); -oma는 종양의 명칭에 붙이는 어미)」
- myositis「근염(筋炎)(-itis는 염증에 붙이는 어미)」

– Chapter 6 –

기타
Et cetera

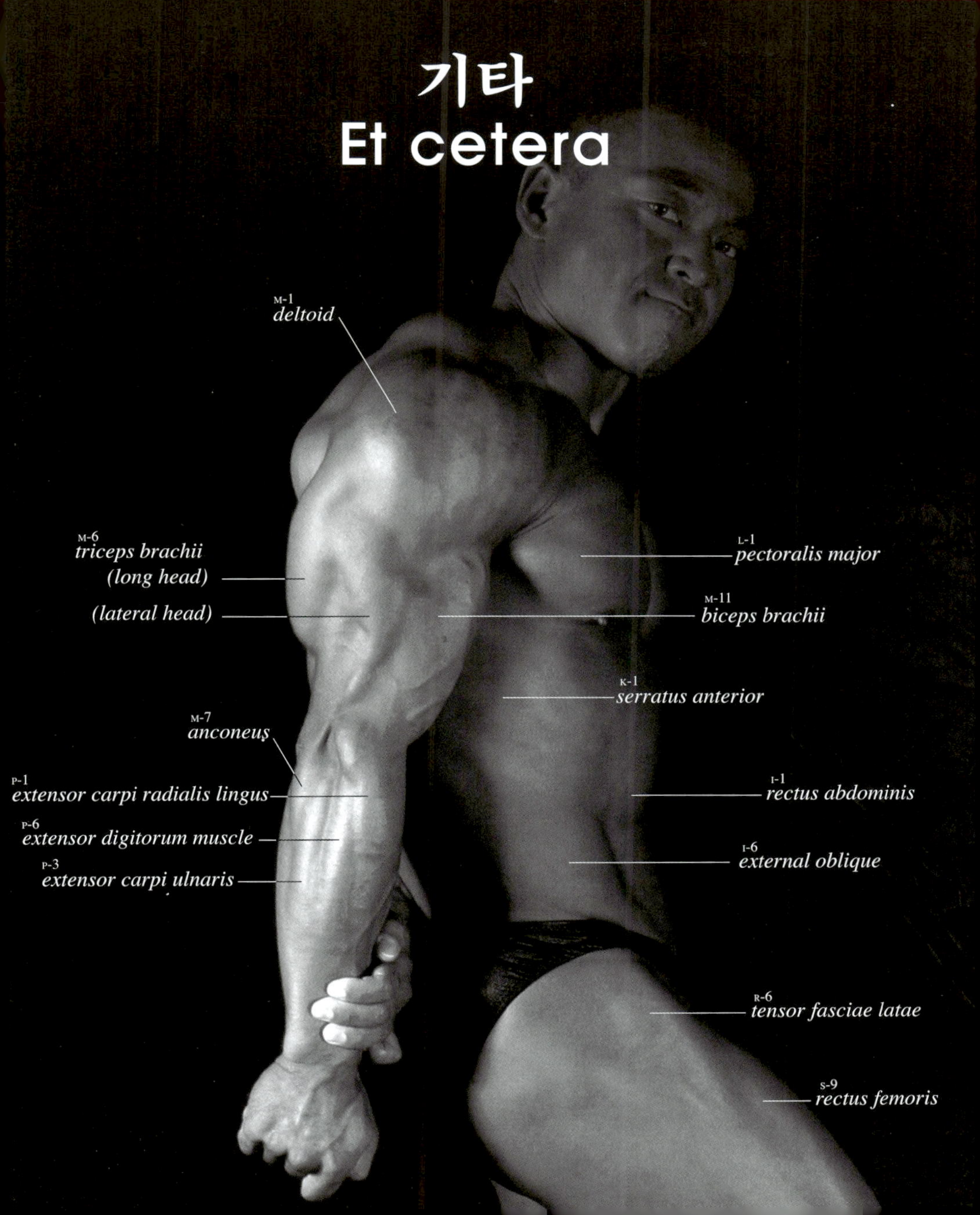

Z 기타〈세포·분자〉

● 여기에서는 근육세포의 분류와 구조, 근육과 관련된 분자에 대해 살펴보기로 한다.

z-1 평활근
민무늬근 ※내장 · 혈관 · 기도의 벽에 위치. 가늘고 방추모양을 띤다.

z-2 불수의근
제대로근 ※의지로 움직일 수 없는 근육.

z-3 **심근** ※심장 · 폐정맥벽 · 상대정맥벽에 보이는 근육.

z-4 횡문근
가로무늬근 ※현미경하에서 명암의 횡문이 관찰 가능.

z-5 **골격근** ※적어도 한쪽 끝이 골격에 결합되어 있는 횡문근.

z-6 수의근
맘대로근 ※의지에 따라 움직일 수 있는 근육.

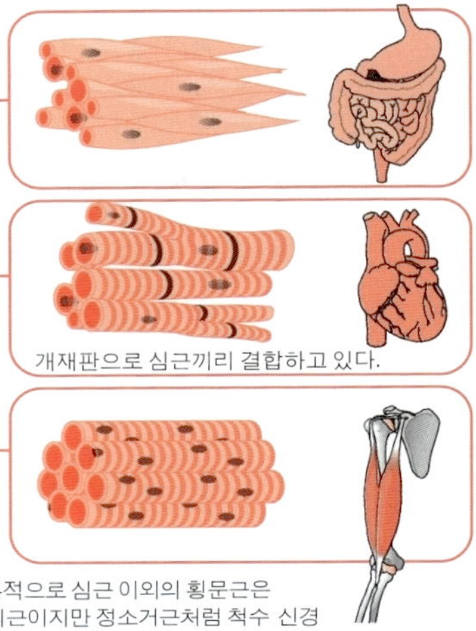

※기본적으로 심근 이외의 횡문근은 수의근이지만 정소거근처럼 척수 신경 지배의 횡문근이라도 의지에 따라 움직일 수 없는 근육도 있다. 또한 대부분의 사람은 이개근(耳介筋)을 움직일 수 없다.

z-7 **근막** ※피부 아래의 섬유조직층. 천근막과 심근막으로 분류된다.

z-8 천근막
얕은근막 ※피부 아래의 결합조직 및 지방조직으로 구성된다. subcutaneous layer「피하조직」이라고도 부른다.

z-9 심근막
깊은근막 ※근육을 싸는 치밀한 결합조직. 지방조직은 포함되지 않는다. muscular fascia으로도 불린다.

z-10 근외막
근육바깥막 ※근육 전체를 싸는 결합조직.

z-11 근속
근육다발

z-12 근주막
근육다발막 ※근속을 싸는 결합조직.

z-13 근섬유
근육섬유

z-14 근내막
근육섬유막 ※개별 근육섬유를 싸는 결합조직.

골격근의 계층구조

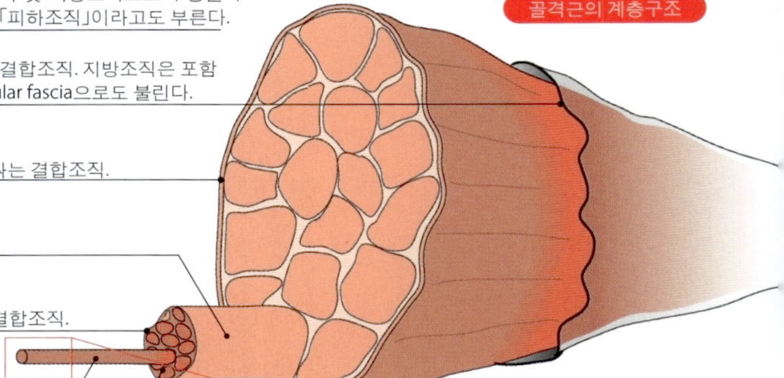

z-15 **근초**
※「근세포막」. 근섬유의 세포막. 근내막이 주위를 둘러싸고 있다.

근섬유의 구조

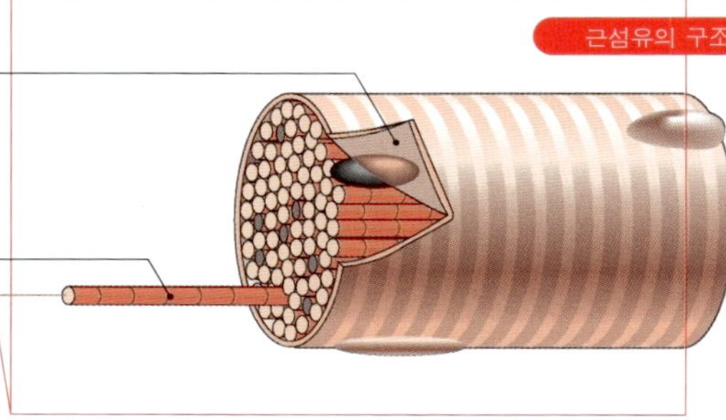

z-16 **근원섬유**

z-17 **근필라멘트**
※액틴 필라멘트와 미오신 필라멘트가 있다.

● 평활근의 굵기는 약 5μm, 길이는 약 20~200μm. 핵은 하나이며 섬유의 중앙에 있다. 액틴이나 미오신필라멘트의 배치가 불규칙하고 횡문은 없다. 심근의 경우 세포질에는 다수의 근원섬유가 세로로 평행하게 주행하며 횡문을 볼 수 있다. 근형질에는 다수의 미토콘드리아가 대열을 이룬다. 골격근의 근섬유는 굵기가 약 20~100μm, 길이는 수센치에 이른다. 세포가 융합하여 이루어진 것으로 근섬유에 핵이 다수 존재한다.

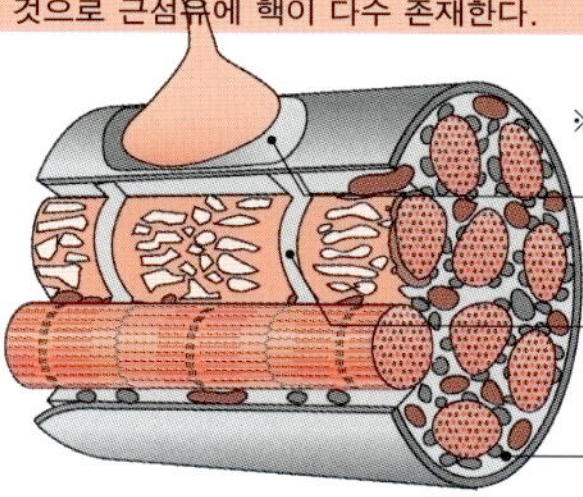

※시냅스종말에 임펄스(inpulse)가 전해지면 아세틸콜린이 방출되어 종판의 아세틸콜린수용체와 결합하여 탈분극이 생긴다. 신경근접합부 z-18

※「횡행소관(横行小管)」이라고도 한다. T(세)관에 의해서 근육섬유 표면의 활동전위가 굵은 근섬유의 내부에도 전해진다. T(세)관 z-19

근형질 z-20

근원섬유의 구조

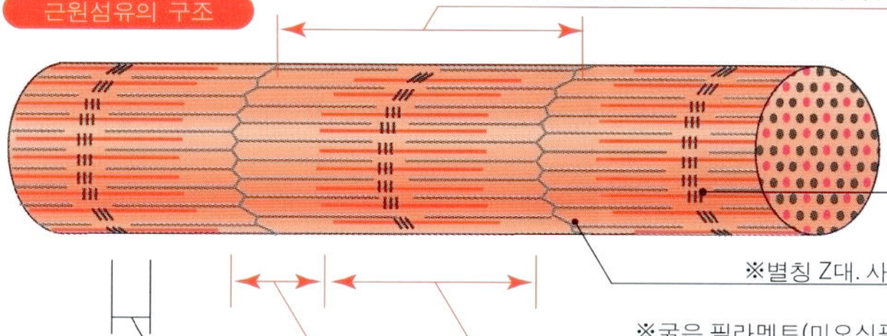

※Z선과 Z선 사이의 부분. 근육수축의 기능 단위. 사르코메아, 근절 z-21

※A대 중심의 가는 선. 별칭은 M막. M선 z-22

※별칭 Z대. 사르코메아를 단락짓는 치밀한 부분. Z선 z-23

※굵은 필라멘트(미오신필라멘트)가 많고 어두운 영역. 근육수축이 생겨도 이 영역의 길이는 변하지 않는다. A대 z-24

※가는 필라멘트(액틴필라멘트)가 많고 밝은 영역. 근육수축이 발생하면 이 부분은 단축한다. I대 z-25

※A대의 중앙부. 굵은 필라멘트만을 포함한 부분. H대 z-26

필라멘트의 모식도

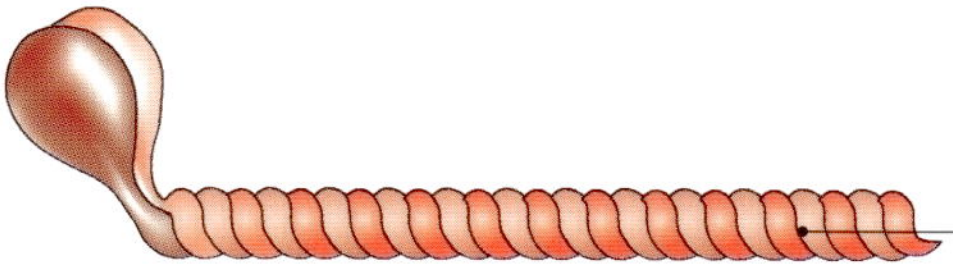

미오신 z-27

액틴 z-28

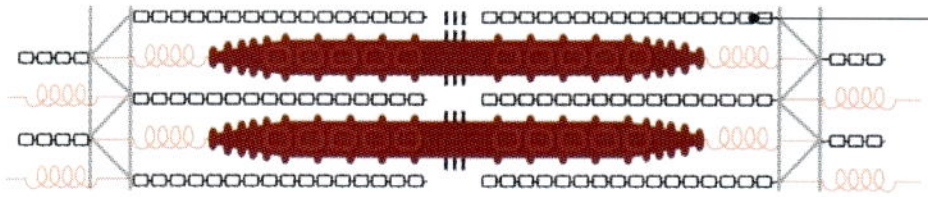

미오글로빈 z-29

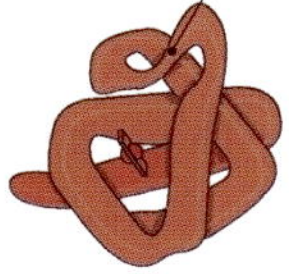

크레아틴 z-30

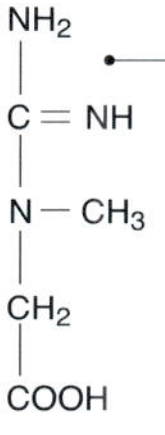

유산 z-31

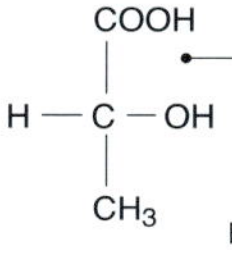

아세틸콜린 z-32

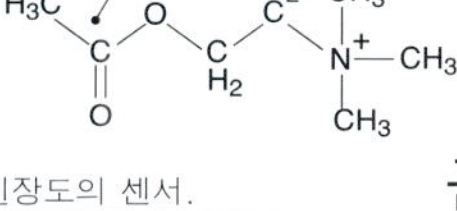

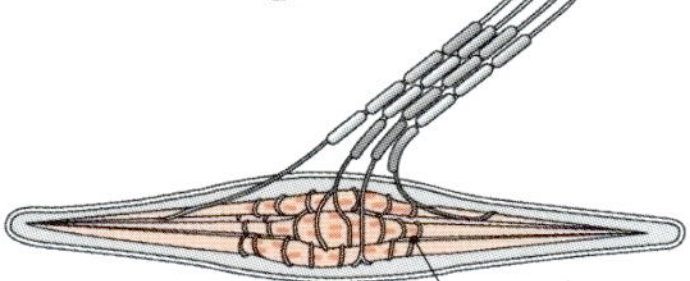

근방추

※근육의 고유수용기. 근육 긴장도의 센서. 근육방추 z-33

z-1 smooth muscle

z-2 involuntary muscle

z-3 cardiac muscle◆

z-4 striated muscle◆

z-5 skeletal muscle

z-6 voluntary muscle◆

z-7 fascia◆

z-8 *superficial fascia*

z-9 *deep fascia*

z-10 epimysium◆

z-11 fascicle

z-12 perimysium◆

z-13 muscle fiber

z-14 endomysium◆

z-15 sarcolemma◆

z-16 myofibril◆

z-17 myofilament◆

◆**cardiac muscle 心筋** cardiac은 그리스어 καρδία「심장, 마음〔心〕」에서 유래. 이 말은 인도유럽조상어의 *kerd-「심장」에서 유래하며 영어 heart「심장, 마음」과도 같은 기원을 가진다(그리스어 k=영어 h, 그리스어 d=영어 t처럼 자음이 변화 한다).

◆**striated muscle 橫紋筋** 라틴어 stria「가래의 뒤부분, 밭두둑의 사이, 가는 도랑, 선」에서 유래.

◆**voluntary muscle 随意筋** voluntary는 라틴어 vol「바라다」. 영어 volunteer「지원병, 의용병, 자발적 봉사의, 자원봉사의」도 유 의어. 게르만어 유래의 영어 will「의지, 유언」이나 중세영어의 시기 에 「바라다」라는 의미에서 생겨난 미래의 조동사 will도 이전으로 거슬러 올라가면 공통의 인도유럽조상어로부터 파생되었다.

◆**fascia 筋膜** 라틴어 fascia「띠, 밴드, 붕대」에서 유래한다. fascicle「근속」도 유의어. fascia는 반드시 근육을 싸는 막이라고는 할 수 없기 때문에(뼈나 내장을 싸는 막도 fascia)「근막」이라는 번역은 오해를 불러일으키기 쉽다. **fascia superficialis(superficial fascia) 천근막(浅筋膜)**이란 말은 나라 별로 다양하게 사용되고 있어 일치를 보지 못하고 있다.

◆**epimysium 筋外膜, perimysium 筋周膜, endomysium 筋内膜** 근을 의미하는 그리스어 어근 mys-에 각각 접두사인 epi-「위에」, peri-「주위에」, endo-「안에」가 붙은 것.

◆**sarcolemma 筋鞘** 그리스어 σάρξ「신체」에서 유래한다. lemma는 라틴어 lemma「껍질, 주머니」의 뜻.

◆**myofibril 筋原纖維** 근육을 뜻하는 그리스어 myo-에 라틴어 fibra「실, 섬유」가 붙은 것. 영어의 fiber「섬유」나 fibrin「피브린, 섬유소」도 이 라틴어로부터 파생되었다.

◆**filament 필라멘트** 라틴어 filum「실〔糸〕」로부터 파생. 이 filament는 전구의 「필라멘트」로도 사용된다. 영어 file도 「끈으로 철한 것」, 「목록, 파일」에서 유래. 그러나 영화나 사진의 film은「가죽皮」이라는 뜻의 게르만어에 유래하며 그 기원이 다르다.

◆**M line M線** M은 별칭의 mesophragma로부터. A대의 중심에 있는 가는 선. meso-는 「중간의」라는 뜻의 접두사.

◆**Z line Z線** Z는 Zwischenscheibe「개재반(介在盤)」으로부터. 형태가 Zigzag인 것에서 유래한는 설도 있다.

◆**A band A帯** A는 anisotropic「복굴절성(複屈折性)」을 뜻한다. 굵은 필라멘트로부터 구성되며 어두운 색.

◆**I band I帯** I는 isotropic「단굴절성(單屈折性)」을 뜻한다. 가는 필라멘트로부터 구성되며 밝은 색.

◆**H zone H帯** anisotropic disc라고도 한다. A대 중심부분의 비교적 밝은 부분. H대의 H는「밝다」를 의미하는 독일어 hell과, 최초의 기술자인 독일의 해부·생리학자, 해양생물학자인 Victor Hensen(1835-1924)에서 따왔다. 덧붙여서 Hensen은

● 신경근접합부 neuromuscular junction는 약어로 NMJ라 한다. junction은 반도체에서 「PN접합」이라고 할 때의 접합(pn junction)에도 사용된다. 등산용어에서는 골짜기나 강의 합류점을 가리킨다.

plankton「해양 부유생물의 총칭, 플랑크톤」의 명명자이기도 하다. H대에는 Q대라는 별칭도 있다.

◆**creatine 크레아틴** 그리스어 κρέας「고기〔肉〕」에서 유래한다. 유리된 ATP에 의해서 생기는 크레아틴인산은 근육에 대한 에너지 저장고 로서의 역할을 한다. 근육의 사용과 동반하여 ATP가 감소하면 ADP에 인산이 작용하여 ATP를 증가시킨다.

◆**lactate 乳酸** 라틴어 lac「젖〔乳〕」(속격 lactis)에서 유래한다. 운동 시에 생기는 피로물질의 하나.

◆**acetylcholine 아세틸콜린** acet-는 라틴어 acetum「초(醋)」에서 유래. acetyl-는 아세틸기(CH_3CO-), 즉 초산분자로부터 수산기가 빠진 것을 가리킨다. 콜린은 담즙에 관계하는 말에서 유래하며 melancholy 멜랑꼴리「우울(憂鬱, 한자의 뜻의 직역은 흑담즙)」도 파생어의 하나. 아세틸콜린은 신경근접합부의 시냅스 종말로부터 방출되는 신경전달물질. 보툴리누스균의 독소는 이 아세틸콜린의 방출을 차단하기 때문에 횡격막 등이 마비되어 사망에 이른다. 남미의 인디오가 사용한 입으로 부는 화살의 독소인 쿠라레 또한 같은 원리이다.

근막과 파스케스, 파시스트와 매혹

FASCES「다발〔束〕」

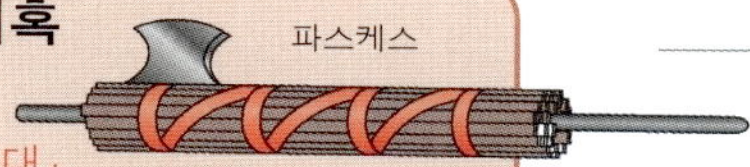

fascia 筋膜 라틴어 fascia「띠, 밴드, 붕대」에서 유래하지만, 여기에서 fasces「나무 막대기 다발에 도끼머리를 끼운 것」이라는 말이 생겨났다. lictor 릭토르(수행관)들이 들고 다녔으며, 로마황제는 원래 12개의 파스 케스를 지녔으나 도미티아누스(81~96 재 위) 이후 24개로 늘었고 딕타토르(독재관)가 24개, 콘술(집정관)이 12개, 프라이토르(법 무관)가 6개, 지방총독이 5개, 제사장이 1개를 지녔다. 파스케스를 내려뜨리는 행동은 고관에게 바치는 경례의 한 형식이었다.

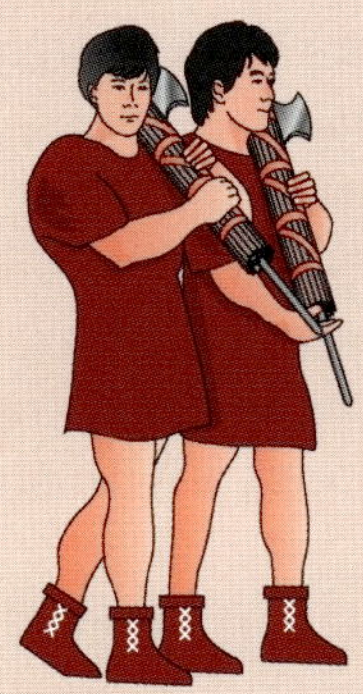

이 fasces는 이후의 시대에 와서도 권위의 상징으로서 유럽의 여러 문장(紋章)의 일부로 이용되었다. 또한 남미 국가의 국기에서도 fasces를 볼 수 있다. 현대 이탈리아어에서는 fascio(파시스트)로, fascism의 어원이 되기도 하였다. 제2차 세계대전의 이탈리아 공군이 사용한 「원에 세 개의 선」 마크도 이 fasces를 간략화한 것이다.

참고로 영어의 fascinate「매혹하다, 매료하다」도 역시 라틴어에서 온 것으로 「주술로 묶는다」는 의미에서 유래한다. 또한 초식동물의 간장에 기생하는 대형흡충인 Fasciola이라는 속명도 띠모양의 형태에 기인하고 있다.

참고문헌

● 의학영어 · 그리스어 · 라틴어 사전

山形 健三:国際解剖学用語語源辞典、アテネ出版(1998)

大槻 真一郎 : 科学用語語源辞典 ラテン語篇 6版—独-日-英、同学社(1989)

大槻 真一郎 : 科学用語語源辞典 ギリシア語篇 新版—独-日-英、同学社(1987)

小川 鼎三 : 医学用語の起り、東京書籍(1990)

大槻 真一郎:医学・薬学ラテン語[改訂版]、三修社(1997)

岩月 賢一 : 医語語源便覧、医学図書出版(2000)

宮野 成二 : 造語方式による医学英和辞典、廣川書店(1986)

宮野 成二 : 系統的にみた医学・生物学領域の英語術語辞典、廣川書店(1972)

立川 清 : 類語対照　医語の語源、国書刊行会(1991)

日本解剖学会:解剖学用語、丸善(1987)

英和人体用語編集委員会:人体の臨床用語集、ユリシス・出版部(1989)

長谷川 栄一:医学ユーモア辞典、ミクス(1993)

Merriam Webster:Webster's Medical Desk Dictionary, Merriam-Webster INC., Massachusetts (1996)

● 해부학 · 의학

原島 博:岩波科学ライブラリ — 顔学への招待、岩波書店(1998)

Gerard J. Tortora, Sandra Reynords Grabowski 著、大野 忠雄、黒澤 美枝子、髙橋 研一、細谷 安彦訳:トートラ　人体の構造と機能、丸善(2004)

Gerard J. Tortora, Sandra Reynords Grabowski著、佐伯 由香、黒澤 美枝子、細谷 安彦、髙橋 研一:トートラ人体解剖生理学、丸善(2004)

S. Goldberg:臨床解剖学入門、大竹出版(2004)

松村 讓兒:イラスト解剖学、中外医学社(2004)

Blandine Calais-Germain:動きの解剖学 ANATOMY OF MOVEMENT、科学新聞社(1995)

J. Casting & J. J. Santini:図解 関節・運動器の機能解剖(上巻—上肢・脊柱編)(下巻—下肢編)、協同医書出版社(2001)

H. J. Hislop & J. Momtgomery:新・徒手筋力検査法、協同医書出版社(2003)

川上 敬介、磯貝 香:骨格筋の形と触察法、大峰閣(2003)

足立 和隆訳:よくわかる筋の機能解剖、メディカル・サイエンス・インターナショナル(2001)

C.W. Thompson & R. T. Floyd:身体運動の機能解剖 改訂版、医道の日本社(2003)

矢谷 令子、小川 恵子訳:図説 筋の機能解剖、医学書院(1993)

川原 群大:チャートブック 骨格筋の解剖、エンタプライズ(2003)

金子 公宥、松本 迪子訳:目でみる動きの解剖学、大修館書店(1996)

Gerhard Wolf - Heidegger:ヴォルフ - ハイデッガー　人体解剖カラーアトラス〈1〉〈2〉、メディカルサイエンスインターナショナル (2002)

R. M. H. McMinn & R. T.Hutchigs：縮刷版 人体解剖カラーアトラス、南江堂（1995）
越智 淳三訳：分冊 解剖学アトラス1　運動器、文光堂（1995）
Harold Ellis：断層解剖カラーアトラス、南江堂（2003）
森田 茂訳：グラント解剖学図譜、医学書院（1984）
寺田 春水、藤田 恒夫：解剖実習の手びき、南山堂（2004）
伊藤 隆：解剖学講義、南山堂（2001）
金子 丑之助：日本人体解剖学（上巻・下巻）、南山堂（1999）
J. W. ローエン、横地 千仭、E. リュッチェン-ドゥレコール：解剖学カラーアトラス第４版、医学書院（2000）
山田 英智監訳：図解 解剖学事典 第２版、医学書院（1998）
相磯 貞和訳：ネッター解剖学図譜・学生版、丸善（2003）
山内 昭雄監訳：一目でわかる解剖学、メディカル・サイエンス・インターナショナル（1989）
小林 茂夫他編：歯科学生のための解剖学実習、南江堂（1998）
野島 元雄監訳：図解 四肢と脊椎の診かた、医歯薬出版（2000）
J. H. Clay & D. M. Pounds：クリニカルマッサージ —ひと目でわかる筋解剖学と触診・治療の基本テクニック—、医道の日本社（2004）
フレデリック・ドラヴィエ：目でみる筋力トレーニングの解剖学、大修館書店（2003）
幡井 勉、青山 一夫：DYNAMIC SURFACE ANATOMY 動的表面解剖学、犀書房（1976）
藤原 知：体表解剖学、医歯薬出版（1998）
佐藤 達夫監訳：体表解剖カラーアトラス、南江堂（1989）
水野 祥太郎 ：ヒトの足—この謎にみちたもの、創元社（1984）
藤田 尚男：人体解剖のルネサンス、平凡社（1989）
スコット・F・ギルバート：発生生物学 —分子から形態進化まで—、株式会社トッパン（1991）
K-D. Budras、S. Rock、橋本 善春：馬の解剖アトラス 第2版、（財）日本中央競馬会弘済会（2002）
沖谷 明紘：肉の科学、朝倉書店（1996）
H. Gray & F. R. S. : Anatomy Descriptive and Surgical, Courage Books（1901）

● 미술해부

飯島 貴志：MY BODY —CGデザイナーのための「人体のしくみ」—、ワークスコーポレーション（2003）
高橋 彬：入門 美術解剖学、医歯薬出版（2004）
青木 昭：システィーナのミケランジェロ、小学館（1995）
W. reed: The Figure; The Classic Approach to Drawing & Construction, North Light Books, Cincinnati, Ohio（1984）

참고문헌

●어원 · 언어

片岡 孝三郎 : ロマンス語語源辞典、朝日出版社(1982)

大高 順雄訳:フランス語の形成、白水社(1992)

田中 秀央:羅和辞典、研究社(1966)

木下文夫:和羅小辞典、国際語学社(1994)

浜崎 長寿 : ゲルマン語の話、大学書林(1990)

永島 明子:新装版 ザイール・ジャバ州のスワヒリ語、泰流社

妹尾 泰然、山本 篤司編:人名地名独和小辞典、大学書林(1972)

寺澤 芳雄 : 英語語源辞典、研究社(1997)

梅田 修 : 英語の語源事典、大修館書店(1990)

小川 芳男:ハンディ語源英和辞典、有精堂(1988)

郡司 利男:英語学習逆引辞典、開文社出版(1976)

平嶋 義宏:学名の話、九州大学出版会(1989)

白川 静:字通、平凡社(1996)

諸橋 轍次:大漢和辞典(全15巻)、大修館書店(1990)

藤堂 明保:漢字源、学研(2002)

真藤 建志郎:「偏旁冠脚」の字典、日本実業出版社(1989)

吉沢 典男、石綿 敏雄:外来語の語源、角川書店(1982)

都築 洋次郎 : 化学用語の由来、共立出版(2002)

小森 厚:どうぶつ学名散策、東京書籍(1983)

牧 英夫:世界地名ルーツ辞典、創拓社(1990)

平嶋 義宏:蝶の学名—その語源と解説、九州大学出版会 (1999)

中村 浩 : 園芸植物名の由来、東京書籍(2002)

Mariam Webster, Webster's Word Histories(1994)

R.Claoborne:The Roots of English, Times Books(1989)

J. A. Simpson, Edmund S. Weiner : The Oxford English Dictionary, Oxford University Press; 2nd edition(1989)

William Arndt, Frederick W. Danker : A Greek-English Lexicon of the New Testament and Other Early Christian Literature: University of Chicago Press(1979)

Francis Brown, S. Driver, C. Briggs: Brown-Driver-Briggs Hebrew and English Lexicon, Hendrickson Publishers(1996)

R.O. Faulkner : A Concise Dictionary of Middle Egyptian, Griffith Institute, Ashmolean Museum, Oxford(1999)

A. Gardiner : Egyptian Grammar, Griffith Institute, Ashmolean Museum, Oxford(1957)

Theo Bauer : Akkadische Lesestücke, Pontificium Institutum Biblicum, Roma(1953)

Index

색인

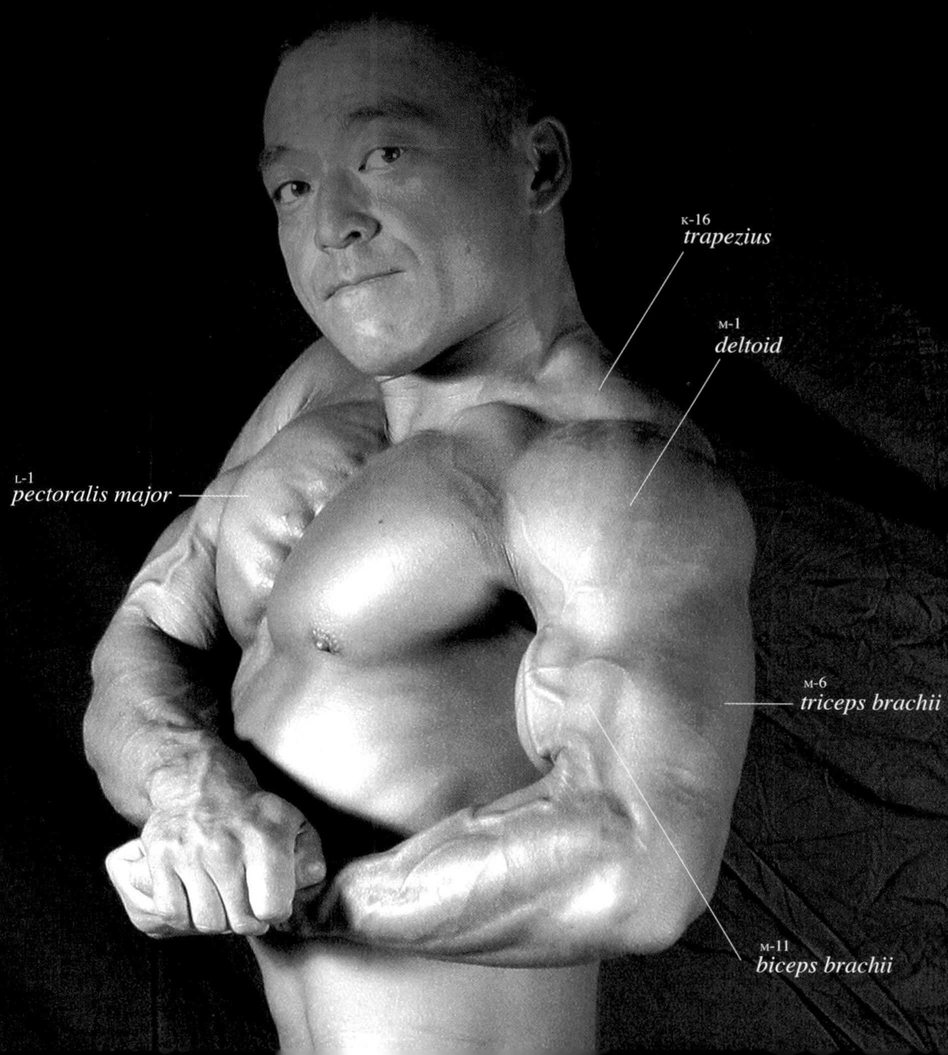

K-16
trapezius
M-1
deltoid
L-1
pectoralis major
M-6
triceps brachii
M-11
biceps brachii

영 문 색 인

▶M◀

▶N◀

▶O◀

▶P◀

▶Q◀

▶R◀

▶S◀

▶T◀

▶U◀

▶V◀

한국어색인

▶ㅈ◀